小科大医系列

主　编　王爱华　宾东华

王爱华肛肠科医案集

中国中医药出版社
·北京·

图书在版编目（CIP）数据

王爱华肛肠科医案集 / 王爱华，宾东华主编. —北京：中国中医药
出版社，2018.12

（小科大医系列）

ISBN 978 - 7 - 5132 - 4138 - 0

Ⅰ.①王…　Ⅱ.①王…②宾…　Ⅲ.①肛门疾病—中医临床—医案—
汇编—中国—现代②直肠疾病—中医临床—医案—汇编—中国—现代
Ⅳ.①R259.74

中国版本图书馆 CIP 数据核字（2017）第 073776 号

中国中医药出版社出版

北京市朝阳区北三环东路 28 号易亨大厦 16 层

邮政编码　100013

传真　010-64405750

保定市中画美凯印刷有限公司印刷

各地新华书店经销

开本 710×1000　1/16　印张16.75　字数274千字

2018年12月第1版　　2018年12月第1次印刷

书号　ISBN 978 - 7 - 5132 - 4138 - 0

定价　69.00元

网址　www.cptcm.com

社 长 热 线　**010-64405720**

购 书 热 线　**010-89535836**

维 权 打 假　**010-64405753**

微信服务号　**zgzyycbs**

微商城网址　**https://kdt.im/LIdUGr**

官 方 微 博　**http://e.weibo.com/cptcm**

天猫旗舰店网址　**https://zgzyycbs.tmall.com**

如有印装质量问题请与本社出版部联系（010-64405510）

《王爱华肛肠科医案集》编委会

内容提要

　　本书共分为三个部分：第一部分为医路传略，系统讲述了王爱华的从医之路，并通过一些生动而感人的具体事例来反映出王氏的高尚医德。第二部分为医论撷英，介绍了王氏的学术思想、临证心得、医话集锦，可为肛肠科医务人员开拓思维，提供临证思路。第三部分为医案精华，从八类肛肠疾病中选取了 15 种常见肛肠疾病，分别从概述、病因病机、治疗、临证医案四个方面进行阐述，全书附有典型医案 61 则，每一个医案均有详细分析，不仅阐述其中医内外治法，还专门介绍了王氏的独创疗法，充分展示了她的临证思辨特点及外科治疗经验。

　　本书内容丰富，论治清晰，是根据王爱华教授 40 多年的临床经验，由其本人及众弟子一道，认真归纳整理而成的呕心沥血之作。可供肛肠科医生及中医药相关专业学生学习参考。

序

如果把人体的消化道比喻成一条悠长曲折的河流，则肛肠是这条河流的下游。纳新而吐故，上游迎来的是源头活水，清可见底，下游则要负责将残渣排入大海，浊浪翻腾。治河之难，难在下游，这里淤泥沉塞，经常泛滥成灾。肛肠科医生，就是专门治理人体消化道下游的"河督"，他们负责对付因人体消化不了的泥沙而引起的各种疑难杂症。王爱华教授正是这样一位功绩卓著、誉满三湘的"河督"。

王爱华教授从事肛肠科诊疗、研究和教学已有四十余载，她将一生的主要精力都奉献给了湖南中医药大学的建设和发展。她是恢复高考后我们湖南中医药大学第一批优秀毕业生，毕业后又先后就职于学校中医附二和中医附一医院。现在，她是中医附一医院的名老中医。

还记得2006年冬天，柳景红（时任中医附一医院党委书记）和我费了九牛二虎之力，将王爱华教授"抢"过来的情景。当时，中医附一还没有独立的肛肠科，急需医术精湛而富有领导力的人才，我们立即想到了王爱华教授。此前一年，业已功成名就的她，从中医附二的肛肠科主任的位置毅然辞职，想到外面去大显身手。经过医院领导三顾茅庐，终于将她感召过来，回到湖南中医系统。

在王爱华教授的带领下，中医附一肛肠科的发展只用了短短十年时间，就由原来的含苞小蕾，粲然绽放，并收获了丰硕的果实。现在，中医附一肛肠科拥有近百张床位，十多名专职医生，不管是手术治疗还是辨证施治，都已经处于行业的领先地位，成为本院一张亮眼的名片。

王爱华教授医术高超，常常能妙手回春，许多患者在多方治疗无效后，都竞相慕名前来。经她之手，许多疑难杂症都能轻易化解。她尤其对恶性肿瘤的医治别有会心，不但延长了患者的寿命，而且能让他们身心愉快地度过生命中最后的时光。

医术之外，王爱华教授的医德更是让人钦敬。她不分贵贱，对患者一视同仁，细心而又耐心，时刻为患者着想，将患者放在第一位，看得比她自己和家人更重要。她总是说，患者需要我，我就应该想尽一切办法还他们健康，这样才对得起他们对我的信任。我院曾多次收到患者们的感谢信，感谢王氏妙手仁心，起死回生。

当然，作为肛肠科的主任，王爱华教授培养了一大批优秀的后继者和生力军，使肛肠科可以良性发展，生生不息。由于她杰出的管理能力和沟通技巧，不仅使肛肠科的效益快速提升，还让肛肠科保持了零重大医患纠纷的纪录。

进入 21 世纪以来，全球化的步伐在加快，中医与西医的交融益趋多元，碰撞也越来越激烈，使我们中医从业者不断对自己的事业进行反省，谋求古老文化的生机。王爱华教授对中医的未来充满信心，也用自己杰出的医案证明，中医在人类的医疗领域完全可以占有重要的一席之地。

此专著的出版，既是对王爱华教授个人事业的一次总结，也是对中医学和中医文化在新时代焕发出的光彩的一次彰显，意义殊为重大。期待此专著的出版，能够使人们对中医更多一分倾情之了解，也期望有更多的杰出人才投入到复兴中华传统文化的光荣事业中来。

是为序。

湖南中医药大学第一附属医院院长　陈新宇

2017 年 3 月

　　昔人有言："不为良相，则为良医。"良相与良医，其为功或有大小之别，其声名或有高低之殊，其德泽或有远近之分，要之，皆为自古心忧天下之士所追慕和效法，为盛德君子视作济世救民之职志。但如果以切己与否而论，则良医较之良相，更为普通人所关心，因为生老病死终究是人生的常态。而且，病来如山倒，在那呻吟哀号甚或生死存亡之际，人们想到的大概不会是与皇帝纵论天下大计的诸葛亮，而是那个能妙手回春的神医华佗。良医的意义，相信每位经历过病痛折磨的患者，都各有最为深切的体认。

　　本文的传主，便是当代的一位良医。她幼承家学，锐意杏林，成为恢复高考后湖南中医学院（现湖南中医药大学）的首届大学生。多年的刻苦攻读，造就了她扎实的基本功。入行之后，她除了从临床实践中探索，又师从名医，多次进修深造。她长年钻研经方，出入中西，以疗效为旨归，以发扬中医为志业。她从医四十余载，造福数万人之多，在湖湘医界享有盛誉，为当地肛肠病领域的权威专家。她，就是湖南省名中医、湖南中医药大学第一附属医院肛肠科主任——王爱华教授。

　　王爱华教授医术高明，对医治各种肛肠疾患经验丰富，擅长以中医外治法治疗各种肛肠疾患。她将中医药与情志调理相结合，对肛门皮肤病、心因性肛肠病、便秘、炎症性肠病等疗效显著。尤其是对高位复杂性肛瘘等一些疑难杂症有独特疗治之方，对舒缓中晚期大肠癌患者的痛苦有独得之秘，因此吸引了全国各地乃至海外患者不远万里慕名前来求诊。

王爱华教授不但善于治病，也善于"治院"。她胆识过人，目光敏锐，在 2000 年就开始着手建设"院中院"，打造科室品牌。2007 年，她领导创立了湖南中医药大学第一附属医院（以下简称"中医附一"）肛肠科，并使其在短短十年内便得到蓬勃发展。如今，中医附一肛肠科拥有病床 92 张，专科医师 14 人。科室拥有肛门直肠腔内 B 超仪、深低温冷冻仪、肛门直肠测压及生物反馈治疗仪、全电脑多功能肛肠检查治疗仪、结肠水疗仪、肛肠熏洗仪等肛肠专科高精设备 20 余台。她放手让年轻人施展才华，努力培养他们的服务意识，让科室声誉日显，业已成为湖南省内肛肠领域的一块金字招牌。

王爱华教授为人更是亲切和蔼，与人为善。她视患者如亲人，曾多次为贫困患者慷慨解囊。她将医生与患者之间的关系视为一种缘分，惜缘而重情。她一直秉持"安全第一，疗效第二，效益第三"的原则，将患者的生命放在第一位，以深切的同情心来看待处于弱势地位的患者，即便误解也毫无怨言。她坚信医师这一职业是高尚的，兢兢业业于救死扶伤，终究能赢得人们的尊敬。

宾东华

2017 年 2 月于长沙

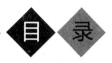

第一部分　医路传略

一、家学渊源，严父慈母 ……………………………………… 003

二、少年成名，励志读书 ……………………………………… 006

三、下乡磨炼，不忘学习 ……………………………………… 008

四、博极医源，精勤不倦 ……………………………………… 010

五、创业之初，厚积薄发 ……………………………………… 013

六、峰回路转，再创辉煌 ……………………………………… 017

七、医德仁心，医技精湛 ……………………………………… 019

八、关怀患者，耐心沟通 ……………………………………… 022

九、言传身教，关爱学生 ……………………………………… 024

十、无私奉献，家人支持 ……………………………………… 026

十一、坚信中医，中西并用 …………………………………… 028

十二、患者信赖，实至名归 …………………………………… 029

第二部分　医论撷英

第一节　学术思想 ……………………………………………… 035

一、中医肛肠病病因病机论述 ··· 035

二、肛肠疾病辨证与辨病相结合，强调内外结合治疗 ············· 040

三、肠道疾病强调脏腑辨证 ··· 044

四、重视脾胃，以健脾祛湿、温肾疏肝为治疗大法，并重视情志
　　调理 ·· 048

五、肠道恶性疾病，扶正祛邪贯穿始终 ································· 050

六、肛肠疾病重视围手术期处理 ··· 053

第二节　临证心得 ··· 059

一、从"脾、肾"论治溃疡性结肠炎 ····································· 059

二、从"肺、脾"论治慢传输型便秘 ····································· 065

第三节　医话集锦 ··· 071

一、论肛肠病饮食忌宜 ·· 071

二、肛肠病中医辨证施膳 ·· 072

三、论肛肠病日常生活及锻炼注意事项 ································· 074

四、肛肠病常用食疗法 ·· 076

第三部分　医案精华

第一节　痔病医案 ··· 085

一、概述 ··· 085

二、病因病机 ·· 086

三、治法 ··· 087

四、王氏学术思想 ·· 090

五、临证医案 ·· 093

第二节　肛瘘医案 ··· 110

一、概述 ··· 110

二、病因病机 ……………………………………………… 111

三、治法 ………………………………………………… 112

四、临证医案 …………………………………………… 114

第三节　肛裂医案 ……………………………………… 128

一、概述 ………………………………………………… 128

二、病因病机 …………………………………………… 129

三、治法 ………………………………………………… 130

四、临证医案 …………………………………………… 134

第四节　炎症性肠病医案 ……………………………… 143

一、溃疡性结肠炎 ……………………………………… 143

二、克罗恩病 …………………………………………… 153

第五节　功能性便秘医案 ……………………………… 163

一、概述 ………………………………………………… 163

二、病因病机 …………………………………………… 164

三、治法 ………………………………………………… 165

四、临证医案 …………………………………………… 165

第六节　直肠恶性肿瘤医案 …………………………… 179

一、概述 ………………………………………………… 179

二、病因病机 …………………………………………… 179

三、治法 ………………………………………………… 182

四、中医治则治法 ……………………………………… 186

五、临证医案 …………………………………………… 193

第七节　肠道其他功能性疾病医案 …………………… 200

一、放射性肠炎 ………………………………………… 200

二、肠易激综合征 ……………………………………… 204

三、慢性结肠炎 ………………………………………… 209

第八节　肛周其他疾病医案 …………………………………… 213

一、肛周坏死性筋膜炎 …………………………………… 213

二、肛周化脓性汗腺炎 …………………………………… 221

三、肛门坠胀 ……………………………………………… 226

四、肛门直肠痛 …………………………………………… 231

五、肛门瘙痒症 …………………………………………… 237

六、直肠脱垂 ……………………………………………… 243

七、肛周湿疹 ……………………………………………… 249

第一部分　医路传略

一、家学渊源，严父慈母

（一）父亲

1957年5月14日，王爱华出生于湖南省衡阳县界牌镇，家中4口人，爸、妈、弟弟与她自己，祖辈以务农为生。"爱华"这个名字印着深深的时代烙痕，扑面而来的是当时中国人高涨的民族热情。而实际上，王爱华从医育人数十年，治病救人数万例，也无愧于这一名字。

王爱华祖籍衡阳，因为父母在长沙读书工作的缘故，移居长沙。其父亲王琨出生在衡阳县界牌镇，是农民家的孩子，但他天生爱读书，初中毕业时是年级第1名，高中毕业于著名的衡山南岳中学，随即以优异的成绩考入湖南湘雅医学院，是该校1957届的学生。

位于长沙的湘雅医院与北京的协和医院齐名，素有"北协和、南湘雅"之盛誉。湘雅医院由美国耶鲁大学雅礼学会的胡美博士等人于1906年创建，开始时不过是长沙西牌楼的一个小诊所，除了胡美医生外，仅有另外两名勤杂工。这个诊所取名"雅礼医院"，"雅礼"二字用的是"Yale"的音译。与此同时，胡美又创建了"雅礼学堂"，旨在为医院培育人才。正是在这个学堂的基础上，发展出了现在著名的雅礼中学等名校。

胡美最大的心愿，就是在中国创建一所医科大学。但这个心愿的达成，还要等到8年以后。1914年7月21日，以都督谭延闿为首的湖南省35名政要、名流共同发起成立了湖南省育群学会。9月，育群学会与雅礼学会签约，在长沙潮宗街正式成立了湘雅医学专门学校。"湘雅"二字分别取湖南简称"湘"和雅礼学会首字"雅"组合而成，以志中美联合办学之意。从1924年起，学校又先后更名为湘雅医科大学、私立湘雅医学院、国立湘雅医学院、湖南医学院、湖南医科大学、中南大学湘雅医学院。

这些校史的细节，在王琨所著的《耶鲁与湘雅》中有细密地探赜考索。王琨在20世纪90年代曾出任湘雅医学院（当时称湖南医科大学）档案馆馆长、研究员，对湘雅的校史了如指掌。在 90 年代初期档案馆筹建之时，为了尽量充实馆藏，身为馆长的王琨，带领同事在校内大量征集材料。有一回，时任保卫处处长的刘善湘先生将他带到保卫处的资料室，指着满屋子的资料说，这里的材料，都可以交给档案馆。王琨自然是喜出望外，经过他与同事们不舍昼夜地仔细清点，发现了许多珍贵的资料。其中有一个小册子就是胡美所著的《道一风同》手译稿。正是在王琨馆长的积极建设下，湘雅档案馆的馆藏得以快速丰富。他又根据这些原始档案材料，爬梳剔抉，参互考寻，真实地再现了一段段封藏于历史迷雾中的湘雅史。可以说，王琨是研究湘雅校史的一位重要功臣。

当然，这是后话了。对于 1957 届的湘雅学生来说，能进入这样一所名校深造，是很不容易的。这一届，湘雅所招的学生数很少，只有三百多人，甚至都不到现在该校每届所招研究生的三分之一。但这一届学生的成绩却非常突出。据王琨后来回忆，这可能有两方面的原因：一是因为当时有许多教学经验丰富的老教授乐于登台讲课；二是因为他们被延长了一年学制（由五年延长为六年）。但我想，更重要的恐怕还是他们那一代人对求知的强烈渴望和造福国人的迫切需要。在那样一个百废待兴的年代，同学们在建设社会主义号召的热情鼓舞下，奋力拼搏，将湘雅"求真求确，必邃必专"的优良传统继承了下来。王琨的同学中，后来涌现出了许多各领域的专家，著名的如吴金术、刘浔阳、李小如、张梦玺、李瑞珍等。

毕业后，王琨被分配到交通设计院长沙船舶厂的职工医院。这所医院就在湘江边，步行回家仅需二十来分钟。但王琨忙于工作，一周仅回家一次，回家后也只是看书学习。在家人的印象中，除了吃饭睡觉，王琨就一定是沉浸在他的学习和工作中。他对子女的教育是极为严格的。王爱华怀孕有六七个月时，有一天她上完班回家坐在摇椅上休息，王琨看了就有意见了，问她为什么不去看书。正是父亲这种近于严苛的要求，使得后来王爱华姐弟能够在各自的领域里有所成就。

除了日常的工作外，在长沙船舶厂职工医院时，王琨还进行了一系列颇有影响的科学研究，发表了许多文章。这些研究主要集中在牙齿移植和热式节育两方面。

大约在 20 世纪 70 年代末 80 年代初，王琨就进行了一项在当时国内非常超前的科研试验——牙齿移植，并先后有《牙齿移向再植术的研讨——附手术 2 例报告》和《119 个牙齿移向再植和移植正畸的初步报告》等论文发表在《湖南医药杂志》上。这项研究，通过对国外先进方法的借鉴和临床的观察紧密结合，为牙齿移植技术的发展作出了重要推动。

1982 年，美国国际计划生育研究院主席波特斯博士赠送给长沙市两台热式节育加温器，被投入王琨所在的长沙船舶厂职工医院使用。正是这一契机，使得王琨转而投身到热式节育的研究中，很快就发表了《温水、热敷灵、超短波分别对睾丸加温的抑精效果的比较》和《热敷灵阴囊抑精作用的临床观察——附 22 例报告》等重要论文。在当时，进行超短波、热敷灵、电温三角内裤等方法加温睾丸的研究试验，在临床使用效果、仪器设备改进等方面，均居国内先进行列。

此外，王琨也与同道一起，主编和翻译了一些著作。如他与汪恒益主编的《损伤急救与换药》是当时医学院校及从事临床工作的医护人员参考的重要资料。他还经常浏览国外的杂志，关注西方医学的最新进展，学习借鉴国外新技术。作为一名从事医疗临床研究的专业人士的他，还翻译出版了一本俄文的医学著作，苏联伏·伊·杜勃洛夫斯基所著的《分节反射按摩方法》，这让曾经教授王琨俄文的老师惊叹不已，自豪不已！

80 年代末，王琨被调入当时的湖南医科大学任教。重新回到母校，这使得他的工作热情更加炽热。这一时期，他又开始了医学教育方面的研究，发表了许多相关文章。

90 年代初，鉴于王琨对湘雅校史的熟悉和钻研，他又被任命为湘雅档案馆馆长，并撰写了关于湘雅院史的一系列文章。

总的来说，父亲对王爱华的影响是最深刻的，这不但有医学知识和技能的教诲，更来自其敬业的工作作风和刻苦钻研的精神的言传身教潜移默化。虽然王爱华说，她的成就连父亲的一半都不到，但这种孜孜以求的钻研精神和视医院如家的敬业精神，在她的身上被完全继承下来并发扬光大了。

（二）母亲

王爱华的母亲任美林则是湘雅护校的学生。1911 年 11 月，雅礼医院和雅礼学堂的创始人胡美与美国的护士长妮娜·盖仪贞，又在西牌楼的"中央旅馆"创办四年制的雅礼男女护病学校，并于 12 月 8 日正式举行开学典礼。这所学校的制度极为严格，对学生的要求让人有些瞠目结舌。据记载，护校首届招收的 12 名学生，是从 59 名报名考生中一轮轮淘汰后择优录取的。但即便这样，这一批学生竟然仅有 3 人毕业，淘汰率达 75%。正是这种近于严苛的要求，使得护校的毕业生备受医界赞许。

任美林 1956 年入学，1960 年毕业，经过护校的专业训练，毕业后被分配到湖南中医药大学第二附属医院（以下简称"中医附二"）做护士。护士的工作要翻班，白班晚班轮轴转，很辛苦。而且护士必须细致耐心，又要有娴熟的专业技能。但这对受过严格训练的任美林来说，却是驾轻就熟的。任美林对患者照料细致入微，极为认真负责，她总是能以女性的温柔体贴来温暖焦虑烦躁的病患，舒解他们的病痛，抚慰他们的心灵，使他们尽快康复。后来，任美林出色的医疗水平得到领导的认可，被破格从护士转换为医生。

1972 年长沙修建湘江大桥时，任美林被派去做保健医生。王爱华还清晰地记得，她每天看着母亲背着救护箱去上班，晚上再背着回家，母亲以其柔弱的身躯肩负着沉重的担子，却从来没有怨言。当时两个子女都还只有十来岁的年纪，家里的各种家务，包括做衣服、织毛衣、搞卫生都得由任美林一手操持。后来任美林不幸患上了乳腺癌，但也只休息了两个月便重新投入到工作中。

母亲的敬业奉献精神是最让王爱华感动和倍受激励的。母爱如水，虽无丰功伟绩可以瞻仰，却最是浸润人的心脾，滋润人的精神，给人以坚忍不拔的力量。

二、少年成名，励志读书

王爱华 1964 年入小学。不久之后，"文革"开始了，尽管学校停课，但他们全家一心扑在读书学习上，从不分心，王爱华幸好有着这样良好的家庭学习氛围，才使得她一直坚持读书学习。

1971 年，王爱华进入长沙市第十四中学（现长沙市实验中学）读书，她在这里度过了四年的中学时光。

长沙市第十四中学有着显赫的身世。其始建于 1918 年，由晚清名臣曾国藩之曾孙女曾宝荪创办，原名艺芳女校。除了曾宝荪外，还有许多著名的教育家来此任教，如曾约农、李剑农、刘洪度、熊菊如、陈天倪、李肖聃、徐绍舟等，而教英语的老师是英国巴路义女士。

王爱华读书极为用功，心无旁骛。父母树立的良好学习榜样潜移默化地影响着她，她认为，作为一名学生，就应该把自己的书读好。因此，王爱华一枝独秀，将其他同学远远抛开在后面。据王爱华回忆说，有一次数学考试，全班竟然只有 7 个人及格，而王爱华却得了 98 分，比第二名高出 20 多分，其余的几个则仅为 60 多分。这件事，王爱华印象特别深刻。对她来说，读书没有任何畏难的经验，只要把课听好，把作业做好，自然就能取得好的成绩。在那个纷扰不堪的年代里，她依然坚持着朴素的信念。她认为，既然是上课就一定要认真听，这是做学生的本分。

王爱华的英语也学得极棒。她的初中英语老师是做翻译出身的，长得也像外国人，高鼻深目，既威严又亲切。老师的英语水平特别好，最喜欢点名让王爱华背诵英语和默写英语。当其他同学呆若木鸡或抓耳挠腮时，王爱华已经轻松自如地将答案背出或写出。老师频频点头，竖起大拇指不停地说："very good！"

高中时，在一次全校的英语单词比赛中，王爱华轻松取得佳绩。高中的英语老师是在国外长大的，能说一口纯正的英语，说起国外的典故或风土人情，总是引人入胜。这位英语老师对学生的要求也极为严格，那些精美的课文，都必须一字不落地背下来。这种良好的学习习惯，既学好了英语，也训练了王爱华的记忆力，使她在后来背诵医方时总是能胜人一筹。

对于"数理化语外政"各科，王爱华都能轻松应对，每次考试成绩都是名列前茅。如果说有什么遗憾的话，就是当时没有开设历史和地理课，使她在这方面的知识稍显薄弱。有些完美主义的王爱华常因此而"耿耿于怀"呢！

这样优异的成绩，"学习委员"的位置自然非她莫属了。的确，初中、高中时她都是班级的学习委员，同学们也总是抢着王爱华的作业本学习，偷懒的同学就想直接抄了应付了事。王爱华认为这样不好，"授人以鱼，不如授人以渔"，她宁愿花时间花精力去给他们讲解，直到让他们真正明白为止。

除了学习成绩好之外，王爱华在德智体方面也是全面发展的。而且她与同学之间的关系处理得特别好，她总是能站在别人的角度来考虑问题，给别人出谋划策，所以许多老朋友至今仍然与她保持联系，有问题时也乐意与她交流，并听取她的意见。出于对同学的情谊，王爱华总是毫无偏见地帮助需要帮助的人。据她的同学回忆，当物理老师邵老师怀孕时，她还经常去老师家里帮忙做家务。

由于王爱华成绩优异，思想先进，在初中时就成为她们所在年级的第一个共青团员。这在当时是极为让人骄傲和光荣的一件事了。

三、下乡磨炼，不忘学习

1975 年 4 月 15 日，王爱华成为知青队伍中的一员，下乡了。

这一次的下乡是王爱华主动申请的。当时有规定，一家有两个孩子的，可以只下去一个，原则是留大不留小。王爱华有弟弟，自然可以留下来。而且她本人也有些近视，这也是政策允许可以不下乡的。但王爱华却不甘落后，她自己写了决心书，贴在校门口，以表明意愿。当时的年级指导员郭老师说："当时如果高中生可以入党，王爱华一定是第一个入党的。"

下乡的三年，对王爱华的人生有着重要的意义。下乡能深入农村，真正体验农民生活的艰辛，了解中国城乡的差距。当时的农民基本上还无法解决温饱问题，而下乡知青却有一个月 32 斤粮食和 45 元的补助。这种差距，王爱华印象深刻，也使得她在以后的从医过程中，能够给予农民群众更多的关怀和帮助。

当然，下乡也是极为艰苦的。对于一个生长于城市的女学生来说，做农活的确不是一件轻松的事。插秧、打谷、挑水、锄地，一天下来，手掌被磨出水疱，肩膀腰肢疼得晚上无法入睡。在当时，农村里一切都那么简陋，比如秋收时，既没有收割机，也没有拖拉机，一切皆仰赖人力。面朝黄土背朝天的日子，对于一个生于斯长于斯的农民来说，犹非易事，更何况是一名十七八岁，手无缚鸡之力的城里女学生。王爱华个子虽高，但干农活还是不能与农村的孩子相比。虽然她什么活都抢着做，但毕竟缺乏长期的锻炼，心有余而力不足。但她的文笔很好，说话条理周密，深得大队支书的赏识，因此后来就被借调到乡里的学校任代课老师。

王爱华下乡的村子，离长沙城区约百里之遥，不算太远，但在下乡的三年时间中，王爱华很少有机会回家与父母团聚。曾有一次，大队支书派了一个任务，要她护送一位患者进城看病。原来是乡下有个农民摔伤了，很严重，基本处于瘫痪状态。当时王爱华离家很久了，早已思念不已，这自然是一个好机会，于是她立即应允。到长沙后，这位患者就住到了她家，由王爱华父母照顾吃住，还陪他到湘雅医院看病，做检查，并亲自给他诊断。有了王家的细致照料，半个月后，这位患者就基本康复了。他在王家就这样整整住了半个月，他的一切治疗费用都由王家支付，这位朴实的农民为了表示感谢，要给钱，但王爱华父母再三拒绝。多年以后，这位农民一直心存感激，还经常去长沙看望他们。

时光荏苒，这种下乡劳动的日子是单调而乏味的，一切似乎也将在这种沉闷的时间长河中缓缓流淌下去。转眼到了1977年春天，有一天，春插间歇，大家一起坐着聊天休息时，王爱华落脚的农家，来了一位盲人亲戚，他自称会算生辰八字，于是大家就半开玩笑地让他算一算。轮到王爱华，这位盲人先生按她的生辰掐了掐手指头说，你要才有才，要貌有貌，能说会写，睿智聪慧，但做农活却非你所长，要考虑早日脱离农村。并且说，你今冬明春肯定会被调上去。

盲人先生虽然这么说，但王爱华根本不信。当时，农村音讯阻隔，恢复高考的消息虽然已经在城市里传开，可王爱华却完全没有听到风声，更不可能有这方面的想法。倒是这位盲人先生四处游走流浪，可能已经听到了相关的消息，只是故作神秘罢了。

等到这年秋天，恢复高考的消息终于通过农村的扩音喇叭传到了王爱华的耳里。这对她是非常令人兴奋的消息呀！于是，她向大队支书请了两周假，专门回城复习备考。这时，长沙市第十四中学的老师们，也是极为照顾这些下乡学生，他们白天上完学校的课程，晚上又义务为这些知青们补课。王爱华基础扎实，重新捡起书本并不吃力，偶尔有不懂或已经遗忘的地方，就翻翻以前的笔记，实在不行再向老师们请教。两个星期后，她将自己所有的书籍和笔记都带到乡下，继续复习，经常学习到半夜一两点。农村的长夜漆黑而静悄悄，但王爱华已经看到了黎明的曙光。

参加这次高考其实是极不容易的。因为高考已经中断11年了，这11年的学生都积压着，等待这一次的爆发。但王爱华对自己非常自信。她想，只要给她考试的机会，她应该十拿九稳能够考上。果不其然，这次高考成绩出来后，王爱华所在知青点的250多名知青中，仅有2名知青被录取，王爱华就是其中之一。

因为家学渊源，王爱华毅然选择了学医。当时她的英语基础很好，能整本整本地背诵、默写课文。如果不是因为家学的原因，她一定会考外语学院，多年以后她如是说。

四、博极医源，精勤不倦

（一）大学

1977年的秋天，王爱华如愿踏入了湖南中医学院（现湖南中医药大学）的大门，正式开始了她的学医生涯。这一年，她20岁。

湖南中医学院可以溯源至湖南国医专科学校。1934年，为了反抗当时政府"废止旧医"的政策，湖南的老中医张牧葊、吴汉仙、刘岳伦等将本地的中医药界人士联合起来，筹资在长沙创建湖南国医专科学校。这所学校采用科学的方法来整理中医药学术，培养和造就中医药人才，学制为三年。校址本设在长沙南门外妙高峰北的青山祠，因为此处较为偏僻，旋又在戥子桥望麓园增设诊所。可惜时值抗战时期，学校不得不一迁再迁，最后只得停办。

1946年末，湖南中医界同仁又决定在长沙保节堂街仲景堂重建湖南国医院，这就是今天的湖南省中医院（即湖南中医药大学第二附属医院）。重建时将院址选在仲景堂是有特别深意的，仲景堂是为了纪念东汉长沙太守张仲景而建，而张仲景正是我国历史上成就最为卓越的名医之一，被后世尊为"医圣"，其所著的《伤寒论》《金匮要略》等医书，至今仍是中医学的瑰宝，嘉惠国人何可胜计！

新中国成立后，湖南国医院改名为湖南省立中医院，并设立了进修学校，由易南坡、李聪甫、谭日强等名老中医专家坐镇，培养了一批优秀的学生，如彭泽南、张瑞麟、谢国荣、郭振球、黄政闿、谭新华等，成为湖南中医界的主力军，其中有很多都是王爱华这一届学生的授课教师。

郭振球教授就是其中的一位。郭老毕业于南京中医药大学中医教学研究班，后来进入本校进修，由于表现特别优秀，随即留校任教，郭老教的是中医诊断学。他生活俭朴，手不释卷，医源博极，治学严谨，在微观辨证学方面有巨大贡献。

教医学史的周一谋教授，毕业于北京师范大学中文系，周老曾在北京中医学院（现北京中医药大学）从事医古文、医学史教学，因为是湖南人，就被当时的湖南中医学院"挖"了回来。周老对传统文化有极为深厚的功底，在古代文字学和音韵学等方面均有精深的研究，曾出版过有关马王堆简帛医书等方面的专著。

朱文锋教授则是学校扩建之后的首届优秀毕业生之一，留校任教后教中医基础理论课。黄政德教授当时教的是温病学。还有许多优秀的老师，专业极为深厚扎实，教学也极其认真负责，给王爱华这一届的学生打下了坚实的基础。王爱华也特别尊重这些老师们。

以如饥似渴来形容大学期间的王爱华绝不为过。当然，这种疯狂的学习热情是恢复高考后那几届学生的整体特征，他们大都下过乡，吃过苦。终于，现在一切都恢复了正常，他们深深懂得这种机会的来之不易，过去的阴影如同梦魇一般，在心灵深处逼迫催促着他们，去珍惜现在每一分每一秒的读书时光。

在大学的五年里，王爱华是极为认真刻苦的。她的中医基础非常扎实，每次考试都是优良。其中，有一个重要的学习任务就是背方子。当时有一本《方歌三百首》，王爱华就一首一首地背，连走路、吃饭，都在默诵着，每一首都滚瓜烂熟，倒背如流。在学习期间，她们利用课余时间先后在中医附一、中医附二和长沙市第三医院等进行临床见习，包括内科、外科、妇科、针灸科等，以便将书本上的知识在实践中及时消化。

当时的学生特别勤奋，即使是冬日寒夜，同学们一般在早上六点半之前起床，有的同学五点钟就起床，冲入曙光初露的夜色中跑步锻炼。起床之后，他们就开始看书背书，到七八点才去匆匆吃早餐。上课之前，同学们一般会预先去阶梯教室占位置，生怕离老师太远而听不清讲课。旷课迟到的情况极为少见。下课了，同学们也没想着出去玩一玩，而是待在教室里，围着老师问问题，一起请教课堂上或平时学习中尚未理解之处。到了吃饭时间，她们也不着急去食堂，充分利用时间多学习。

在学校里，王爱华的英语是出名的棒，她能背、能默、能唱。除了完成基本的专业课程外，她还喜欢学习课外的知识，经常从图书馆借来一堆书钻研。总的来说，王爱华表现得比别人的学习能力更强。她不仅思维活跃，极为刻苦，还有着坚强的毅力。比如上体育课时，如果要做引体向上，她一定是能坚持最久的那个。

在同学们眼里，王爱华特别真诚，乐于帮助同学，是那种把别人的事看得比自己的事更重的人。同学们也喜欢与她交朋友，因为有什么心里话都可以跟她诉说、交流。她的性格光明磊落，有自己的追求，有自己的思想，能提出有见地的意见。

（二）实习

1980 年，王爱华被分配到当时的怀化市黔阳县（现洪江市）中医院实习。这所医院位于偏远贫穷的湘西，医院的医疗设备和技术都相当落后。带教老师大多是中专毕业，年龄也不大，临床经验还较为缺乏，并不能提供太多指导。所以，与其说是指导与实习，不如说是互相学习，在实践中逐渐摸索。

实习期有 11 个月，王爱华几乎每天都要工作到晚上 0 点以后。吃饭、睡觉也就在同一栋楼里。实习生平日的工作，就是跟着医生们一起，给患者问诊、检查，但她们都格外地积极，经常会跟着护士老师，帮忙端盘子、打针、穿刺，像胸穿、腰穿、腹穿她们都上手做过。

如遇特殊患者，实习生晚上都要和衣睡在值班室，以便随时起来救护。比如她们曾遇到这样一个病例。当时有个患者，得了产后子痫，某晚忽然摔倒在地，王爱华和其他实习生就如离弦之箭般冲过去抢救。此时，这个患者已经呼吸心跳全无。但实习生们显示出了她们过硬的基本功，毫不慌张，马上建立静脉通道，三根输液管同时并用。王爱华给患者做心脏按压，另一个同学给患者做人工呼吸。幸运的是，经过她们的极力抢救，心脏监护仪上的直线开始波动起来，"嘟……嘟……"地鸣响起来。患者的心跳和呼吸逐渐恢复了，她们也欣喜万分，这是她们第一次感受到救死扶伤的责任与成就，使她们对自己的职业更增加了几分自豪与信心。

这所医院里还有几位中医，也是湖南中医学院毕业的，功底扎实，工作非常敬业。实习生们就跟他们讨论各种病情，各种药物功效，并学习如何开具处方。工作之余，她们一刻也不放松自己，如饥似渴地看书、做笔记，尽可能地学习新的知识。

近一年的实习，让王爱华看到了湘西的贫穷落后，那里的农民没有钱，遇到病魔来袭，总是一拖再拖，只有到了濒危的时刻，才会送到医院。比如有一个孩子，他来医院的时候已经昏迷了，高烧四十多度。他妈妈是个哑巴，没法正常沟通。医生们虽然极力抢救，却没能找到病根。结果只住了几天，就不幸去世了。当王爱华她们几个实习生将他幼小的尸体抬到太平间时，她们的心情如同四周幽邃的高山深谷，仿佛变得异常的沉重和压抑。这大概是她第一次看到患者在自己的眼前死去。这种强烈的刺激，使她感到医生的责任重大，因此暗下决心，一定要尽自己的全力救助每一个患者。后来她一直兢兢业业，将这一人生目标践行到底。

王爱华的父亲曾跟她讲过一个知识点，那就是已婚女性结扎失败可能引起宫外孕。那时，为了计划生育，妇女在达到生育标准后，基本都要结扎，但结扎只是将输卵管绑了个结，有时候会松动，会通，这时就可能发生宫外孕。宫外孕的典型症状是闭经、阴道出血、下腹坠痛，严重时会出现腹痛加剧，伴有恶心、呕吐、头晕、出汗及脸色苍白，甚至晕厥，进而导致休克。

而王爱华在医院实习时，刚好遇上这么一个病例。有一位女性患者，大概四十多岁，当时是被抬来的，几乎晕厥了。王爱华先询问了相关病史，排除了肝病，因为没有肝病史，家里人也没有，体征也不符合。然后王爱华进行了叩诊，发现有腹水。于是，王爱华就推断，如果是肝腹水，可能是肝硬化。接着王爱华又检查患者手上有无红掌，胸上有无蜘蛛痣，这些都是肝病的常见症状。但发现这些症状都没有，这时，她自然就想起了父亲曾说到过宫外孕，从症状来看，是很有这种可能的。因为这位患者说来了月经，量极少，滴两滴而已，但她又说自己已结扎了。因此王爱华想，会不会是因为结扎失败而导致的宫外孕呢？于是，她马上把这位患者收入院观察。但后来医院把患者转到了内科，因为内科医师认为患者应该是低蛋白引起的腹水。王爱华有点吃惊，就问内科医师有没有给患者抽腹水，有没有搞清腹水的性质。这句话提醒了这位医师，第二天一大早，这位内科医师就赶到病房给患者抽腹水。结果抽出一管来全部是血，显然这是宫外孕呀，于是急忙给她做手术，终于及时地挽救了一条生命。

王爱华后来说，当时毕竟知识面还是窄了点，没想到肿瘤什么的。但就是这一个小小的事例，充分显示了王爱华扎实的专业知识和严密的逻辑思维。虽然当时她才23岁，大学尚未毕业，却显示出一个成熟医师所应有的才干。

五、创业之初，厚积薄发

（一）入行

从湘西实习回来后，王爱华先是在父亲工作过的长沙船厂职工医院工作，做了几年的中医科医师。因为工作成绩突出，四年后，她被调回了母校的附属医院——湖南中医药大学附属第二医院（以下简称"中医附二"），任肛肠科医师。中医附二肛肠科成立于1956年，是该院最早设立的科室之一，并有一批声誉很高的老专家坐镇，如黄政阊、贺执茂、谢力子等，都是全国知名的中医肛肠科专家。

调到中医附二肛肠科工作后，王爱华有了深入钻研和展现才华的机会。而她对患者负责的态度，对医技不竭的探求，使她在医院的表现格外突出。比如说下班时间，如周六、周日和晚上，她一般都会主动去病房看一次患者，问一问他们的病况有何转变，如果有一些临时的紧急情况，她会及时解决。虽然医院从没有这样要求，但是她的内心会催促她要这么做，她也已经完全习惯了这么做。同样，如果某天上午给患者做了手术之后，下午她也一定还会主动去看看患者，仔细询问患者术后的感受，到了晚上，她还要再去看一次。对每一位术后患者，她都尽量自己去换药，以便及时地观察病况的细微变化。王爱华在工作中是极为虚心的，她时时刻刻都在注意前辈们是怎么做的，并在旁边一边看一边思考。看了以后，有不理解的再去问，为什么要这样做，为什么要那样做，一定要问得明明白白。然后，再自己看书，把基础理论夯实一下。在初到中医附二的几年，她的敬业精神尽显无疑。

（二）进修

1990年，王爱华33岁，正是开始有所成就的时期。其实她在31岁时就已经被评为了主治医师，足以说明她的扎实功底。这一点，医院领导都看在眼里，认定她是一棵可培养的苗子，决定派她去深造。这样，王爱华被派到天津滨江医院（现天津市人民医院）进修。

当时的天津滨江医院是一家以肛肠专科为主的医院。在当年，该院肛肠科就已经有4个病区，200多张床位，配备医护人员76人。这个规模在今天来看都是相当大的。天津滨江医院是当时全国最好的肛肠专科医院之一，王爱华在那里学到了许多外科的基本知识和技能，收获很大。加上父亲教过的一些临床知识，王爱华进步特别快。

王爱华此次进修的主要目的是学习大肠癌的治疗方法，因为天津滨江医院在这方面很有特色，具有丰富的经验。当时，天津滨江医院是东北三省所有的肛肠病患者的集中地，尤其是肛肠肿瘤患者特别多。在这里的门诊患者，50个患者中，至少有20个是大肠癌，这个比例是极高的。毋庸讳言的是，肠癌患者的死亡率也是很高的。比如医院就有一位华侨职工患了肠癌，这是一位女医师，长得很秀美，但不幸的是癌症已经到了晚期，这已经是第三次复发，极难挽救了。她的同事们都感到无回天之力，只能暗暗惋惜。总之，王爱华感觉这里的患者特别多，病情特别复杂。

在滨江医院进修的时候，王爱华整整两个月都没有离开那栋她进修学习的住院楼，吃住全部在这栋楼里。只要有时间，王爱华就去医院图书馆看书。那时候，她还没有相机，看到一些精彩而重要的解剖图，她就用笔仔细地临摹下来。晚上，她就把白天老师讲的东西进行整理，把学习的心得和体会记录下来，当时做的笔记写满了两个又大又厚的黑皮本，现在她还保留着。

在天津滨江医院的进修，使王爱华收获很大，为其今后的临床奠定了很好的基础。

（三）中医附二

从天津进修回来后，王爱华继续兢兢业业，在肛肠科专业领域不断进步。1996年，她就晋升为副主任医师。1999年，王爱华被提拔为中医附二的肛肠科主任。2003年，她又晋升为主任医师。2004年，她被评为教授。

荣升为肛肠科主任后，王爱华便对肛肠科做了一个整体的发展规划。她认为最为紧迫的是打造肛肠科的品牌，而其中最为重要的，就是申报国家临床重点专科建设单位和申报重点课题，为进一步发展建立一个高端的平台。当时虽有领导的支持，但很多同事都认为条件不够，缺乏信心。王爱华以其昂扬的工作热情，感染了同事们，带领肛肠科团队攻克了一个又一个的难关，终于功夫不负有心人，2001年，中医附二肛肠科经卫生部批准为国家重点大肠肛门病专科。之后，她还申报了湖南省卫生厅中医药科研基金——《肛瘘临床诊疗方案规范化研究》《芪杞固本胶囊治疗溃疡性结肠炎的豚鼠实验研究》。经过几代人的努力，中医附二肛肠科成为湖南省培养肛肠科专业人才的一个摇篮。而这一切，都有王爱华做出的巨大贡献。诚如她的朋友说，王爱华最大的特点是舍得做事，不计较得失，将个人的荣辱抛之脑后。

在管理上，王爱华也显示出了其卓越的才能。她觉得，一个人优秀还不行，只有一个科室、一个团队整体优秀，才能真正把事情做好，打造一个充满战斗力和凝聚力的团队，才能打造中医附二肛肠科的品牌。这样患者才会信任，医者才会有成就感。当然，王爱华也会激励大家，只要形成了优良的品牌效应，医院和个人在经济上都会更有起色。所以，王爱华总是不竭余力地提携后进，毫无保留地将自己的知识和经验分享给大家，共同进步，共同成长。

一般来说，主任医师担任了行政职务之后，对临床的患者就不可能有太多的精力去管了，但王爱华却并不是这样。

有这样一个病例，特别能说明她对患者负责的精神。患者赵某，术后有一点出血，有些担忧。但患者的主治医师却出差了，值班的进修医生只好打电话给主治医师汇报，主治医师告知进修医生去请王主任看看。王爱华急忙从家里赶过来，检查了一下，发现暂时没有出血，便叫进修医生随时观察。到晚上八点，王爱华又亲自到病房来查看了一次。这位患者说，肚子有点胀，想解大便又不敢解。王主任听了之后，怀疑这位患者还在出血，只是不敢解，所以血瘀积在肠腔里。于是她要患者放心去解，自己则站在厕所外面聆听动静。果然，这位患者在解大便的过程中就拉了许多瘀血，更为糟糕的是，患者因为过度紧张，晕厥过去了。王爱华感觉不妙，喊了几声，没有反应，便立即叫了几个医生和护士，去厕所里把患者抬了出来。经过王爱华仔细清洗、止血，患者安全脱险。患者的家属后来感谢说，如果不是王主任晚上亲自过来处理，那样后果就不堪设想了。

王爱华事事以身作则，整个科室也非常配合。虽然自己已经晋升为主任医师、教授了，但她依然非常尊重前辈老师，时刻以学生的身份虚心向他们学习。当时有拜师学徒的机会，王爱华顺利成为第三批全国老中医药专家学术经验继承人，贺执茂和谢力子两位肛肠科名医都是她的指导老师。每天中午的时候，王爱华并不急着去吃饭，而是先去看一看自己的老师下班没有。如果老师还没下班，她就主动给老师抄处方，写病历，给患者做检查。她把这些当作自己应尽的职责。在工作过程中有什么棘手的事情，她也会及时向老师汇报和请教。

王爱华接手中医附二肛肠科的时候，只有一个科室，四十几张床。那段时间，科室发展很快，床位马上就不够用了。于是，王爱华就申请加床，临时应对需求。当时有一位住院患者是银行的行长，看到肛肠科床位较拥挤，就向王爱华建议，让她试着做一个"院中院"。这位行长还说，他可以叫外面的人来投资，并要聘王爱华做院长。这时还是2000年，长沙的民营医院还极少。这位行长特地写了一个论证报告，一份给了当时湖南中医药大学的蔡光先书记，另一份给了当时中医附二的程丑夫院长。程院长看过报告后，马上意识到这个科室需要扩大，就把王爱华叫过去，对她说："王主任呀，医院还想把肛肠科扩大一点，你说行不行？"王爱华一听正中下怀，马上说行！于是，中医附二的肛肠科就拥有了两个科室。现在看来一切都是顺理成章的，并无什么特别。但在当时中层干部会上，有的同事还在讨论，是不是加点床位就行了，还有人担心没有这么多患者。王爱华心想，中医附二的肛肠科加一层楼也没问题。

王爱华也知道同事们对增加科室有一些看法，主要是因为科室扩大了，成本增加了，事情多了，能不能做得下来还有顾虑。而且，工作量加大了，自己的收入不见得会跟着涨。但王爱华看得很清楚，患者量是绝对没问题的，只要把品牌做好了，患者就会愿意来。医师队伍也能建立起来，力量不足的话，还可以聘请专家。但唯一的条件就是，肛肠科一定要做出规模效应，做出品牌。果然，扩大到两个科室后，住院患者立马就是满满的，依然住不下。

六、峰回路转，再创辉煌

（一）辞职

2005 年，王爱华从中医附二辞职了。这次辞职事件在当时可算是震惊全院。因为在那个时候，像王爱华这样工作了二十年，职称、职位都已经取得，可以说是功成名就的名医，生活工作安稳，谁还愿意出去闯荡呢？

但王爱华却并不这么认为。一方面，是由于她对自己的医技自信十足；另一方面，也是她敏锐地嗅到了医疗市场的变化。

前面已经说过，2000 年以后中国的医疗市场出现了一些变化，市场化程度在不断深化，民营医院也在迅速崛起。而与这种状况相矛盾的是，当时的中医附二已经遇到发展的瓶颈。周围有六家省级医院，形成合围之势，无法扩张。本来医院领导决定在离长沙城区不远的星沙经济技术开发区增设新院，王爱华对此极力支持。但是，在中层干部会议上讨论这个问题时，就她一个人支持。她认为，中医附二一定要把握时机加快扩展，而到星沙办新院是一个千载难逢的机会。可惜，这个计划没能实行。这件事让王爱华感到很失望，后来王爱华回忆说，如果当时这个计划没撤销，她就不会有走的想法，可能会一直留在中医附二。

正好这时，医疗市场在慢慢放开，大概是 2005 年，全国各地的民营医院也迅速兴起了。王爱华想，民营医院可能是一片广阔的天地，还能施展自己的拳脚。就在这时，湖南旺旺医院向王爱华伸出了橄榄枝，非常希望王爱华过去。王爱华是旺旺医院初次招募的二十几个部门主任中，院长一见面就拍板录用的。在入职旺旺医院前，王爱华还到过深圳蛇口医院。那里的院长、书记也是一见面，就交流沟通了几个小时，并立马要签合同，还给他们的行政科长打电话，要他给王爱华准备住房。但王爱华最终婉拒了。

在湖南旺旺医院工作的一年时间里，程丑夫（时任中医附二院长）、谭新华（原中医附一院长）、柳景红（时任中医附一党委书记）、陈新宇（时任中医附一副院长）等领导，都一直在努力做她的工作，希望她回归中医系统。尤其是中医附一的领导人意识到，中医附一当时没有独立的肛肠科，急需一位有才干的专家来建设，王爱华自然是最适合的人选。中医附一的领导曾多次到湖南旺旺医院与王爱华交流，希望王爱华为中医附一的肛肠科出力。

入职旺旺医院一段时间之后，王爱华感觉到公立医院在管理上有其优势。相较于民营医院，公立医院对员工更为信任，培养人才的力度也更大一些，并且发展更有目标一些，更适合个人能力的发挥。何况，王爱华认为自己是湖南中医药大学培养的，应该为母校和附属医院的发展做贡献。所以入职旺旺医院大约一年以后，王爱华决定去中医附一。

（二）中医附一

2006 年底，王爱华入职中医附一，当时中医附一肛肠科只是中医外科里面的一个组而已，其医师队伍甚至连一个普通的肛裂肛瘘手术都做不了，只会一些简单的注射结扎疗法。她一来就主张将肛肠科独立分科，经过她一再地争取，到 2008 年 8 月 8 日，中医附一肛肠科终于独立开科。不到十年时间，中医附一肛肠科已经成为省内肛肠科的旗手，不但迅速提高了手术水平，有些手术还在全国领先。

王爱华刚来时，中医附一肛肠科的营业额只有 149 万，十年后的今天，营业额已经达 2800 万了。当时一共只有 12 张床，发展到现在，已经拥有两个科室，平均住院患者有 140 多人。王爱华总结中医附一肛肠科这十年的发展说，除了得益于院领导和全院职工的重视与支持外，还有两方面的主要原因：一方面，是因为她们将外治的手术做得比较精细；另一方面是她们善于辨证施治，内服中药也是她们的强项。内外两方面都做好了，自然治疗效果好，而且并发症少，患者接受度高，因此发展非常快。还有很重要的一点就是科室非常团结，能够齐心协力谋发展。中医附一肛肠科医师队伍在王爱华的领导下，齐心协力，做事踏踏实实，互爱互助，所以进步很快。

王爱华到附一以后，首先就是放手让大家做，充分发挥每个人的主观能动性。当然，在开始的时候，主要是她带领医护团队一起做。除了诊疗、做手术，王爱华还着重培养医护人员的服务意识、敬业精神、奉献精神。虽然中医附一当时的医疗设施还很差，颇为艰苦，但她认为把这几点做好了，很多患者并不会因为硬件的原因过于挑剔，还是愿意来就诊的。王爱华总是手把手地教学生们做。如果他们不敢做，没胆量，她就坐在他们旁边指导、鼓励，放手让年轻医师开方、动刀。她还在一边不断地鼓励表扬他们，说他们做得蛮好，还要注意哪些。

作为肛肠科主任，王爱华相信，领导的作用主要还是潜移默化，不是领导说要怎么做，而是领导在前面怎么做。正人先正己，领导自己树立了良好的榜样，能以身作则，下面的人就能跟着做好。于是潜移默化地，肛肠科医师们都对患者认真负责，养成了每天查房、亲自换药、及时书写病历等优良的习惯。现在，这些年轻的医生们，都有自己的患者粉丝，挂号时指定要找他们看。

应该说，王爱华到中医附一以后，是投入了十二分的精力去建设肛肠科的。

七、医德仁心，医技精湛

王爱华一到医院就有人找她看病，常常忙到中午1点才能吃饭，而且经常还会有人来找她。有时饭吃到一半，她又停下来给患者换药。王爱华对患者特别好，对患者就像对自己的亲人一样。

科室发展越快，事情越多，但王爱华从不推辞拖拉。而且她坚持每周坐诊三天，因为很多患者都是冲着她慕名而来的。她丈夫说："你这么累，有些手术就让年轻人去做吧！"她说："许多人都是从很远的地方慕名而来，有的是做了好几次都没做好。他们这么相信我，我就一定要把好这个关。我必须要把患者的病治好了，才能对得起他们对我的信任。"

有时候刚做完手术，王爱华就得赶去开会，而开完会回来又有新的手术等着她。一般来说，王爱华每天都要工作十几个小时，连自己的身体也顾不上。有一次，她的腰痛病又发了，在丈夫开车接她回家时，她只能躺在后座上。但她经常带病坚守在岗位上。

只要有患者来找她，不管是工作时间还是休息时间，不管是周末还是晚上，她都风雨无阻。最令人感动的是，无论是对普通的老百姓，还是对领导干部，王爱华总是以医生的责任为己任，一视同仁，待患者如亲人如朋友。

另一方面，则是她对知识、对学术的不竭追求。她除了利用下班时间查阅文献，写学术论文，还常常在周末休息日去参加学术交流会，向同行传授自己的学术经验，也认真学习他人的宝贵经验，不断更新自己的知识，从而提高临床水平。

在有些人眼里，中医是落后的、保守的，西医才是先进的、开放的。王爱华却一点也不保守，能够接受新事物。现在老龄化、环境、食品、压力等因素，使得恶性肿瘤发病率直线上升。王爱华就想，如果患者不适合做手术怎么办，有的年纪大的患者，不愿做肛门改道，或者做不了手术的，怎样想办法提高他们的生活质量，减轻痛苦，延长生命呢？有一次，王爱华听说有一个新发明的深低温冷冻技术，治疗效果很好，她就积极去尝试。当时中医附一肛肠科是省内第一家接受这种新技术的医院。王爱华接受了这种方法，就引进来，自己还认真去学。果然，这种疗法效果非常好。有一位84岁高龄的患者，使用该疗法后，效果显著，现在89岁了，还很好，能正常吃喝拉撒，每天生活得特别开心。这位患者说："要是做手术的话，可能早就进棺材了。"

王爱华借出差的机会，常到外地的医院去参观学习，看看别人的管理。有一次，她和丈夫一起去深圳看女儿，她还抽空去深圳的医院转了一圈。回来就把新学习到的东西讲给科室的同事和学生们听。

她一直坚持看书，一直在给自己充电，不断增长知识，随时查阅最新文献资料。这种不断进取、精益求精的精神，正是对大医精诚的执着追求。

王爱华从医数十年，经手治愈的患者数万例。2002年，王爱华成为第三批全国名老中医药专家学术经验继承人。2012 年，被评为湖南中医药大学第一附属医院"首届名医"。2014 年，被评为"湖南省名中医"。以下撷取了几则事例，足以体现她精湛的医技和高尚的医德。

事例一：2008 年的某个深夜，王爱华已经就寝，正在睡梦中的她被忽然而来的电话声惊醒。原来是医院打来的，有个 88 岁的高龄患者，进院急诊。值班的医生有点慌乱，紧张地说，老人大出血，情况十分危急。王爱华立即给出了临时方案，随即从温暖的被子里坐起，还推醒了身边的丈夫，说："走，赶快去医院，患者大出血。"她丈夫也没有多问，立即穿衣就走。十多分钟之后，王爱华就在丈夫的护送下，来到了医院急诊科。这时已是深夜 12 点多，长沙腊月的寒夜冰冷刺骨，但王爱华浑然不察。她检查过后，决定立即手术。直到凌晨 3 点多，血才终于止住了。但她知道还要观察，自己必须留在医院，就要丈夫回去了。这一夜，王爱华基本没有睡。

事例二：2009 年，有一位嵌顿性混合痔术后尿潴留的患者，尿憋在里面，就是出不来，痛不欲生。医生给他插尿管，左一个右一个，都不行以失败告终。王爱华当时本来是要去山东出差的，机票都已经买好了。但患者抓着她的手，就像抓住了救命的稻草，急切地哀求道："您不能走！我要死了！我要死了！"王爱华见此情状，毅然说："您放心，这个会议我不去了，我会陪在您身边，一定把您治好。"从麻醉室到手术室，患者一直抓着王爱华的手，生怕她突然跑了似的。她摸着他的额头，安慰他说："没事，没事，我马上就给您处理，你不用害怕。"手术进行得很顺利，突然，患者的尿通了，往上一冲，还冲到电灯上面了，撒得到处都是。但王爱华高兴极了，"尿出来了！尿出来了！"手术后患者抓着王爱华的手，一再称她是救命恩人。

事例三：2010 年，王爱华在坐诊的时候，接待了一个农村来的小孩，有些发育不良，骨瘦如柴，九岁的人却像是只有六七岁。当时他还有些低烧，脸色惨白，挺可怜的。据小孩的姑妈说，小孩已经在外院治疗了多次，都无好转。后来经人推荐，慕名而来。经过王爱华仔细检查，发现小孩是肛瘘，而且有其他的并发症，很不好治。该患者是溃疡性肠炎并发的肛瘘，可能在接受纯西医治疗时，使用了大量的激素，才引起了并发症。王爱华考虑了好几种方案，还是坚持把手术做了。经过中药治疗后，患者的病情慢慢控制了。没过多久，小孩也就康复出院了。

事例四：2013年，有一个溃疡性结肠炎的患者，发烧，便血，大便一天十几次。患者曾在外院治疗，但终不见效。那边的医生束手无策了，建议他看中医，于是患者就找到了王爱华。经过王爱华仔细检查，给患者采用中药疗法后，3天后体温就降下来了，一周内就不出血了。后来这个病例被做成PPT，在湖南省医学会外科学专业委员会结直肠肛门外科学组的学术年会上进行了展示介绍，得到同行的广泛认可。

事例五：某家医院有位肛瘘患者，3个月内做了4次手术，仍无好转，且其主治医生说还要做第五次手术，患者深感不安，后来他通过熟人找到了王爱华。王爱华检查后，认为患者现在的情况并不需要再动手术，只需换药处理。因为经过她仔细检查，发现其伤口还是处理得比较好，外面的伤口创面也比较干净，只是生长的位置有点问题，切口引流欠妥。整体来说，并不影响修复。所以王爱华建议不要再动手术了，但用药应适量，量大或滥用反而不利于伤口生长。她当时没有给患者换药，就让他回家。王爱华预料说，应该3~4天就好了。果然第4天来复查，患者的伤口已经愈合了。王爱华对他说，你回家坐浴就好了。过了一个星期，患者告知已全部好了。没有换药，更没有开刀做手术，自然地就好了。患者赞叹说："王教授，真神！"

八、关怀患者，耐心沟通

除了医技过人，王爱华还特别重视医生与患者之间沟通交流的方式。包括肢体语言、说话的语气语调，以及称谓、用词等。她自己是这么做的，也是这么教学生的。她认为书本理论和临床虽然相关联，但临床面对的是活生生的人，会有感情和情绪。所以，作为一个医生，首先要站在患者的角度考虑问题，交流的时候，要学会和患者沟通。这样的知识或技巧，在课堂上是难以充分领会的，只有在临床实际中自己去体会摸索。

王爱华有一个学生，在与患者交流时，经常会有一个不好的动作，就是爱用手指指着患者说话。对此，王爱华专门对这位学生进行了指导，教他改正。她说："你不能这样一个手叉着腰，还一个手在那里指指点点，这是极不礼貌的，患者会觉得不尊重他。患者不生气还好，一生气可能就会说，你这是要打架吧。"然后，她又示范说，你可以把手合放在胸前，如果患者紧张，你还可以拍拍他的肩膀，让他放松。有一些大出血的患者或晕厥的患者，由于失血较多，比较紧张，在第一时间抢救、止血之后，他们非常需要医生耐心、细心地安慰。

王爱华还指导医生应怎样去注视患者，怎样和患者说话。她要求和患者说话的时候，要和颜悦色地说，怀着善意，而不是绷着个脸，语言冰冷的。有的患者比较敏感，非常在意医生的一些细小动作，弄不好就会造成不必要的误会。在交流时，还要注意一些语气助词的使用，如啊、哩、呢等。称呼也应该注意，对年纪较长的，一定要称呼阿姨、叔叔、伯伯，对老人家，一定要用尊称。

作为患者，身体的不适，很容易导致情绪焦虑，经常会出现不耐烦、不理解的时候。这时候，医生应该先接受他的观点，表示同情和理解他的感受，安慰他，让他不用担心。王爱华还会给学生示范具体怎么做。患者由于缺乏相关的知识，对治疗过程的一些特殊反应不了解，比如手术后，医生应该明确告诉患者，到哪一天会比较痛。像肛瘘手术后，前一周，因手术创面恢复的时候，肉芽开始生长，这时候，神经末梢也在生长，就会比较痛，一周后，就会慢慢好了。这样一说，就能让患者有心理准备，心里会好受一点。

当然，一个偌大的科室，医患之间总难免会有些小摩擦，产生误会。这时，王爱华一定会主动走上前去，与患者沟通。她总是这样想，患者有意见，肯定是我们有做得不好的地方，哪里出现了疏忽，患者一般是不会无缘无故找麻烦的。所以，王爱华面对患者的抱怨甚至辱骂时，总是心平气和地跟对方说，是我们哪里做得不好，我做主任的也有责任，管理得不好，我向你道歉。她首先会放下姿态，承认自己可能存在服务不周。如果是患者的情绪有波动，如此一说，患者肯定就不好意思再闹了。

有些患者性格比较急躁，动不动就叫嚷吵闹。有一天中午的时候，一个患者站在楼道里破口大骂。王爱华不知发生了什么，立即冲出去，当时手里还拿着杯子。她先把自己的医生扯开，问患者是怎么回事，有什么事好好说，不必骂。患者看到领导来了，就说你的医生怎么怎么了。原来，这个患者想要临时换药，医生告诉他换药室正在消毒，要他等一下，这个患者就觉得医师怠慢了他。王爱华向他解释说，科室有统一的消毒换药时间，不可能为了他一个人换药而影响消毒工作。程序打乱了，后面的工作就无法正常开展。他当时不理解，只考虑到自己的痛苦，立马就要换，不听劝。当然，对于这样的情况，这个患者终于接受了医生的安排。事实说明，通过耐心仔细地解释，一般医患矛盾是可以化解的，只是要注意方式方法。

又比如有一位肛周脓肿患者，当时是推床入院的，肛周肿痛，不能走路。进院的时候，接诊医生就给他做了脓肿切开排脓引流手术。肿痛消除以后，为了评判疾病严重程度，更好地确定手术方式及范围，局部需要做一个磁共振检查。患者听说要做这个检查，而且比较贵，心里就起疙瘩，不听值班医生的劝阻，无法沟通，一个劲地在楼道大叫大骂，要求出院。这个患者来的时候不能走路，手术之后疼痛消失了，可以走路了，但病还没有完全好，就完全忘了进来时的情景。后来经王爱华沟通，缓解了矛盾。但后来这位患者拒绝进一步治疗，坚持出院，沟通无效后，科室按他的要求办了出院手续。不过出院之后，他又反悔了，因为他得知中医附一治疗肛肠病是省里最好的，于是又央求王爱华要再住进来。他一个劲地向王爱华道歉，又向医生道歉，说自己当时太冲动。但王爱华并不介意，立即同意患者再住进来，让他配合医生，安心治疗。

由于中医附一肛肠科一直秉持"安全第一，疗效第二，经济第三"的原则，十年来基本上做到了零误差，而且，手术的并发症发生率很低，大大低于行业内平均水平。所以，肛肠科的医患矛盾也很少发生。

而一旦有情况发生，王爱华也能在第一时间化解。她敢于承担，凡是科室出现了任何情况，她这个主任都会第一时间把责任揽过来。科里的大事小事都一清二楚，王爱华心中有一本账，学生也会第一时间告诉她。她马上就指挥怎么处理，一般都能转危为安。偶尔有失误，也能顺利挽救回来。有一位郴州的患者，结扎的线可能没有扎紧，24小时内线滑脱，术后出血，患者家属非常不满。王爱华站出来，将责任揽到自己身上，向患者解释说，是自己疏于管理，一定及时补救和妥善处理。经过补救和沟通，最后取得了患者及家属的谅解，没有给医院和科室造成不良影响。

九、言传身教，关爱学生

老师对学生的影响，除了知识的传授，更多是言传身教、潜移默化。对于学生，王爱华的法宝是先要求自己，再要求学生，她总是说，自己如果以身作则，学生自然看在眼里，记在心上。她对学生很严格，但又对学生极关心。她总是把他们当自己的子女看，像母亲一样关怀着他们。

不管是工作上还是生活上，她对学生都是一贯的要求，那就是强调"先做人后做事"，把人做好了，事也能做好。她总是按照中国传统的道德要求学生们，要求他们做到勤劳、勤奋、谦让、廉洁等，一再训诫他们要坦诚做人，要吃得亏，舍得做，不要斤斤计较。如果一个人总是默默去做，去奉献，这样得到的一定更多，不光是经济上的，还有精神上的。

首先，王爱华要求学生要有奉献精神，要热爱自己的工作，专心去做好自己的工作。只有这样，才能把工作做好，也才能在工作中找到快乐。中医附一的肛肠科，一百多号患者，却只有十几个医生，人手紧缺。但不管怎么累，不管工作量多大，科里没有任何一个人抱怨。大家都知道，医生如果尽职尽责，从患者来讲，能够解决痛苦；从医院来讲，科室能得到更好的发展；从医生个人讲，能力也是得到提高。医生的工作做得好了，就会口口相传，就会有人来找，最终来说，不就是有成就感吗？心理学家马斯诺曾经说过，人的基本生存需要满足后，就是追求成就感。如果更实际一点说，工作上有了成就，生活质量自然就会提高。王爱华对护理人员也是这么说的，要她们保持微笑服务，将快乐带给患者。

其次，王爱华也提醒学生们要有忧患意识，积极面对新的挑战。王爱华喜欢把别的医院看到的学到的东西拿回来跟学生说，进行多方面的比较，取长补短，所以学生和科室进步都很快。她认为一个人一定要有发展的眼光，要有长远的打算。中医行业近年在不断发展，一定要使这条传统的路能走得更长远一点。王爱华还会将学生送到外面去进修，既有中医院，也有西医院，目的是尽可能地多了解同行中做得较好的先进经验和方法。

第三，王爱华强调全面培养学生的能力，包括专业技术、思维习惯、沟通交流等各个方面。从诊断检查来说，王爱华一般要求学生先做检查，因为学生的临床经验不够，她一定会亲自检查、核实。如果发现了问题，她会要求学生再去摸索，再重复做。她会手把手地教他们怎么鉴别，如何施展手术。在手术台上，遇到问题，如何解决。让他们自己体会，如何减轻患者的痛苦，减少并发症。通过临床的带教，学生进步是最快的。此外，她一再强调基本功，学好用好中医，就要熟记方剂歌诀。如有位学生中医基本功稍差，王爱华就常常督查他的方剂歌诀记得怎么样，隔两天就检查一次。有个研究生字写得不好，她就要他描红、临帖。她说，字是敲门砖，是形象，一个医生必须把字写好。在这个研究生的办公桌里，一直放着字帖，天天得练字，王爱华还经常会去检查。直到科室搬迁的时候，字帖还在。王爱华也特别要求学生注意穿着，着装要整洁清爽。她对学生的个人形象，包括坐姿站姿，都有很严格的要求。

现在的学生就业压力非常大，但王爱华认为，只要为人正直，技术学到家，总能找到好的单位工作。她的学生和朋友都说，谁只要有幸成了王老师的学生，一定能在省内找到合适的工作。其实，王爱华帮学生找工作是全力以赴的。某次她到珠海开会，一位朋友开玩笑对她说："你在中医大学真是闻名啊！为学生找工作赴汤蹈火，别人都不敢带学生了。"的确如他所言，王爱华总是积极把学生推荐出去，而且大多单位都愿意接收。

更有甚者，那些并非她的学生，只要优秀，她也愿意帮助。有两位本科实习生，在肛肠科实习，想考王爱华的研究生，但分数略有不够。王老师看那两个学生比较喜欢肛肠专业，就写信推荐，一个去了上海，一个去了辽宁，后来两位学生果然顺利读研，还考上了博士。她的学生都说，在王老师这里学习，智商、情商会一起提高。俗话说："师傅领进门，修行靠个人。"王爱华不但领进门，还手把手地教。这样培养出来的学生，自然敬老尊贤、谦虚好学、勤奋钻研。这样的学生，老师也肯定喜欢。在王爱华的学生中，有很多都是带着一身毛病来的，出去的时候就完全改观了。她的一个研究生曾在地方医院工作了好多年，原工作单位对他的印象也较差，都认为他人品不好，有些懒惰。通过王爱华的教育指导后，这个学生的精神面貌、工作态度都有了本质的改变。

除了学习、工作之外，生活上王爱华对学生的关怀也是无微不至的。比如说刮风下雨，她一定会提醒学生注意安全。又比如说找对象，她也会提提建议，把把关。

十、无私奉献，家人支持

2015年，王爱华父母相继去世，这是对她的一次沉重打击。先是母亲突发脑出血过世，而后不到10个月，父亲又病危。父亲是湘雅的老教授，一直住在湘雅。当时只是控制了一下病情，考虑到后续还要一个很长的治疗时间，王爱华又没有时间精力去照顾，就把父亲转到中医附一来。这样工作也可以不耽误，又能亲自照顾父亲。这段时间王爱华总是忙到很晚才回去。由于劳累过度，她的腰痛又发作了。

　　不幸的是，父亲还是因突发脑梗去世了。那一个多月，王爱华非常难过。父母的离世对她是一个巨大的打击，因为父母是她一生的榜样，尤其是父亲，一直是她人生的航标。

　　除了父母，王爱华的最爱就是丈夫和女儿了。但王爱华所能放在丈夫与女儿身上的精力也是很有限的。丈夫常开玩笑说："女儿，她基本上没管，自由发展。"对比现在的许多父母，忙着给孩子租房陪读、请家教、上补习班等，王爱华完全没有那样做过。一方面，女儿家教良好，听话懂事，成绩优异；另一方面，她真是没时间投入太多的精力在女儿身上。当年，女儿放学了没地方去，在院子里打转，邻居看到了就问她，她说妈妈还没下班，邻居就把她叫到家里去吃饭。王爱华在天津进修的一年时间里，女儿生病，也没请过假。后来女儿去英国留学，一去就是九年，王爱华一次都没去看过女儿。她总是说，我做完这个手术，另一个又来了，后面都排满了队等着呢！

　　2010年，女儿回国后，在深圳工作，她也没怎么管过。可能是工作紧张，经常加班所致，女儿出现了低钾、低血糖等反应，几次打电话给王爱华，她都只是要女儿到就近的医院去诊疗，没有去陪她。王爱华也常常说，自己对家人亏欠太多了。好在她的丈夫也理解，家里面的事基本就由丈夫来承担。

　　总的来看，王爱华对患者和学生的关心比对自己家人的关心多得多。她对自己，则更为淡然。对她来说，除了工作，个人的衣食住行都不重要。她生活没什么要求，经常是剩饭剩菜，草草对付一下。王爱华又非常节约，中午打的饭，剩下的都不舍得扔，要留到下一餐吃。她不愿意把时间浪费在生活上面，情愿把时间放在工作上面。有时候到她家附近的老干所买点馒头，买点饼，一买就是几十个，这样可以吃好几天，有时候就加点咸菜，对付一下。

　　王爱华家住在人民路上，离医院较远，而且交通非常拥挤，但她上班极少迟到过。这一点让她的学生们都感到惭愧。学生们很多就住在医院，有时还是难免迟到。丈夫在家就送她，不在就打车，但经常打不到车，她就挤公交，一直保持艰苦朴素，兢兢业业。虽然她如此"不顾家"，但丈夫和女儿一直默默支持她的工作，做她坚强的后盾。

十一、坚信中医，中西并用

王爱华相信，中医附一肛肠科这十年能有如此大的发展，有一点很重要，那就是以中医为核心。

就肛肠科来说，中医治疗具有巨大的优势。王爱华认为，中医中药抗癌治癌，有许多西医西药不具备的优势。她在多年与肿瘤的斗争中，积累了不少的宝贵经验，这些方法，既可以延长患者的寿命，又可以使患者保持较高的生活质量。

比如有一位大肠癌患者，身体里的恶性肿瘤，已经发生肺转移、肝转移了。别的大医院都不敢收，说没药吃，且医生说最多能活两个月。后来这位患者找到王爱华，一直用中药治疗，后来患者存活了一年多，而且，患者的生活质量很好。

又有一位60多岁的女患者，也是癌细胞转移到肝、肺了，看过的医生也是说她只能活两个月。于是她儿子带她来找王爱华开中药，结果，她服用中药后病情有了极大的好转，经常上午解三四次大便，下午就能打麻将去了。这位患者后来也存活了一年多。

还有一位72岁高龄患者，已经做了化疗，局部疼痛，肛门已切除。伴发烧、有灼热感、疲乏、无力、食欲差、睡眠差。他后来也是吃了王爱华开的中药，感觉好了很多，于是就只服用王爱华开的中药，再没吃其他什么药物，也是多存活了一年半。这段时间里，他还先后去了四个地方旅游，快乐地度过了最后的时光。到最后的时候，家人建议他再去做化疗，被他拒绝了。他还说，当初同他一起做化疗的病友，比他年轻，都早走了。他能多存活这么久，很满足了。

还有一位84岁的直肠癌患者，每天大便十余次，并伴有出血。家人对这样一位耄耋老人，自然不希望再动手术，因为那样风险实在太大。王爱华通过检查之后，认为服用中药可以达到较好的效果，于是为他开中药治疗，并每隔半个月复诊，再根据病情的变化调整方药。坚持服用两年以后，便血慢慢就减少了，后来完全好了，排便也轻松了一些。

王爱华认为，肿瘤晚期患者，如果大刀阔斧地搞化疗、放疗，会严重影响存活时间和生活质量。很多观点认为中医能治好的只是个体，但凭王爱华多年的经验，她认为随着病案的增加，累积起来就不是个体了，就可以总结出一些可以遵循的规律。比如说溃疡性结肠炎，用中药之后，症状明显能控制好，而且副作用少，患者精神好，食欲好，复发率也低。西医强调的是数据，当然不是不要数据，但最终还是得看患者自己的感受，能吃能喝能睡才是王道。不能光看数据，有时数据是正常的，但患者站都站不起来了，那还有什么意义呢？所以，王爱华强调，事情要辩证地看，病情要辨证论治，这也是中医基本的思维方式。

王爱华说，对中医附一肛肠科来说，一定不要丢掉老本，要保持中医的特色。只要中医能治好病，又何愁患者不来投医呢？她还告诫年轻人要努力把中医学好，说她们那时候学得还不够，没有投入更多的精力去研究。特别是古人留下来的经方，要深刻地去总结分析。

十二、患者信赖，实至名归

"慈悲做人，智慧做事"是王爱华经常说的一句话。她又常说："世事岂能尽如人意，一生但求无愧于心。"在她近四十年的行医生涯中，她的确是这么做的。王爱华一心想着患者的安危和科室的发展，从没想过博取虚名。但因为医术高超、医德高尚，荣誉也随之而来。说到荣誉，当然不止奖状、证书，更重要的还是患者们由衷表达的赞誉。

在王爱华的办公室里，有两幅患者赠送的书法作品，分别是"医德仁心，福泽人民"和"高尚医德，高超医术"，都是患者亲手书写的。办公室太小，还有许多锦旗都没法挂，当时从老楼搬到新楼来时，整理出了半屋子的锦旗。

在肛肠科有一面墙，用来做意见栏，本意是要患者提意见，把对科室的医疗服务的感受写下来，用个小纸条贴在上面，可以不留名。结果上面很少有批评的声音，几乎全是感谢信。意见栏是定期一个月收集一次，每个月都收获满满。这些小纸条饱含着患者的心声，只有亲身体会才会有真实的感受，别人很难描绘。

比如，有一位益阳的肛窦炎患者，全国所有的大医院几乎都跑遍了，却仍然没治好。2007年，他曾来过附一，当时王爱华建议他做手术，但他不敢做手术。只是做了中药保留灌肠，过一段时间就回家了，回去一年后，还是不行。最后不得不回过头来，再次找到王爱华。王爱华精心检查之后，给他做了手术，术后很快就有好转，现在彻底好了。所以患者特别感激，写了一个长长的纸条感谢肛肠科的医生和护士，尤其是感谢王爱华。

还有一位肛瘘患者，四十多年前在武汉工作时，曾在当地医院使用"针疗法"治疗，但没见效，反而越来越痛，后来再也不敢进行手术了。王爱华给他做了一次手术之后，彻底痊愈了。患者便送来锦旗以表感谢。

另有一位八十多岁的老奶奶，给王爱华写了首情真意切的感谢诗。还有一个农村里的小男孩，也以他童稚的文笔，写了一首情意拳拳的诗表示感谢。

感谢信摘录：

王爱华治便秘，真神！

我是一名老便秘患者，症状是大便不干，有便意就是怎么也拉不出来，用尽全身气力，挤出一点点软便下来。因再无气力，到了肛门口的大便又缩回去了。消化内科各种检查结果正常，找不到便秘的病因。我的身体状况良好，70多岁，饭能吃几大碗（但不敢吃），能干重体力劳动。

便秘18年来，不知看过多少大医院、名专家，吃过多少药，试过多少秘方，效果都不佳。或住院后好了，一出院又不行。吃药能好一些，不吃又不行了。后来，一直靠泻药解决问题，痛苦不堪。多数医生用"三多"嘱咐我：多喝开水、多吃粗粮、多运动（但这三多对我不起任何作用）。个别医生直言，便秘是多种疾病的症状，是治不好的，调理一下算了。我也就失去了信心。

2012年，经人介绍，找到了中医附一肛肠科王爱华教授，她听了我的主诉，看了一下病历，做了一个简单的肛门检查（大约半个小时）。王教授就下了一个果断惊人的结论，说我的便秘是痔疮引起的。并形象地说，肛门内有块砖（内痔）堵塞，把这块砖挖出来，大便就通了（大意）。我听了之后觉得有点不可思议，心想：我的便秘就这么简单！我看了那么多大医院、名专家都没好！当时我不辞而别了。

时隔一年，我抱着试一试的心态，于2012年12月14日到该科做了内痔手术，手术的第三天奇迹出现了，大便正常了。直到今天一直正常，更奇怪的是，出院初期，我还注意饮食调养，到了后来什么都吃（包括辛辣刺激物），排便照样很正常。当然，我很难预料今后会怎么样，内痔可能还会复发，便秘还可能更严重。但是，我已经心满意足了。手术后两年半以来，我的心情从来没有那么舒畅过，回想十八年的便秘病史，见到吃的就很想吃，但不敢吃，见厕所就害怕，明知道泻药不能吃，但又没有办法，只好咬紧牙关一大把一大把的泻药往口里塞，越吃越多，越吃越难过。这都是因为那块"砖"，整整堵塞了我十八年，坑了我十八年，折磨了我十八年……短暂人生有几个十八年？

今天我写这封信的目的是：

第一，非常感谢王爱华教授和肛肠科全体医务人员，特别是负责我的杨赛医生，水平高、很热情、很乐观、很开心。你们干这一行是又苦、又累、又脏，我亲眼看到你们连一口饭都没咽下去，就去给患者洗肛门，掏大便。对于你们这种高尚的职业道德，我非常感动、非常敬佩，我们患者非常感激你们，我们向你们学习，向你们致敬！

第二，对和我情况一样的便秘病友提个醒。在消化内科各种检查正常，找不到病因的前提下，希望您们要去肛肠科看看，找王爱华教授看看，找肝胆科、心脑血管内科等与消化系统有关的科室看看。不要认为便秘只是消化内科的问题，只在胃肠上费尽脑汁找病因。

第三，对医生提个建议（可能是外行话），你们很内行，很辛苦，患者感激你们。但对于便秘问题，不要千篇一律来治疗。要因症而异、因人而异、因时而异，我去过很多大医院，基本治病的程序是：挂号、消化内科。化验：三大常规（血、尿、大便），钡餐排便造影、胃肠镜。治疗：吃药、吊水、洗肠、生物治疗、理疗针灸。预防：多喝开水、多吃粗粮、多运动。但都忽视了痔疮的问题。这也是王爱华教授给我第一次提出的问题。我也看了不少资料，只看到过便秘引发痔疮的报道，没有看到过痔疮引起便秘的报道。

患者：长沙市赤岗村军队离休退休干部休养所
王某
2016 年 5 月 10 日

类似的患者来信还有许多，每一篇都情真意切，王爱华有时被这些老人家的真情逗得开怀大笑。有一个八十多岁的老人家说，要不是王爱华的救命之恩，他早变成了一堆骨灰，他还说："假如有来生的话，我愿意变成一只您所宠爱的小动物，陪伴在您的身旁，在您工作之余，逗您开心，使您愉快，让您很快消除一天工作疲劳。"另一位患者对王爱华的平易近人、豪爽、热情和对患者高度负责的精神赞不绝口，对她的高超医术更是极尽褒扬，他伸着大拇指说："王主任，外科一把刀，大小手术靠主刀。"

第二部分　医论撷英

第一节　学术思想

一、中医肛肠病病因病机论述

　　中医对肛肠病的研究具有悠久历史，早在殷商时期的甲骨文中就有肛肠病的记载。西周时期的《山海经》在南山经与西山经中分别载有"虎蛟"和"栎"，食之可以"已痔"，最早提出了"痔"的病名。

　　中医文献对肛肠疾病最早的论述见于战国时期的《黄帝内经》，该书论述了肛肠的解剖、生理。如《灵枢·平人绝谷》和《灵枢·肠胃》记载了回肠（大肠）、广肠（直肠）的长度、大小和走向，《素问·灵兰秘典论》曰："大肠者，传道之官，变化出焉。"《素问·五脏别论》曰："魄门亦为五脏使，水谷不得久藏。"书中还论述了痔瘘便血、泄泻、肠澼、锐疽、赤绝、肠道肿瘤、息肉等肛肠疾病的病因、病理和临床表现。如《素问·生气通天论》曰："因而饱食，筋脉横解，肠澼为痔。"提出痔是由于筋脉和血管弛缓，血液瘀滞的见解。

　　汉代对肛肠病的认识有了新的发展。长沙马王堆汉墓出土的《五十二病方》中载有"牡痔""牝痔""脉痔""血痔""朐痔"（肛门瘙痒）、"巢者"（肛门瘘管）、"人州出"（脱肛）等肛肠病，并介绍了多种治疗方法，如治牡痔的结扎切除法，治瘘的牵引切除法，治牝痔的肛门探查术，以及熏痔法、熨痔法等。汉代的《神农本草经》提出了痔瘘、五痔、肠痔、疽痔、疮痔、脱肛、息肉等病名，载有治痔药物两种。晋代皇甫谧在《针灸甲乙经·足太阳脉动发下部痔脱肛第十二》中记载了肛肠病合并阴道、尿道瘘，介绍了针灸治疗痔、脱肛等方法。南北朝龚庆宣著《刘涓子鬼遗方》，论述了"充疽""赤施"等肛周痈疽的辨证施治，介绍了外敷药物治疗肛肠病的方法。唐代孙思邈著《备急千金要方》《千金翼方》，收载了数十首治疗肛肠疾病的方剂，介绍了熨痔、灸痔、灸脱肛等多种治法，其中已用具有腐蚀作用的灭瘢膏治疗痔疮，类似现在的枯痔疗法。宋代《太平圣惠方·卷六十·治痔肛边生鼠乳诸方》记载了含砒制剂治疗痔疮、肛瘘的方法，并载有"右用蜘蛛丝，缠系痔鼠乳头，不觉自落"的结扎方法，该书明确了痔、瘘为不同性质的疾病，将痔、瘘分节讨论，使肛瘘另立一病。元代朱丹溪在《丹溪心法·卷二·痔疮》中提出了"疗疮专以凉血为主""痔漏，凉大肠，宽大肠""脱肛属气热、气虚、血虚、血热"等观点，推动了中医肛肠病学的发展。明代陈实功在《外科正宗·卷三·痔疮论》中较全面地总结了前人的成果，对多种肛肠疾病进行了系统条理的讨论，发展了枯痔散、枯痔钉、挂线等治疗方法，并记载了结核性的肛瘘、肛门性病、砒中毒等病证的防治。清代《古今图书集成·医部全录》系统整理了历代文献，所收集治疗肛肠疾病的方法有内治、枯痔、结扎、熏法、熨帖、敷药、针灸、挂线、导引等十余种，收载的内服方剂有五百余首。

综上所述，祖国医学关于肛肠的解剖、生理、病理和肛肠病的辨证、治疗有着丰富的内容，形成了一个完整的体系，对肛肠病学的发展有重大的影响。

（一）外感六淫皆可致其病，但以风湿热燥居多

王氏在多年的临床诊疗中发现肛肠病的病因较多，外感六淫均可致病，但临床中以风、湿、热、燥邪气致病多见，这与古代医家及医籍中的记载较为相似。张仲景等医家对肛肠病的病因病理和辨证施治均有论述。《金匮要略·五脏风寒积聚病脉证并治》曰："小肠有寒者，其人下重便血；有热者，必痔。"《金匮要略·惊悸吐衄下血胸满瘀血病脉证治》曰："先便后血，此远血也，黄土汤主之……先血后便，此近血也，赤小豆当归散主之。"《兰室秘藏》曰："治痔疾若破谓之痔漏……是湿热风燥四气而合。"

外感六淫之气传里，俱可搏结肛门成痔，引起痔疮出血。如高秉钧在《疡科心得集》中提出："风寒暑湿热外邪所乘，皆可下血。"《证治要诀》曰："血清而色鲜者为肠风，热盛则迫血妄行，血不循经，则下溢而成便血。"则更明确说明了肠风下血的临床表现和热邪致病的病机转变。《灵枢·痈疽》云："寒邪客于经络之中则血泣，血泣则不通，不通则卫气归之，不得复反，故痈肿。寒气化为热，大热不止，热胜则肉腐，肉腐则为

脓。"又如《刘河间医学六书》云："风热不散，谷气留溢，传于下部，故令肛门肿满，结如梅李核，甚者及变而为瘘也。"指出了肛周脓肿、肛瘘是由感受外邪，入里化热，壅滞气血，而腐肉成脓、成瘘。《医宗金鉴·外科心法要诀·痈疽总论歌》曰："痈疽原是火毒生。"《医宗金鉴·外科心法要诀》曰："肛门围绕折纹破裂，便结者，火燥也。"扼要地指出了肛裂的病因。

六淫之中，尤以风湿热燥之邪所致肛肠病居多。《脉经》云："趺阳脉浮，必肠痔下血。肠炙下血，风热居多。"《医宗金鉴·外科心法要诀》云："痔疮形名亦多般，不外风湿燥热源。"并简明扼要地给出其发病特点，"如结肿胀闷成块者，湿盛也；结肿痛如火燎，二便闭者，大肠小肠热盛也；结肿多痒者，风盛也；肛门围绕，折纹破裂，便结者，火燥也。"《东垣十书》曰："善为病者，皆是湿热风燥四气所伤，而热为最多也。"而《灵枢·痈疽》云："营卫稽留于经脉之中，则血泣而不行，不行则卫气从之而不通，壅遏而不得行，故热。大热不止，热胜则肉腐，肉腐则为脓。"则更加强调了"热"在肛痈病机演变中处于中心环节。《素问病机气宜保命集·痔漏论》中论述了治痔之法"当泻三焦火热"。

（二）湿邪在肛肠病机演变中尤为重要

王氏认为六淫之邪致病皆可发于下部，而湿邪更甚，其特性为阴邪、重浊、黏滞、趋下，发病特点为困脾阳、阻中焦、伤下体，容易引起大便不爽、溏泄、肛周潮湿、湿疹，肛漏分泌物多、病程缠绵等。因此，湿邪在肛肠的病因病机演变中尤为重要，古今均有论述。

湿邪分内外，肛肠疾病，以内湿为主，因饮食不节，损伤脾胃，湿从内生，湿与热邪搏结，聚内而发。张从正在《儒门事亲》中指出："若无湿终不成疾……治湿法而治之。"强调了湿在肛肠病中的重要性。《疡科心得集》云："盖肛门为足太阳膀胱经所主。是经为湿热所聚之腑，此处生痈，每由于酒色中伤，湿浊不化，气不流行者多。"指出了湿热蕴阻肛门，气血凝滞，热胜肉腐而成肛周脓肿。清代叶天士在《临证指南医案》中指出："痔疮下血，湿热居多。"清代陈士铎所著《洞天奥旨》云："痔疮生于谷道肛门之边，乃五脏七腑受湿热之毒而生者也……虽痔之形状甚多，而犯湿热则一也。"《医门补要·医法补要·痔疮》曰："湿热下注大肠，从肛门先发小疙瘩，渐大溃脓，内通大肠，日久难敛，或愈月余又溃。"

《诸病源候论·瘘病诸候》曰："但瘘病之先，或因寒暑不调，故血气壅结所作；或由饮食乖节，狼鼠之精，入于腑脏；毒流经脉，变化而生，皆能使血脉结聚寒热相交，久则成脓而溃漏也。"均明确提出了湿邪致病的突出地位。湿性重浊，常先伤于下，故肛门疾病因湿邪发病者较多。

（三）阴阳失衡、脏腑本虚是发病的内因

王氏认为肛肠病的发病不仅是外因致病，内因也很多见，其中阴阳失衡、脏腑本虚与肛肠病的发生有着重要的关系。如肠道功能性疾病的发生与肺、大肠、脾、肝、肾等脏腑的功能失调密切相关，肠道肿瘤的发生与肺、大肠、脾、肾等脏腑的虚损及阴阳失衡关系密切，在古今的医籍中也多有记载。

元代朱丹溪所著《丹溪心法》云："痔者皆因脏腑本虚，外伤风湿，内蕴热毒……以致气血下坠，结聚肛门，宿滞不散，而冲突为痔也。"宋代《太平圣惠方·卷第六十·治痔肛边生鼠乳诸方》曰："夫痔肛边生鼠乳者，由人脏腑风虚，内有积热，不得宣泄。"阐明了脏腑虚弱是本，多种致病因素致病为标，共同发病于肛门形成痔。

《素问·五脏别论》曰："夫胃、大肠、小肠、三焦、膀胱，此五者，天气之所生也，气象天，故泻而不藏，此受五脏浊气，名曰传化之府。此不能久留，输泻者也。魄门亦为五脏使，水谷不得久藏……六腑者，传化物而不藏，故实而不能满也。所以然者，水谷入口，则胃实而肠虚；食下，则肠实而胃虚。故曰实而不满，满而不实也。"大肠、肛门具有接受浊物、排泄糟粕、吸收水分、分泌津液、调节和控制排便的功能，气血充盛、脏腑的升降调摄功能正常，才能较好地维持魄门的约束作用。

肺主气，司呼吸，与大肠相表里。肺气宣发肃降功能与大肠正常传导输送密切相关。肺伤则气耗，肺气虚，肺失清肃，津液不能下达肠道，大肠失濡养，传导乏力，出现便秘。若肺阴亏损，痰热蕴结，下迫肛门，导致肛肠痈疽、肿瘤等。若素有肺热，往往致大肠不利而肛门生疮或痔。或肺气壅滞而失于肃降，大肠津液亏乏、燥热内结，便结难解，久则可见便血、痔疾、脱肛等。

脾主运化升清，为后天之本，气血生化之源，与大肠传导相关。脾主升清，胃主降浊，为气机升降的枢纽，气机升降有序，则肛门启闭正常。脾主统血，若脾的统摄功能失常，则血溢脉外，出现便血。清代沈明宗在

《金匮要略编注》中提出："五脏六腑之血，全赖脾气统摄。"即是此意。脾气虚，中气下陷，易出现脱肛。脾伤湿聚，湿热互结于内，下注肛门，热盛肉腐，则可发为肛门痈疽。

肝主疏泄，调畅气机，魄门功能正常，有赖于人体气机升降出入，疏通畅达。肝失疏泄，横逆犯脾，伤及脾胃，肝失条达，肝气郁结，化火伤阴，阴虚内热，气血失和，筋脉失养，则魄门挛缩，排便不利。叶天士云："肝病必犯土，是侮之所胜也，克脾则腹胀，便或溏或不爽。"可见肝气郁结，肝失疏泄，肝气横逆犯脾，可使大肠传导失司。通降功能失调是功能性肠病的根本原因，故本病虽病位在肠，实病因在肝、脾。由于肝失条达，疏泄失职，乘脾犯胃，气机不畅，升降失调，则见腹痛、腹胀、胸闷、嗳气少食、泻后气机暂畅、泻后痛减。

（四）后天调摄失衡在肛肠疾病的发生、发展中占重要地位

王氏认为肛肠病的发生与后天调摄失衡密切相关，其也是肛肠病反复发作的重要因素，如不能较好调控，容易导致肛肠病的进一步发展。因此，王氏在临床治疗中十分重视患者的饮食、情志、生活习惯等的调节。后天调摄失衡包括劳逸过度、房事不节、七情内伤、饮食失调等方面。

劳逸过度会导致肛门局部气滞血瘀或中气下陷，容易诱发肛门疾病，如明代陈实功在《外科正宗·卷三·痔疮论》中指出："夫痔者乃素积湿热，过食炙煿，或因久坐而血脉不行……以及担轻负重，竭力远行，气血纵横，经络交错……以致浊气瘀血流注肛门，俱能发痔。"

饮食不节与肛肠疾病的关系，历代医家均有大量的论述，如《素问·痹论》曰："饮食自倍，肠胃乃伤。"《素问·生气通天论》云："因而饱食，筋脉横解，肠澼为痔。"明代窦汉卿在《疮疡经验全书》中指出："多由饮食不节，醉饱无时，恣意肥腻，胡椒辛辣……任情醉饱，不避严寒酷暑，或久坐湿地，恣意耽看，久忍大便，遂致阴阳失和，关格壅塞，风热下冲，乃生五痔。"故饮食不节是引起痔疮的主要致病原因之一。过食肥腻，饮酒无度，恣食辛辣刺激性食品，也必然引起肠腑脉络充盈扩张，使血气纵横，经络交错，流注肛门而成痔。

饮酒与房劳对本病的危害，历代医家则均有明确详述。如《太平圣惠方》云："夫酒痔者，由人饮酒过度，伤于脾胃之所成也，夫酒性酷热而有大毒，酒毒渍于脏腑，使血脉充溢，积热不散，攻壅大肠，故令下血。"

再如《外科正宗》云:"酒色过度,肠胃受伤,以至浊气瘀血流注于肛门,俱能发痔。"《医宗金鉴·外科心法要诀》认为痔的成因"总不外乎醉饱入房,筋脉横解,精气脱泄,热毒乘虚下注"。《医方类聚》云:"或醉饱入房,精气脱泄,热毒乘虚下注或淫极入房,致伤膀胱和肝肾筋脉。盖膀胱筋脉抵腰络肾贯臀,走肝环前后阴,故痔乃筋脉病也。"《诸病源候论》云:"诸痔皆由伤风,房室不慎,醉饱合阴阳,致劳扰血气,而筋脉横溢,渗漏肠间,冲发下部。"房劳过度必伤元气,耗伤肾精,湿热之邪乘虚下注,可致痔出血、肛瘘、脱肛等。

便秘是发生痔疾的重要原因之一,如《诸病源候论》中指出久忍大便不出,可引起痔,妊娠、分娩及月经不调也是发病原因之一。《外科理例》曰:"妇人因经后伤冷,月事伤风,余血在心经,血流于大肠……又有产后用力太过而痔者。"《洞天奥旨》云:"偏漏者,肛门之外生孔窍……世人治法,多用刀针、挂线,益增疼痛,反耗气血。若不节食、断色,未有能生之者。"以上都指出了后天调摄失衡对本病的影响。

二、肛肠疾病辨证与辨病相结合,强调内外结合治疗

"辨病与辨证相结合"是中西医结合诊断治疗学的概念,这一独特的疾病诊疗思路最能发挥出中西医优势互补的特点。王氏在肛肠疾病的诊疗过程中擅长运用辨病与辨证相结合的临床诊疗思维,利用中医和西医在治疗手段上的优势互补,以提高肛肠疾病的治疗效果。

王氏熟读中医经典,能熟练运用中医"整体观念""辨证论治"等临床思维,将整体辨证与局部辨证相结合,结合现代医学,结合解剖、生理、病理以分析疾病的发生、发展,通过辨病与辨证的有机结合、外治与内治的无缝对接,迅速确定病症,有效地给予治疗方法,能快速达到效果。

(一)强调整体观念

整体观念是中医学的核心精髓,王氏从事肛肠疾病临床工作四十余年,强调在中医整体观的指导下进行辨证论治,注重患病机体整体与局部相结合、机体与外部环境相结合,注重辨病与辨证相结合,注重外治与内治相结合、扶正与祛邪相结合。王氏特别指出,在肛肠外科疾病的外治手

术中，同样强调以整体观为指导，重视"微创"与"精细化"，重点保护手术部位形态及功能的完整性。

中医外科手术疗法历史悠久，源远流长，是中华各族人民长期与疾病作斗争的经验总结，是中医学的重要组成部分之一。从古至今，有关外科手术的记载有很多。纵观中医学的发展过程，中医外科手术曾经一度走在世界的前列，但是，随着儒、释、道三教合流所形成的"理学"走向主导地位，手术、解剖等中医外科技术被视为旁门左道。到清末，政治腐败，闭关锁国，科学文化因循守旧，医学趋于严重保守，外科技术发展受到空前的制约。到19世纪中叶，现代外科手术在原有解剖学的基础上，先后解决了消毒、麻醉、止血三大难题，使外科手术取得了突飞猛进的发展，与中医外科手术水平形成了巨大的差距。这导致了目前世人普遍认为手术属西医，与中医无关。王氏认为，手术是处理局部病灶的重要手段，是中医外治法之一，是在中医整体观念指导下的一种重要的局部治疗方法，是中医外治技术的进步，是中医扶正祛邪治法在中医外科中的具体体现，恢复人体正常形态、恢复人体受损功能即"扶正"，去除病灶即"祛邪。"

中医整体观认为人体是一个有机的整体，构成人体的各组成部分，在物质代谢上是相互联系的，在形态结构上是不可分割的，在生理功能上是相互协调的，在病理变化上是互为影响的，牵一发而动全身。以此理论为指导，王氏在长期的临床工作中，不断总结、改良和创新手术方法，力求微创，在治愈疾病的同时，最大限度地保护患者肛门功能、形态的完整性。例如注射疗法修复难愈性肛瘘内口创面、小 V 形切口分段治疗环状混合痔、肛门内括约肌侧切术治疗陈旧性肛裂等手术，与传统术式做对比研究发现，这些治疗方法及术式不仅切口、创伤小，而且更多地保留了患者的肛管皮肤和齿线附近的微观感受器，肛门外形恢复良好，肛门形态的完整性、患者的精细控便能力均可得到保留。

（二）强调辨病与辨证相结合

辨病论治可以理解为辨识疾病生理、病理变化的规律，施以相应治疗的方法。而辨证论治可针对疾病的不同阶段，施以不同的治法，是灵活的、针对性强的治疗方法。二者的有机结合，可保持中医药的特色，摆脱临床上依赖西医理论和诊断结果，并且可以对无症状的隐匿性疾病及早发现并施以治疗，以提高中医在临床上的使用率和有效率。在中医整体观指导下的辨证论治是中医学的特色和优势，王氏临证强调辨证论治，辨证注重整体辨证与局部辨证相结合、辨病与辨证相结合，治疗强调内治与外治相结合、祛邪与扶正相结合。

王氏强调，"有诸内必形诸外"，"治外必本诸内"，临床辨证时，既要重视全身脏腑、经络、气血功能失调在疾病发病中的作用，又要注意局部病变对全身脏腑、经络、气血的影响，整体与局部辨证并重。如肛痈的辨证，除遵循八纲辨证和脏腑、经络、气血等辨证方法外，还需结合局部肿、痛、脓、溃烂及溃疡形色等特征进行辨证。如大肠癌，除必须了解患者的各脏腑气血的功能失调状态等全身情况外，同时，也要详细掌握局部肿瘤情况，如肿瘤大小、质地、活动度等，以便考虑治疗方案。如肺结核活动期或糖尿病等引起的继发性肛痈、漏疮等疾病，正是"有诸内必形诸外"的典型表现，此类情形更能体现整体与局部辨证相结合的重要性。痔的辨证，除了对疾病局部的辨病之外，还要进行整体辨证，以更好地进行治疗。

辨证论治是中医的"灵魂"，只有准确把握疾病的证才能把握疾病的当前本质，才能在临床中取得较好的疗效，但是患者的病情往往变化多端，证只能反映一时的疾病本质，不能反映疾病的全过程。临床辨证与辨病相结合，治疗用药会更有针对性。大部分肛肠疾病都需手术治疗，术前术后疾病的邪正盛衰随着手术方式、患者体质的差异等的不同，均会有不同的表现，临床需辨证与辨病相结合，重视个体差异，因病、因证、因人而治。

辨病的目的是认识和掌握疾病的现象、本质及其发生发展的规律，辨证偏重于疾病的外在表现的归纳综合，而非对疾病内涵的病理生理分析，王氏在临证中主张先辨病，以利于了解疾病的病因及疾病发展变化的规律，使治疗更有针对性。

王氏对辨病主张中西结合，中医和西医是两套医学体系，西医对疾病的认识着眼于微观，以解剖、生理、病理为基础，对疾病的研究已深入到器官、组织、细胞及分子水平，因此在明确诊断方面有着独特的优势。中医着眼于宏观，是在系统论指导下的整体医学，强调天人合一，人与自然的和谐，阴平阳秘，注重平衡协调，重视人体功能状态，优势在于宏观地认识疾病，强调个体差异，着眼于具体的患者及其生活环境，全面分析疾病的病邪性质和邪正盛衰状况。其不足是缺少利用科学手段对疾病内涵进行病理生理分析。王氏主张充分利用现代化的诊疗手段，对患者进行病因、病理、生化、免疫、影像等客观征象的检查分析，尽早明确诊断。

王氏主张辨证论治与辨病选药相结合。王氏认为，中医和西医是两种站在不同角度和层次把握人体健康的医学，具有等同的科学价值，有很强的互补性，临床上以两者相结合，取长补短，可达到更好的诊疗效果。王氏在临床遣方用药时，除了以中医传统理论为指导，采用中医的望、闻、问、切四诊手段对疾病进行辨证论治外，对某些疾病，往往还结合辨病，根据疾病的基本病理和中药传统药性与现代药理学来遣方用药。如治疗慢性溃疡性结肠炎时，除了辨证施治外，还以电子结肠镜检查为补充依据，如肠黏膜的溃疡的大小与数量、出血点的多少等，以此选用具有改善肠黏膜血液循环、消除炎症细胞浸润、促进黏膜修复、防止组织异常增生等作用的活血祛瘀药，如三七、黄连、白及、白芷等。辨证论治与辨病选药相结合绝不是按照西医的诊断来选用中药治疗，而是立足于中医的理论，遵循中医的整体观念和辨证论治原则，吸收西医对病因、病理的认识，按君、臣、佐、使的组方配伍原则来选药组方，以弥补中医对疾病诊疗判断缺乏定量的不足之处。

（三）强调外治与内治相结合

王氏主张治疗肛肠外科疾病要从中医整体观出发，以外治为主，内治与外治相结合。外治法是运用药物和手术，或配合一定的器械等，直接作用于患者体表某部或病变部位以达到治疗目的的一种治疗方法。常用的外治法有药物疗法、手术疗法和其他疗法（如引流法、垫棉法、针灸法、熏法、溻渍法、冷冻疗法、激光疗法等）。肛肠外科疾病的最大特点是有较明显的局部症状和体征，在治疗疾病时重视局部辨证，重视外治。正如《医学源流论》所说："外科之法，最重外治。"清代吴尚先所著《理瀹骈文》提出外治"能补内治之不及"。如肛漏、陈旧性肛裂、肛周脓肿、大肠息肉等疾病，首选手术治疗。

王氏临床常用外治方法，不独手术，还有中药熏洗、中药保留灌肠、药膏外敷、中药内服等，其中部分经验方已制成院内制剂，并在中医附一进行临床常规使用，如肛肠术后熏洗的参黄洗液，术后换药用的熊胆消痔灵、象皮生肌膏、槐榆通便合剂等。虽然临床以手术、熏洗、膏药治疗之法众多，精彩纷呈，但王氏临证又每每不忘外病内治，内外结合，相得益彰。在"重视外治,内治与外治相结合"这一学术思想的指导下,王氏对痔、瘘、裂等肛肠科常见外科疾病的临床治疗均已形成一系列的综合治疗方案,并已在病房施行,通过临床观察,患者的愈合时间、住院时间均可缩短,术后并发症减轻,为患者减轻了痛苦。如肛瘘患者,经辨证论治给予内服汤药,外治法除手术外,还结合术后中药熏洗、中药换药、针灸治疗、穴位贴敷、艾灸、局部红外线疗法等。

三、肠道疾病强调脏腑辨证

(一)脏腑辨证

脏腑辨证是中医诊断疾病、辨识证候极为重要的方法之一。王氏认为脏腑辨证不仅是内科诊断疾病的基础,也可直接指导临床其他各科的诊断治疗工作。为了提高辨证质量、促进中医诊疗工作的开展,进一步探讨脏腑辨证的思维过程是十分必要的。由于疾病的发生发展具有诸多变化,因而疾病症状的表现也是千变万化的。在某一疾病的临床表现中,常见由一个或者几个症状构成疾病的中心环节,此即为"主症"。把握住"主症",围绕它进行分析认识,就能掌握疾病的本质。脏腑辨证主要包括确定病位和辨明疾病性质。

确定病位,即对患者疾病确定其病所、病位的过程。这是中医临床辨证论治的一个根本问题。若在辨证过程中不能确定其病位,则对疾病的诊断治疗均无从谈起,即使治疗也只能是无的放矢,不会收到满意的效果。疾病的定位是以藏象学说为物质基础,依据疾病主要症状表现,来判断其在何脏、何腑。具体来说是根据脏腑归属部位、功能特点、体征的特点,以及脏腑与病因、体型、体质、年龄、性别、发病史等方面的关系来综合定位。

辨明疾病性质,即所谓"疾病定性",是判断证候的阴阳、虚实、寒热等属性的过程。这也是腑脏辨证的重要环节。如果在辨证中不能对疾病的性质加以确定,那么即使已确定了病位,也不能指导诊断和治疗。如病位在大肠,还要辨明其属虚、属实、属热、属寒,才能对证候做出具体的判断。因此,在辨病位的同时还要对疾病的性质加以确定,将两者有机结合起来,才有利于对疾病做出正确辨证。

（二）泄泻与脏腑辨证

泄泻是常见肠胃疾病之一，其发生与脏腑功能的异常有十分重要的联系，要深入了解泄泻发生的机制及对泄泻进行正确的治疗，必须首先了解泄泻与各脏腑的关系。《症因脉治·泄泻论·附诸贤论》曰："脾主制水，饮食伤脾，则不能运化水谷而成泄泻。肾主闭藏，色欲伤肾，则失封闭之权而成泻。肝主施泄，恼怒伤肝，则木能克土，而彰施泄之令。三者皆令泄泻，然肝肾二经不恒见，惟脾家泄泻者为多。"虽然众多医家皆认为脾是影响泄泻的关键脏腑，但其他如胃、肾、肝、肺等脏腑对泄泻的影响也不可忽视。

王氏认为，脾胃虚弱是泄泻发生的关键和基础。如李中梓虽认同《黄帝内经》关于泄泻是因风、湿、热、寒、脾虚下陷所致的阐述，同时又强调假如脾强则泄无以作、认为脾虚是导致泄泻的关键。他在《医宗必读》中提出："脾土强者，自能胜湿，无湿则不泄……若土虚不能制湿，则风寒与热皆得干之而为病。"张景岳认为胃为水谷之海，而脾主运化，脾健胃和，则水谷腐熟，化气化血以行营卫，若饮食失节，起居不时，则脾胃受伤，水反为湿，谷反为滞，精华之气不能输化，而致合污下降，发为泄泻。故《景岳全书·杂病谟·泄泻》曰："泄泻之本，无不由脾胃。"《古今医鉴·泄泻》曰："脾胃为水谷之海，或为生冷之所伤，或为暑湿风寒之所感，脾胃停滞，以致阑门清浊不分，发注于下，而为泄泻也。"有的医家还对其临床表现进行了描述，如《素问·脏气法时论》曰："脾病者……虚则腹满肠鸣，飧泄，食不化。"《医碥·泄泻》曰："有脾虚不能受食，食毕即肠鸣腹满，必泻出所食方快，不食则无事，名脾泻。"

王氏认为，不仅脾虚可引起泄泻，脾寒和脾热同样可以引起泄泻，如《笔花医镜·脏腑证治》曰："脾虚者，右关脉必细软，其症为呕吐，为泄泻……脾寒之症，右关必沉迟，唇舌必白，其症为呕吐，为泄泻……脾热之症，右关必数，舌苔薄而黄，唇赤，其症为热吐，为流涎，为洞泄。"而三者的治疗也各不相同，脾虚者用五味异功散加木香，脾寒者用六君子汤加炮姜，脾热者用四苓散加益元散。另外，脾阴不足亦可导致泄泻的发生，如唐容川在《血证论·男女异同论》中提出："重脾胃者，但知补脾阳，而不知滋脾阴。脾阳不足，水谷固不化，脾阴不足，水谷仍不化也。"

王氏认为，虽然泄泻与脾胃的关系最为密切，但与肾的关系也不可忽略。如《仁斋直指方》云："人皆以泄为脾恙，而不知肾病有泄焉。"肾阳虚常可引起五更泻及久泄，五更泻又名肾泻，如《医碥·泄泻》曰："每天明时泻一二次，名肾泻。"

关于为何在五更时发生泄泻，《张氏医通·泄泻》云："五更泻，是肾虚失其闭藏之职也。《经》曰：肾司开阖，肾开窍于二阴。可见肾不但治小便，而大便之开阖，皆肾操权也。今肾既衰，则命门之火熄而水独治，故令人水泻不止。其泻每在五更，天将明时，必洞泄二三次，以肾旺于亥子五更之时，故特甚也。惟八味丸以补其阴，则肾中之水火既济，而开阖之权得宜。"

关于五更泻（肾泻）的临床表现，《笔花医镜·脏腑证治》云："肾之寒，肾之虚也，脉左右尺必迟沉，其症为命门火衰，为不欲食，为鸡鸣泄泻……鸡鸣泄泻者，肾虚也，加味七神散主之。"张景岳认为久泻与肾虚的关系十分密切，如《景岳全书·杂病谟·泄泻》曰："久泻无火，多因脾肾之虚寒也。"临床治疗多用四神丸合附子理中汤，或参苓白术散加金匮肾气丸。

此外，肾气虚，固摄无权，也可导致泄泻。如《冯氏锦囊秘录》曰："若（肝）肾气实，则能约束不泻，虚则失职而无杳固之权矣。"

王氏认为，脾、肾虽是泄泻的两个重要病变之脏，但肝脾和肝肾之间的关系十分密切，因此，在研究泄泻时，不能忽视肝对脾肾两脏的作用。脾虚肝克致泄泻，从五行生克关系来看，肝属木，脾属土，两者之间存在相克关系。生理情况下，肝与脾的相克关系表现为两者之间克而互用、相辅相成的平衡协调关系。一方面，脾的运化健旺有赖于肝的疏泄功能的正常，因脾为阴土，其性壅滞，滞则易郁，必须借助肝木的疏泄条达之性才不致阴凝壅滞，才可维持纳运升降、化气生血的功能。另一方面，肝也需脾土的水谷精微之气来供养，脾土健旺，则生血有源，肝血充足，肝有所藏则肝性柔和条达，才能保持升发条达之性，方能助脾运化。病理情况下，脾气虚则肝之化源病，疏泄不及，横逆乘脾，脾气虚弱，运化失常则易出现泄泻。

王氏认为，泄泻之由肝者必以脾虚为前提，如《景岳全书·杂病谟·泄泻》曰："凡遇怒气便作泄泻者，必先以怒时挟食，致伤脾胃，故但有所犯，即随触而发，此肝脾二脏之病也。盖以肝木克土，脾气受伤而然。"肝克脾引起的泄泻往往为痛泻，其辨证要点为胸胁胀闷，郁怒或情绪紧张时易发作，泻必腹痛，泻后痛减，肠鸣，苔白，脉弦或缓。另外还可出现肠鸣、腹胀、吞酸呕苦、食少不饥等兼夹症。治疗可用痛泻要方，明代吴崑在注释痛泻要方时说："泻责之脾，痛责之肝，肝责之实，脾责之虚，脾虚肝实故令痛泻。是方也，炒术所以健脾，炒芍所以泻肝，炒陈所以醒脾，防风所以散肝。"

肺与大肠通过经络络属有相表里的关系，肺为脏，主气，有宣发、肃降及通调水道的功能；大肠为腑，有传化糟粕的功能。肺气的宣降有助于大肠传化功能的正常发挥，同时肺对津液有输布、调节作用，可维持肠内津液的平衡，保证大肠传化功能的正常。《中西汇通医经精义·脏腑之官》曰："大肠之所以能传导者，以其为肺之腑。肺气下达，故能传导。"由于肺与大肠存在如此紧密的联系，因此，肺脏病变常可导致大肠传导功能的异常。《医宗必读》曰："泻皆成于湿。"而湿又有外湿、内湿之分，因"肺主皮毛"，外感邪气由皮毛传入，常内传入肺，而出现肺病症状，日久则内传入里，使脾胃运化失常，引起泄泻。由于这种泄泻由表证引起，还需从表解之，即逆流挽舟之法，如《儒门事亲》曰："设若飧泄不止，日夜无度，完谷下出，发汗可也。"即是通过发汗解表、宣肺散邪之法，使表卫之邪随汗而解，方用藿香正气散合玉屏风散。

王氏认为，肺燥也可以引起泄泻，因肺与大肠相表里，燥邪犯肺，则肺热移于大肠而致泄泻。如《医学从众录》曰："感秋金燥气，始则咳嗽，久则往来寒热，泄泻无度……有似虚寒，而不知肺中热无可宣，急奔大肠……以至利泻无度也。"《医学传灯·泄泻》曰："又有肺燥作泻者，人所不知。秋伤于燥，内热咳嗽，肺中之火无处可宣，传于大肠，故令作泻。宜用清金润燥汤。润肺兼润其肠，则泄泻自止。若误认脾虚，而用温补，非徒无益，又害其肺也。治者详之。"

大肠的功能为传导，小肠的功能为泌别清浊，大肠、小肠与泄泻的关系十分密切。如《古今医鉴·泄泻》曰："夫泄泻者，注下之症也，盖大肠为传送之官，脾胃为水谷之海，或为生冷之所伤，或为暑湿风寒之所感，脾胃停滞，以致阑门清浊不分，发注于下，而为泄泻也。"《素问·举痛论》曰："寒气客于小肠，小肠不得成聚，故后泄腹痛矣。"

此外，膀胱与泄泻的关系也不容忽视，如《笔花医镜·脏腑证治》曰："膀胱者，州都之官。津液藏焉，气化则能出矣。然肾气足则化，肾气不足则不化。气不化，则水归大肠而为泄泻。"

四、重视脾胃，以健脾祛湿、温肾疏肝为治疗大法，并重视情志调理

（一）重视顾护脾胃

脾胃为气血生化之源，后天之本。如《素问·灵兰秘典论》云："脾胃者，仓廪之官，五味出焉。"《素问·玉机真脏论》云："脾脉者土也，孤脏以灌四旁者也……五脏者，皆禀气于胃。胃者，五脏之本也。"《素问·厥论》云："脾主为胃行其津液者也。"《素问·经脉别论》云："食气入胃，散精于肝，淫气于筋。食气入胃，浊气归心，淫精于脉……饮入于胃，游溢精气，上输于脾；脾气散精，上归于肺；通调水道，下输膀胱。水精四布，五经并行。"

脾胃为脏腑气机之转枢。朱丹溪所著《格致余论》曰："脾具坤静之德，而有乾健之运，故能使心肺之阳降，肾肝之阴升，而成天地之交泰，是为无病之人。"

脾胃为脏腑之护卫。《灵枢·本脏》云："脾坚脏安难伤。"张介宾解释说："卫者，脏腑之护卫也。"

王氏在临床辨证论治中遵循"人以脾胃为本""百病皆由脾胃生"的原则，从理、法、方、药，处处以脾胃为本，或健脾养胃，扶正以祛邪，或祛邪而不伤脾胃，诸般治法均顾及脾胃。尤其在肛肠危重症、慢性病及疑难杂症的诊治中，王氏非常重视顾护胃气，强调"存一分胃气，便得一分生机"。王氏认为临床治病，药石攻伐之时，常常是正邪两伤，倘若邪衰而正虚，患者总见病程缠绵，临证用药不仅内科疾患如此，肛肠外科疾病亦不例外，不论是攻是补，顾护脾胃是第一原则。脾气健旺，则生化有源，人体正气得充，抗邪有力，顽疾得除。故补益脾胃若施之得法，每奏奇功，非内科独擅之法也，肛肠外科也应首顾脾胃。

王氏临证用药多以补脾护胃，调中消滞为法，多用太子参、黄芪、白术、茯苓、薏苡仁、山药等健脾益气除湿，山楂、神曲、麦芽消食导滞，半夏、砂仁和胃。祛邪方中，或配大枣、炙甘草等护胃药物，以益气和中，顾护脾胃，使祛邪不伤正，又无恋邪之弊，集祛邪与扶正为一体。又如在苦寒祛邪法治肠炎方中，加甘温升清之品以健脾和胃，升清而不伤胃气，祛寒而不致留邪。

　　李东垣认为，胃为卫之本，脾为营之源。卫气的功能是"温分肉，充皮肤，肥腠理，司开合"。胃气不足，卫外不固，外邪易侵，发生外感，必然内闭九窍而不通利，外壅肌肉而身疼痛，无汗恶寒或汗出恶风。《素问·经脉别论》云："食气入胃，浊气归心……饮入于胃，游溢精气，上输于脾，脾气散精，上归于肺。"说明从饮食所摄取的精微物质经脾胃上输到心、肺，从而滋养调和五脏六腑。如果脾胃虚弱，营养物质不能被运化吸收，脏腑得不到滋养调和，则机体抵抗力下降，易受外邪。脾胃为气血生化之源，气血是维持人体生命活动的物质基础，五脏六腑、四肢百骸无不赖以濡养。气血旺盛，精气充足而神采奕奕；气血不足，阳衰于外，阴虚于内，必然形萎神衰。饮食传入胃肠化营养而为血。血以养气，气充血行，津液四布，精神活动自然生长旺盛。如果气血紊乱，营卫失调，脾胃生理功能就会遭受损害而发生病变。

　　王氏认为进入胃中的饮食，经过脾的运化后，其精气上输到肺中；肺主通调水道，又为津液布散之上源，而送达膀胱；饮食进入胃中，经脾的运化，散精气于肝，由肝将精气送到全身经络；饮食进入胃，经脾的运化，将精气送于心，又心主血脉，将精气送于脉，由脉入经，全身气血汇归于肺；肺朝百脉，输精气于体表以滋养皮毛，皮毛、脉络（孙络、络脉）的精气流入经脉，由经脉注于膻中。

　　综上所述，机体的生理活动都是脾禀气于胃而营运气血的生理活动，都需要通过"输精于脾"，才能营养全身，才能不断地推动机体的新陈代谢，故称脾为"生化之源"。

（二）以健脾祛湿、温肾疏肝为治疗大法

　　王氏认为脾气有统摄大肠的作用，如脾阳虚弱，则湿邪内聚，大肠传导无力，常见腹胀、便溏或久泻、久痢；脾阴不足，大肠津液缺乏，常见便秘或排便不畅。脾主统血，脾健能维持正常的血流量，使肠黏膜得到充分的营养物质，发挥其正常的传导功能。如溃疡性结肠炎缓解期，脓血便、隐痛、里急后重等主症基本消失，症见腹泻，黏液血便，久泻不愈，腹痛隐隐，腹胀肠鸣，食减纳呆，舌淡苔白，脉沉细等，运用健脾祛湿法治疗，选方如参苓白术散等，药用黄芪、党参、炒白术、炒薏苡仁、山药、茯苓、藿香等；形寒久泻不愈者用益智仁、补骨脂、巴戟天等；抑郁心烦、胁胀、完谷不化，痛则泄泻者用醋柴胡、醋香附、白芍、当归等。

（三）重视情志调理

人的精神状态受情志因素的直接影响。情志舒畅、精神愉快，则气体畅通，气血调和，脏腑功能协调，正气旺盛；若情志不畅、精神抑郁，则可使气机逆乱，阴阳气血失调，脏腑功能失常，正气减弱。王氏常说，随着人们生活水平的提高，生活节奏加快，工作压力加大，就诊的肠炎、便秘、腹泻、肿瘤等患者，常需考虑情志因素。对于久病、慢性病、疑难重症患者，久治不愈，疾病本身亦多使其烦恼，亦需注意调节患者情志，用药时可加疏肝理气之品。而对于住院手术患者，术前因对手术或多或少存在惧怕心理，加上术后伤口疼痛，或水肿等并发症，或饮食排便习惯的改变等均会使患者情绪波动，在治疗上，除进行心理疏导外，处方用药也需顾及疏肝解郁。

五、肠道恶性疾病，扶正祛邪贯穿始终

大肠癌是最常见的恶性肿瘤之一，在世界范围内发病率居于恶性肿瘤的第三位，中医学认为本病属于"锁肛痔""肠覃""癥瘕""下痢"范畴。古代医家对大肠癌病因病机的认识主要有饮食因素、起居不节、感受外邪、先天因素、情志因素等几个方面。现代医家结合古今认识及临床经验，总结出大肠癌的病因病机理论，主要有气滞血瘀学说、热毒学说、湿聚学说、正虚学说等。

王氏认为，大肠癌是整体属虚、局部属实的全身疾病的局部反应。她认为在各种致病因素的作用下，机体阴阳失调，脏腑、经络、气血功能障碍，而成正虚，机体功能受损，引起病理产物结聚而发生肿瘤，所以癌症的根本病机是正气亏虚，毒瘀互结。此观点与古代医家对于肿瘤发病的理解如出一辙，如古人所言"夫众病积聚，皆起于虚"，"正气存内，邪不可干"等。基于对肿瘤病机的认识，王氏提出以扶正祛邪为主的治疗原则，在此基础上，结合活血化瘀、清热解毒、软坚散结等多种治法，辨病与辨证相结合以治疗大肠恶性肿瘤。临床实践表明，王氏治法疗效显著，可明显提高患者的生命期限，并提高其生活质量。

（一）扶正固本是治疗肿瘤的基础

王氏认为肿瘤的发病与脏腑功能失调、正气虚弱有关，脏腑功能失调

以脾肾虚损为主，尤其在肿瘤的晚期，脾肾亏虚是疾病的本质所在。古人认为凡脾肾不足及虚弱失调之人，多有积聚之病。王氏主张防治肿瘤应从温脾养肾入手，把健脾益肾作为扶正固本的核心。肾为先天之本，脾胃为后天之本，人体营养精微的补充，全身水液代谢的平衡，气机的升降以及气血的充盈均与之有着密切关系。脾肾健，则气血调，气血充，机体的抗邪能力提高，有利于病体的康复。

王氏指出扶正培本大法的确立，不应仅仅局限于使用补益药，还应根据患者的具体病情和治疗阶段，合理地运用"补""调""和""益"等方法。在健脾益肾的同时，把调节和恢复人体阴阳、气血、脏腑、经络功能的平衡稳定作为主要目标。

"补"法，适用于气血亏耗，阴伤精少的肿瘤患者，本着"形不足者，温之以气；精不足者，补之以味"的原则予以治疗。气虚，以玉屏风散为主方，益气固表。血虚，以四物汤为主方，补气生血。阴虚，以沙参麦冬汤为主方，养阴生津。脾弱，多以六君子汤为主方，健脾化湿。肾亏，以地黄饮子为主方，补肾填精；偏阳虚者加补骨脂、枸杞子等温肾助阳；偏阴虚者加知母、天冬等滋阴养肾。

"调"法，适用于气机升降不利，气血郁滞不通的肿瘤患者，古人云："气血冲和，百病不生，一有怫郁，百病生焉。"故治疗疾病当注重条达气血，王氏多以佛手、陈皮、大腹皮、香附、枳壳、紫苏叶、鸡血藤、赤芍等理气活血，恢复气血运行；并常与"补"法配合运用，达到补而不滞、补而不腻、疏补同调的目的。

"和"法，用于脾胃不和，肝脾不和的患者，大肠癌术后以及经放化疗等手段治疗后的患者，常出现脾胃不和、肝脾不和的症状。王氏运用健脾和胃、疏肝健脾、调和肝脾等方法使各脏腑恢复正常生理功能，从而达到"和"的动态平衡状态。王氏多以半夏泻心汤和逍遥散为主方加减治疗，因脾、胃、肝三脏不和，多伴气机不畅，故"和"法常与"调"法和"补"法配合使用。

"益"法，主要用于辅佐"补"法，以增强扶正的力量来改善患者"虚"的症状，尤其患者在放化疗后出现骨髓抑制，肾精亏耗时，多用此法益气养血，益精填髓。古人云："善补阴者，阳中求阴；善补阳者，阴中求阳。"化疗后的患者出现骨髓抑制，气血亏耗，严重者不易恢复，影响后续治疗，单纯的"补"法常难以奏效。王氏针对气虚明显者，用药多在补气的基础上，佐以阿胶、当归、熟地黄、白芍等养血之品；针对血虚明显者，多在养血的基础上，佐以黄芪、党参、人参等益气之品。因肾为先天之本，主骨、生髓、藏精，髓充精盛，则气血生化无穷，故王氏在益气养血的基础上，加干地黄、菟丝子、黄精、灵芝、枸杞子等益精填髓，再配以益气养血之法，以恢复机体功能。

（二）祛除"癌邪"是治疗肿瘤的关键

王氏认为癌邪为病，缠绵胶着，不仅耗伤正气，更易流散，蔓延多个脏腑，损害机体，甚则危及生命；同时"癌邪"形成之后，阻碍经络气血运行，进而导致血瘀、气滞、痰结、湿聚、热结、毒蕴等，与正气亏耗互为因果，因此应根据病位、病性、病势的不同，有针对性地祛除"癌邪"，才能减缓或截断肿瘤病程的进展。王氏祛除"癌邪"的治法治则，是将活血化瘀法、清热解毒法及软坚散结法灵活地与扶正培本法配比组合，应用于肿瘤的中医治疗中。

1. 活血化瘀法

肿瘤为慢性疾病，古人有"久病多瘀""久病入络"之说，可见血脉瘀阻与肿瘤有密切联系，故王氏认为，活血化瘀法是祛除"癌邪"的重要方法，运用时当审慎辨证，依据患者瘀血程度的轻重，灵活用药，瘀血较重者，选用莪术、穿山甲、乳香、没药等；瘀血较轻者，选用鸡血藤、赤芍、郁金、丹参等；瘀血伴出血者，选用三七，使其止血不留瘀。

2. 清热解毒法

热毒蕴结可形成肿瘤，肿瘤自身也可生热生毒。王氏根据患者病情的进展及主要症状，以选择恰当的清热解毒中药，如热象较重者，予金银花、野菊花、半枝莲等；兼中焦气机不利者，予土茯苓、蒲公英等；伴肝功异常者，予白花蛇舌草、水红花子等，不仅可改善患者的不适症状，而且对控制肿瘤的发展也有较好的疗效。

3. 软坚散结法

中医学认为，肿瘤的结块多因痰湿凝聚而成。王氏主张采用软坚散结法化之、软之、消之、散之，不仅可以抑制肿瘤细胞生长，还可以减轻癌瘤组织周围的水肿，改善症状，临证常用药有山慈菇、半夏、夏枯草、浙贝母、桃仁、瓜蒌仁等。因此法与清热解毒治法所用中药多为耗气败胃之品，过量长期使用，易产生累积毒性，更损伤胃气，故王氏常配以健脾和胃中药予以牵制，且服用一段时间后更换所用抗癌药物，一则防其日久伤胃，再则防其日久"耐药"。

（三）注重扶正与的祛邪关系

王氏临证重视邪正消长关系，分清主次矛盾，辨明用药时机配合相应的治则治法，巧妙调整扶正培本法与祛除"癌邪"的药物配伍，做到"祛邪不伤正，扶正不留邪"。辨清主次矛盾，即明确扶正与祛邪的相互关系，在正虚为主要矛盾时，采用扶正为主、祛邪为辅；在邪盛为主要矛盾时，则采用祛邪为主、扶正为辅的治疗原则。具体而言，即在肿瘤稳定或缓解期，攻补兼施，综合运用扶正祛邪的方法以稳定瘤体，控制复发、转移；当肿瘤处于进展期，加强攻邪力度，以祛邪为主，兼以扶正，最大限度地抑制肿瘤发展，同时注意祛邪而不伤正；肿瘤晚期患者多正气已虚，当以扶正培本为主，辅以祛邪，以提高患者生活质量为主要目的。总之，运用扶正祛邪法，既要符合攻补兼施的原则，又要紧扣肿瘤之病因病机，扶正不忘攻邪，祛邪不可伤正。

六、肛肠疾病重视围手术期处理

肛肠疾病的外科治疗方法较多，其中手术是其重要的治疗手段。围手术期是围绕手术的一个全过程，从病人决定接受手术治疗开始，到手术治疗直至基本康复，包含手术前、手术中及手术后的一段时间。围手术期的正确处理为手术治疗肛肠疾病提供了有力的保障，为术后的康复奠定了基础。因此王氏在肛肠手术治疗上十分重视"围手术期"的处理，具体表现在以下三个方面。

（一）术前准备充分很重要

1. 术前的检查要完善

应全面了解病史，做好全身的体格检查及肛肠专科检查，结合患者的既往病史，做相应的实验室检查，如血常规、尿常规、粪便常规、血型、肝肾功能、空腹血糖、出凝血时间、胸片及心电图等。如合并内科疾病则要做相应的检查，如心肌酶谱、肺功能、电解质、随机血糖检查等，在术前应积极地纠正到最佳状态。根据患者的病情还需要做相应的专科实验检查，如高位复杂性肛瘘患者需要检查盆腔 MRI、直肠腔内超声；便秘患者要做电子结肠镜、结肠传输试验、排粪造影、肛门直肠测压等检查以便于疾病的分型；炎性肠病患者要做电子结肠镜、钡灌肠、病理检查等。

2. 术前要进行常规的心理评估

手术是一种有创伤的治疗，许多患者因为对手术的恐惧而拖延就诊时间，导致耽误病情，有效的心理评估、及时的心理疏导对患者来说十分重要。其不但可以增加患者的依从性，对医患矛盾的预防也能起到积极的作用。因此，王氏十分重视患者的心理，每次手术前都要跟患者进行充分沟通，她会详细地给患者讲解病情，经常使用一些通俗易懂的话语进行表达，使患者对自己的病情有所了解。她还会告诉患者疾病的治疗方法及其手术的必要性、危险性、可能发生的术后并发症及其预后，其透彻地讲解让患者很快消除了对手术治疗的恐惧，紧张、焦虑的情绪也随之消失。在术后的治疗过程中，王氏会经常来到患者的病床前，给患者讲解术后常见的问题及处理方法，让患者对治疗有可预期性，不会因为"无知"而经查搜索网页，成为"百度"患者，不会因为"无知"而盲目相信病友或亲属，而产生不必要的恐慌。许多经过她治疗的患者，都会为她的细心沟通而折服。

3. 术前的生理准备不可少

不少患者有排便习惯不好，或因为恐惧而睡眠不佳，甚至有些女性患者会出现月经失调等情况。王氏会在术前的谈话中叮嘱患者，让其保持心情舒畅，同时，要求患者养成良好排便习惯及作息规律，让患者术前少喝水，以免术后尿潴留的发生。不少患者因为她的劝导，养成了良好的生活习惯。

4. 术前的专科准备要充分

患者在术前的专科准备有饮食、肠道、术区、药物等几个方面。

饮食上，王氏要求患者尽量正常饮食，术前的晚餐可以少量流质饮食，并应根据麻醉的需要进行有效的禁食禁饮。有些患者担心术后排便疼痛等情况，术前一天就开始少量或不进食，这样很容易导致术后疲劳综合征的出现，如术后低血糖、术后疼痛敏感、术后疲劳、术后多汗等情况的发生，这样不利于术后的康复。因此，王氏不厌其烦地跟患者讲解术前饮食调理的重要性。

充分的肠道准备是十分重要的，可为手术的进行及术后的康复奠定基础。王氏要求患者术前 2 小时之前要进行结肠透析，清洁肠道的水温以 37℃为宜，使用的灌肠管道以软管为佳，大小同吸痰管。这样可以将残留在乙状结肠内的粪便有效地排空，患者在术中也不会因为肠道牵拉导致粪便流出。这样术区的清洁有了保障，术后短期内也不会因为排便对术区过早地污染，可减少术区感染概率，减少了术后出血、疼痛、水肿等并发症的发生。

术区的备皮也是必不可少的，因为不少患者的肛周毛发浓密，如果不能有效地备皮，不利于术后伤口的愈合。

术前根据患者的情况给予一定的镇静药物，如地西泮、苯巴比妥等，有利于患者的情绪稳定，更利于手术的开展。

（二）术后一般处理不可少

肛肠疾病的术后处理正确与否直接关系到手术效果的好坏，正确的处理可以促使伤口早日愈合，并可减少术后并发症的发生。

1. 饮食要合理

术后根据麻醉的需要限制饮食，术后当天就要适当地进易消化的流质饮食，特别是在术后第一次下床活动或排小便前必须进少量饮食，并且要求患者在床旁先坐一会儿，待无头晕、出大汗等情况发生后再进行活动或排小便，不少患者就是因为没有进食导致排小便时出现晕厥或低血糖反应。术后三天内以全流质饮食为主，逐步恢复正常饮食，治疗期间忌食辛辣、刺激性食物。少数患者因病情需要，须控制术后排便，应予以禁食，给予必要的静脉营养支持。

2. 活动要适度

肛肠疾病术后要适度卧床休息，但是适度活动也是很有必要的，如术后早期的房内活动，以患者无不适和对伤口无刺激为度。如果术后不活动会导致肠道的蠕动缓慢，导致排便规律打乱，容易出现便秘，不利于术后伤口恢复。术后的 7～12 天为肛肠疾病结扎线脱落的时间，禁止剧烈活动，以免结扎线或吻合钉脱落而导致大出血。

3. 二便要规律

术后要鼓励患者适度喝水，如术后尿潴留时要少饮水，嘱患者精神放松，对小腹部进行按摩、热敷、艾灸等治疗，有利于小便排出。术后当天及术后第一天尽量控制排便，术后第二天可以排便，如患者排便恐惧或术前就有便秘病史，术后第一天可给予促排便的中药口服，术后第二天始予以清洁灌肠，避免排便时干硬粪便对伤口的冲击。

4. 中医治疗很重要

肛肠疾病术后创面容易污染，可导致疼痛、创面出血、创面水肿、创面愈合缓慢。术后根据创面的感染情况给予抗生素治疗，还可以根据辨证论治予以中药口服，早期以清热解毒类中药为主，中期以祛腐生肌类中药为主，后期以生肌收口类中药为主。

肛肠疾病术后的中药熏洗坐浴十分重要，根据伤口的恢复情况，使用针对性的中药溶液，通过蒸汽和水温对肛门进行加热，不仅有局部清洁作用，且中药直达病所，有利于局部的吸收，对术后局部感染、分泌物多、创面腐败组织多、切口水肿等有良好的治疗效果。

中药换药是促进肛肠疾病术后创面愈合最有效的方法之一，王氏认为中药换药的要点在于伤口局部的清洁及创面药物的选择与应用。根据术后伤口的不同，换药时要轻柔，选用的消毒棉球要大小适中，从肛门没有伤口的一边进入，从创面处轻轻地擦出，忌暴力操作，应减少患者对换药的恐惧。中药选择也是有讲究的，在创面的早期使用清热解毒、消炎止痛的中药外敷，如九华膏等；在创面的中后期使用祛腐生肌收口的中药，如象皮生肌膏等。

（三）术后并发症要预防

手术治疗是治疗肛肠疾病的有效措施，但术后易出现感染、水肿、疼痛、术后再出血、尿潴留等并发症，不仅直接影响到患者的手术治疗效果，也严重影响到患者的生活质量。王氏认为术后并发症的预防为手术的开展提供了有力保障，故她总结出大量预防术后并发症的方法，在临床中的得到广泛的推广与应用。

1. 术后感染

通常情况下，肛肠手术患者术后发生感染的主要原因是局部处理不妥当，消毒不严格。针对这些原因，王氏指出肛肠科临床医师要加强无菌观念，应严格执行无菌操作，并在术后常规坐浴后及时为患者进行创面换药。同时，合理应用抗生素也能够有效预防或降低感染。如果发现肛周继发感染，要及时用药控制或切开引流，不可耽误治疗。

2. 术后水肿

（1）常见原因

术后肛缘水肿是肛肠术后常见并发症，肛缘水肿的常见原因有：

①局部麻醉过浅、药量过多，引起皮下水分潴留，因药物刺激，导致局部循环障碍，组织液渗出过多，从而引起水肿；

②麻醉效果不满意，括约肌不松弛，影响血液及淋巴回流，进而引起水肿；

③肛缘的静脉剥离不干净，内括约肌部分结扎，影响回流所致；

④术后排便不畅，频繁蹲便，肛周静脉回流障碍所致；

⑤术后伤口感染等所致。

（2）防治方法

王氏针对以上原因制定了较为详细的防治方法：

①麻醉方法要正确，选择从3、6、9点进针，注药前要回抽，不要将药液注入血管，在皮下用药要适当；

②肛缘静脉要充分剥离，皮桥要充分预留，避免因排便而导致皮桥断裂，致使水肿发生；

③术后要早期关注患者的排便情况，及时用通便的药物，避免对肛门的刺激；

④术后要常规坐浴与换药，合理应用抗感染药物，预防感染。

3. 术后疼痛

肛肠病术后疼痛与局部解剖特点有关，肛门部神经丰富，对疼痛刺激极为敏锐。手术损伤内外括约肌，会引起"损伤→疼痛→括约肌痉挛→加剧疼痛"的恶性循环。

（1）引起疼痛的原因主要有：

①手术对局部组织不同程度的损伤；

②术后创面暴露，神经受到外界刺激；

③术后肛周水肿或局部感染；

④术后肛门内填塞过多过紧，内括约肌痉挛性收缩；

⑤排便对伤口的刺激；

⑥术后瘢痕压迫神经，引发持续性疼痛。

（2）王氏根据以上原因，在术前、术中及术后及时采取适当措施，可减少患者的疼痛，从而达到微创的效果。其具体的防治方法有：

①手术切口设计准确，手术采用小切口方式，操作精细，保护正常组织，可减少创面及瘢痕形成，减轻疼痛，避免后遗疼痛症状；

②及早给予通便合剂，保持大便顺畅，减少排便对创面的二次损伤；

③排便后采用坐浴、红外线治疗、中药换药等，将术后疼痛降到最低。

4. 术后出血

术后再出血通常是由肛门收缩导致，患者每次出血量≥30mL时，即可诊断为术后再出血。术后再出血的全身因素有全身性疾病，如高血压、门静脉高压、再生障碍性贫血、凝血功能障碍性疾病等。局部因素有手术操作不当、术中止血不彻底、结扎不紧、残端余留过短、继发感染或组织坏死等。

针对这些因素，王氏在临床中总结了大量的防治方法：

①术前检查充分，积极治疗全身性的疾病，使其控制在手术要求范围内，术后要使用止血药物；

②术中操作要仔细，止血要彻底，不留隐患；

③根据术中情况，考虑患者术后有出血的可能，要求患者进一段时间的全流质营养饮食，控制排便，降低排便诱发出血的概率；

④术后换药、清洁灌肠要轻柔，不可暴力操作，避免导致结扎线提前脱落或伤口擦伤出血；

⑤术后出血时要给患者及时的安慰与解释，以得到患者的配合，及时检查，找到出血原因，进行针对性的治疗；

⑥根据术后出血情况予以止血药物、补充血容量，对出血点进行局部压迫、缝扎止血等。

5. 术后尿潴留

多由术后创伤和剧烈疼痛刺激通过神经反射引起排尿中枢兴奋与抑制失调，使膀胱逼尿肌和尿道内括约肌之间正常制约作用发生紊乱，逼尿肌由持续痉挛状态转为继发性的弛张状态，尿道内括约肌继续痉挛所致。术中及术后的输液量多也是引起尿潴留的重要原因之一。

预防术后尿潴留的主要方法有：

①术前做好患者的思想工作，解除其紧张情绪；

②术前排空膀胱；

③选择有效的麻醉；

④限制液体量，控制在安全范围内的最少量；

⑤手术操作细致，减少组织损伤；

⑥术后直肠内填塞不要太紧；

⑦术前有泌尿系统疾病，如前列腺增生等，应在术前进行相应的治疗。

第二节　临证心得

一、从"脾、肾"论治溃疡性结肠炎

溃疡性结肠炎是一种病因未明的结肠黏膜炎症。多为慢性发病过程，患者病情轻重不一，以腹泻、脓血或黏液便、腹痛、里急后重为主要症状。病程迁延，症状反复。病理改变主要限于结肠黏膜，反复发作可累及黏膜下层、肌层。发炎重者可有糜烂、溃疡。病变以直肠及远端结肠受累为主，有时遍及整个结肠，并有多种肠外并发症，其结肠癌、直肠癌的发病率显著高于一般人群。

近年来随着人们生活水平的提高，饮食结构及社会节奏、生活方式的改变，溃疡性结肠炎的发病率不论在国内和国外都有逐年增长的趋势，引起了医学界的广泛重视。现代医学对本病的病因与发病机制尚未完全明确，有免疫、精神、遗传、感染、过敏等多种学说，故在治疗上多采用抗生素、免疫抑制剂、激素及其他对症治疗，甚至采用外科手术切除病变等，但疗效均不理想，且副作用较大。由于治愈难度大，复发率较高，并与结肠癌的发病存在一定的关系，已被世界卫生组织列为现代难治病之一，受到医学界的普遍重视，也成为当前中医药界在消化领域所关注的热点问题。近年来中医药治疗溃疡性结肠炎取得了很大的进展，实践证明，中医药具有疗效确切、不良反应少、安全持久等独特优势，显示出中医药治疗溃疡性结肠炎的广阔前景。

（一）中医学对溃疡性结肠炎的认识

溃疡性结肠炎是现代医学病名，中医学无溃疡性结肠炎的名称，但根据其腹痛、腹泻、里急后重、黏液脓血便的临床特点，可归属中医学"肠澼""肠风""久痢""休息痢""大瘕泄"等范畴。

中医早在《内经》中就有关于"肠澼""肠风"的论述，如《素问·太阴阳明论》云："食饮不节，起居不时者，阴受之。阳受之则入六腑，阴受之则入五脏……入五脏则膜满闭塞，下为飧泄，久为肠澼。"指出了食饮不节，起居失常，导致脾胃功能损伤，而脾胃虚弱是发病的关键所在。《难经·五十七难》对于溃疡性结肠炎的症状记载为："大瘕泄者，里急后重，数至圊而不能便，茎中痛。"隋代巢元方在《诸病源候论·痢病诸候》中将"休息痢"作为病名首次提出，"休息痢者，胃脘有停饮，饮痢积久……肠胃虚弱易为冷热，其饮气或动或静，故其痢乍发乍止，谓之休息痢也。""由脾虚大肠虚弱，风邪乘之，则泄痢虚损不复，遂连滞涉引岁月，则为久痢也。"《景岳全书》中记载："凡内经有言飧泻者，有言濡泻者，皆泄泻也，也有言肠澼者，即下痢也……泻由水谷不分，出于中焦，痢由脂血伤败，病在下焦。""泄泻之本，无不由于脾胃。"由此可见，历代医家多认为食饮不节，均可导致脾肾亏虚而发本病。而《素问·生气通天论》云："是以春伤于风，邪气留连，乃为洞泄。"《古今医鉴》曰："夫泄泻者，脾胃为饮食生冷之所伤，或为暑湿风之所感，脾胃停滞，而为泄泻也。"说明感受外邪，尤以感受湿热之邪，留连肠胃之间与气血搏结则化为脓血，若痰浊内生则化为黏液混于肠间，症见赤白下痢。

清代医家林佩琴编著的《类证治裁·痢症》对于该病的描述则较为详细，"症由胃腑湿蒸热壅，致气血凝结，夹糟粕积滞，进入大小肠，倾刮脂液化脓血下注。"张锡纯认为本病初起由于湿热邪毒瘀滞肠道，阻滞脉络，损伤营血，血败肉腐，渐至脾肾亏虚，且湿热之邪留恋不去而使病情反复。张锡纯曰："热毒侵入肠中肌肤，久至溃烂，亦犹汤火伤人肌肤至溃烂也……肠中脂膜腐败，由腐败而至于腐烂，是以纯下血水杂以脂膜，即所谓肠溃疡也。"

综上所述，中医认为本病多因先天禀赋不足、外感时邪、饮食不节、情志内伤等所致。发病初期，因外感湿邪，饮食不节或禀赋不足，以致湿热蕴结大肠，肠道气机不畅，传化失常，或湿热熏灼肠道，热盛肉腐，络破血溢，症见腹痛腹泻，里急后重，下痢脓血。病情迁延日久，反复发作，伤气耗血，正虚邪恋，形成虚实夹杂证。其虚为脾肾亏虚，实为湿热留恋，肠络瘀阻。病证日久不愈，或年老体弱，或失治，或治疗不彻底，则正气大伤，化源不足，脾肾气血俱亏，脾气下陷，肾阳虚衰。

（二）脾肾虚损是溃疡性结肠炎发病及其进展的病理基础

王氏在临床治疗中发现脾肾亏虚是非特异性溃疡性结肠炎发生与发展的重要病因及病理基础。众所周知，脾为"后天之本"，主运化，一则化生气血，二则统摄气血。胃主受纳水谷，脾运胃纳相互依赖，一升一降相反相成。脾虚失运则六腑诸症丛生，尤以水谷不化、气血失调为主。脾虚则湿胜，湿胜则濡泄。《景岳全书·杂证谟·泄泻》曰："泄泻之本，无不由脾胃。"《素问·阴阳应象大论》曰："清气在下，则生飧泄。"《素问·脏气法时论》云："脾病者……虚则腹满肠鸣，飧泄食不化。"《脾胃论》曰："内伤饮食，外感病邪，使太阴阳明受病，脾阳受病则脾机不运，升降反常……腹胀泄泻。"脾胃居中焦，禀运化转输、受纳腐熟之职，具有升清降浊之功能。感受湿邪、劳倦、久病耗伤皆可损伤脾气，致使脾胃运化失常，升清降浊失司，水谷不化精微，湿浊内生，下注于肠，而致泄泻。

肾为"先天之本"，一身元阴元阳之根本，人体五脏六腑之阳皆由肾阳来温养，人体五脏六腑之阴皆由肾阴来滋润。肾藏先天之精，所化生的先天之气是人体之气的根本，肾气对各脏的气机升降具有促进作用，为气机升降之源头。肾开窍于二阴，大肠的传导功能依赖于肾阳的温煦、气化及肾阴的滋润、濡养，魄门的开启还得益于肾气的固摄作用。《医贯·泻利并大便不通论》云："大便之能开复能闭者，肾操权也。"《素问·至真要大论》亦云："诸厥固泄，皆属于下。"

溃疡性结肠炎多呈慢性过程，发作期与缓解期交替出现，迁延反复。王九峰认为，病初责之在肠胃，继则在脾，久则入肾，此由表传里之概也。肾阳不足，气化无权，可致关闭不密，则大便下泄，或肾虚水泛，土不制水而反为所克，湿困脾土，是故久泄不愈。《景岳全书·杂证谟·泄泻》曰："肾为胃关，开窍于二阴，所以二便之开闭，皆肾脏之所主，今肾中阳气不足，则命门火衰，而阴寒独盛，故于子丑五更之后，当阳气未复，阴气盛极之时，即令人洞泄不止也。"临床表现为腹部冷痛、下利清谷、腰膝酸冷、五更泄泻等。腹泻日久伤及肾阴，肾精不足不能封藏固摄，则大便失禁，久泄滑脱，阴愈伤则泄欲加，缠绵难愈。《杂病广要》云："真阴虚则水邪胜，水气内溢，必渍脾而为泄泻。"临床表现为腰膝酸软、眩晕耳鸣、盗汗、失眠、消瘦、潮热、五心烦热等。

脾为阴土，得阳始运，脾之运化，有赖于肾阳之温煦，才能正常发挥运化水谷和水湿的功能，即"脾阳根于肾阳"。肾为胃之关，开窍于二阴，所以二便之开闭，皆肾脏之所主，肾为先天之本，小肠的分清别浊、大肠对水液的吸收及传导，受肾气化之主宰。肾为先天之本，脾为后天之本，二者存在先后天相互滋养的关系。命门之火能帮助脾胃腐熟水谷，助肠胃消化吸收，正所谓"釜内之热在灶薪，脾阳之根在命门"。而肾精也需要脾所运化水谷精微的补充，二者生理上相互促进。又如《仁斋直指方》所说："人皆以泄为脾羔，而不知肾病有泄焉。肾泄何如？曰：腹痛无定处，似痢非痢，骨弱面焦，脚下时冷者是也。"肾泄者，下元失守，根基动摇，命门不能援，则大肠不能固，小肠不能化，欲止泻而泻不止，说明脾肾在病理上互相影响。

综上所述，本病发生多因先天禀赋不足、外感湿邪、饮食不节、悲郁忧思、劳倦过度、久病耗伤等引起，致使脾失健运，升清降浊失司，水谷精微不布，变作水湿，清浊不分，下注于肠，而致泄泻。若脾虚生湿，湿蕴热积于肠，日久热盛肉腐，肉溃成疡，损伤血络，络破血溢，化为脓血。若久虚伤及脾肾之阳，寒从中生，水湿不化，下泄或凝结于肠，可致便泻黏液白冻、脘腹冷痛、身倦乏力等症状。若气血生化不足，则见面色萎黄、头晕、气短、消瘦等；运化无力可见完谷不化；久泻或素体阴虚者，则进而伤及脾肾之阴。故王氏认为本病的关键是脾肾亏虚，其病位在大肠，涉及的脏器为脾、肝、肾，脾肾亏虚在发病及病变过程中起重要作用，并贯穿疾病的始终。脾肾两虚为本，而湿浊、热毒、瘀血诸邪可相互兼夹为患，为病之标。

（三）现代医学对"脾虚、肾虚"的认识

现代研究表明，脾虚患者不但表现为消化系统功能减退，胃肠动力异常，而且还存在胃肠道黏膜保护性屏障作用减退，胃肠道激素水平紊乱，肠神经系统功能紊乱等现象。国内学者进一步研究证实，"脾虚证"在一定程度上会出现胃肠损害的病理变化，具体表现为胃肠组织上皮细胞表面微绒毛、细胞膜、连接复合体的破坏，细胞内颗粒、线粒体、内质网等细胞器的损害。故而此类研究也为脾气虚证的发生提供了细胞学基础。亦有人研究表明，脾虚泄泻与血清微量元素变化以及胃动素（MOT）、前列腺

素 E（PGE）的含量有关，MOT 能影响胃及肠道的蠕动。脾虚程度越重，血清中锌、铁含量越低，铜含量越高。临床脾虚见症有纳差、腹胀、腹泻等，而 MOT 不足时，与脾失健运在临床表现方面有许多共同之处。PGE 可使肠蠕动加强，可抑制肠腔中水和电解质的吸收，脾虚时由于肠组织合成和释放 PGE_2 增多，促使大肠运动亢进，导致脾虚泄泻。

现代医学研究亦表明，溃疡性结肠炎发生时肠黏膜的水肿、溃疡均与脾肾的功能失调有很大关系，证实脾肾功能失调是溃疡性结肠炎发病的中心环节。肠镜所见肠黏膜水肿的病理改变，实际就是脾失运化，湿聚水生的一种病理过程；脾虚发病，运化失常，组织失养及水湿内停，内溢组织器官，就会导致水肿发生。这与现代医学所说的血管活性物质（如组胺等）致毛细血管通透性增加及肠道疾患致蛋白质吸收障碍所引起的血浆胶体渗透压降低所致的组织水肿相类似；同时现代医学解释肠黏膜溃疡是因感染或自身免疫反应，导致肠腺隐窝中性粒细胞浸润伴有腺上皮细胞变性坏死形成脓肿，溃破后出现溃疡，恰与中医所说的"脾阳受病，不能为胃行其津液，经脉气血不能充分输布，肠黏膜得不到滋养，而造成局部缺血，防御功能削弱，久之病气入侵，气血瘀滞，疮疡乃成"相吻合。以上病理和临床实验表明，溃疡性结肠炎的发病与中医学的脾虚有着密切的关系。

现代医学研究表明，溃疡性结肠炎与遗传、免疫失调有关，遗传基因的缺陷，肠黏膜屏障的破坏，免疫反应的放大导致了溃疡性结肠炎的发生。遗传因素即与中医所说肾为人体先天之本，决定人之禀赋相合。肾主骨生髓，而骨髓是免疫活动细胞的主要源泉。肾阳虚证与免疫功能密切相关，现代大量文献提供了这方面的根据，这与溃疡性结肠炎复发机制相吻合。肾阳虚证患者表现为从细胞免疫到体液免疫及补体水平的下降，而运用补肾健脾方药可通过提高免疫力、抑制胃肠平滑肌痉挛、镇痛、促进胃肠功能、抗菌及改善自主神经功能和酶的释放来改善溃疡性结肠炎的病情。

（四）健脾益气为本病的基本治则

王氏通过长期对溃疡性结肠炎的临床观察及中西药治疗对比研究，认为补肾健脾是本病的基本治则，所以治疗时补肾健脾应贯穿始终。本病不只是结肠局部的疾病，而是一种全身性疾病，常反复发作，疾病过程中有发作期、间歇发作期和缓解期。

急性发作期或活动期，当急则治其标。因其病机以湿热内蕴为主，湿热为标，脾肾气虚为本。湿热毒邪不清，脾虚难复，故当清热利湿为主，健脾止泻为辅。

间歇发作期以虚实错杂为主，其病机乃脾虚湿热留恋，寒热虚实矛盾交错，临床以湿热停滞、脾肾两虚证多见。治疗应标本兼治，既补益脾肾，又要祛除湿热瘀毒，同时注意调理气血，所谓"行血则便脓自愈，调气则后重自除"。

缓解期以脾肾两虚为本，阳衰湿困瘀阻为标。久泻伤脾，由脾及肾。故当健脾温肾，辅以祛湿化瘀，方可正盛邪却，疾病向愈。

无论是急性发作期还是正虚邪恋期、缓解期，脾肾亏虚的病机一直存在，因此，邪盛正衰，治疗需标本同治，视病情可将补肾健脾、燥湿清肠等法熔于一炉，以平为期；若邪尽正虚，扶正固本不可过早，以免关门留寇。针对本病的各个不同阶段，在脾肾两虚的基本病机基础上，往往还夹杂有湿热蕴结、脾虚湿盛、气滞血瘀、阴血亏虚等证，故在治法上除了以补肾健脾为总的治则外，还需要兼顾清热利湿、健脾渗湿、活血化瘀、养阴和血之法。

王氏在对溃疡性结肠炎辨证论治时，十分重视脾肾两虚的这一基本病机，故处方用药时重用补肾健脾药，如黄芪、枸杞子、白术、党参等。在针灸及敷贴方面也着重以补益脾肾为主。经长期的临床经验，总结了治疗溃疡性结肠炎疗效确切的方剂——芪杞固本汤。其方药组成为：黄芪20g，枸杞子20g，党参20g，白术15g，鸡内金10g，麦芽15g，湘曲15g，白头翁20g，秦皮15g，黄连6g，木香10g，白芷10g，防风10g，槐花炭10g，当归10g，白及10g。

该方中以黄芪、枸杞子作为君药，黄芪性微温，味甘，具有健脾益气，敛疮生肌的作用，为补气和疮家圣药；枸杞子性平味甘，具有补肾培元的作用，民间即有"君行千里，莫食枸杞"的名言，两药合用，分别滋养人之先后天，起到固本培元的作用；党参、白术助黄芪健脾益气，燥湿和中，为臣药；佐使药：鸡内金、麦芽、湘曲健脾消食；白头翁、秦皮、黄连从"痢"论治，清热解毒排脓，凉血止痢，敛疮生肌；木香、白芷、防风、当归、槐花炭、白及调理气血，即所谓"行血则便脓自愈，调气则后重自除"。诸药合用共奏固本培元，清热燥湿，行气活血，敛疮生肌之功效。全方以健脾益肾为主，兼顾清热燥湿，行气活血，敛疮生肌，是以扶正祛邪，标本兼顾，且内服与灌肠相结合，彰显中医药之优势，使脾健肾固，正气复原，湿热除，瘀毒祛，苛疾向愈。

值得一提的是，在临床研究中发现，芪杞固本汤具有显著的免疫调节作用，能明显促进局部病变恢复，且暂未发现不良反应。进行动物实验时发现，该方能够明显提高血清中 IL－1 和 TNF－α 的水平，这也从临床和动物实验方面为该方的有效性提供了依据。

在临床治疗过程中，以芪杞固本汤为基本方，结合疾病不同时期夹杂的不同病机特点予以化裁，采用煎服及保留灌肠的方式，或者配合结肠宁保留灌肠，再配合针灸疗法，经辨证施针，以达到调节脏腑功能，提高自身免疫功能，该疗法包括针刺法、艾灸法、耳穴压豆法、脐敷法等。在上述中医药综合治疗的基础上，再酌情使用氨基水杨酸类、激素、抗生素、调节菌群药等，在溃疡性结直肠炎的各期治疗中有着独特的疗效。

溃疡性结肠炎病情顽固，易复发，临床中各种证型常夹杂并见，互相转化，王氏经过长期的摸索，抓住"以脾为本"的论治主线，施行辨证论治，发挥中医药的独有特色，除内服汤药外，还运用灌肠、针灸等多种方法综合治疗，均无不良反应。临证时根据脾虚的主症，以兼症、舌苔脉象四诊合参，灵活用药；效则守法守方、长期用药，能巩固疗效，避免复发。通过中西医综合治疗可减少西药的使用量及时间，从而避免或减少药物的不良反应，可延长溃疡性结肠炎的缓解期，提高患者生活质量。

二、从"肺、脾"论治慢传输型便秘

便秘是临床上最常见的一种慢性胃肠道疾病，表现为大便干结，排便周期延迟，或周期正常但粪质干硬、排便困难，或粪质不硬但排便艰涩不畅，伴排便不净感等。便秘发生的原因多种多样，主要可概括为胃肠道疾病、肛门直肠功能异常、不良生活方式、内分泌或代谢异常、神经系统病变、精神心理障碍、药物因素等。长期便秘不仅会导致其他肠道疾病，如肠息肉、痔疮、肛裂等，甚至会增加发生心脑血管疾病的风险。据报道，肠道肿瘤的发生也与便秘有着十分密切的关系。近年来，随着生活质量的提高，人们已逐渐认识到便秘对机体的危害性。中医药治疗便秘，特别是对慢性虚证便秘有其独特的疗效，且副作用小，不易引起药物的依赖性，故有着广阔的开发前景。

（一）中医对便秘的认识

中医学早在《内经》中就有关于便秘的记载。如《素问·玉机真脏论》曰："脉盛，皮热，腹胀，前后不通、闷瞀，此谓五实。"《素问玄机原病式》曰："风、热、火，同阳也；燥、湿、寒，同阴也。又，燥、湿，小异也……故火胜金而风生，则风能胜湿，热能耗液而反寒，阳实阴虚，则风热胜于水湿而为燥也。热燥在里，耗其津液，故大便秘结，消渴生焉。"认为六淫侵袭，每致热燥在里，阴津不足，大肠津亏，肠道干涩，大便燥结。

此后，历代医家对便秘的论述颇多。《诸病源候论·大便病诸候·大便难候》曰："大便难者，由五脏不调，阴阳偏有虚实，谓三焦不和，则冷热并结故也……"又云："邪在肾，亦令大便难……又渴利之家，大便也难，所以尔者，为津液枯竭，致令肠胃干燥。"由此可见，便秘的病位是在大肠，一般认为是各种原因最终导致大肠传导功能失常所致。但是究其病因却会涉及五脏，病机过程较为复杂，《素问·五脏别论》曰："魄门亦为五脏使，水谷不得久藏。"此条文提纲挈领地指出，论治便秘，应从五脏辨证的宏观角度入手：一方面，魄门为五脏排泄浊气之闸门，是全身气机升降出入之门户；另一方面，魄门受气于五脏，其启闭功能统摄于五脏，五脏气机失调可使魄门闭而不启，从而引发便秘。所以，历代医家认为便秘病位在大肠，其发病与五脏不调均有关系，但主要还是与肺、脾、肝、肾关系更为密切。王氏在长期临床实践中，从肺、脾论治老年慢传输型便秘，每多桴鼓相应。

（二）便秘从"肺"论治的理论依据

五脏主藏，六腑主泻，五脏与六腑之间有表里相合关系，共同完成人体各种复杂的生理活动。肺为五脏之一，大肠属六腑之列，二者互为表里。《灵枢·本输》将这种关系称之为"肺合大肠"。肺居胸中，为水之上源，有"华盖"之称，具有主气司呼吸、主宣发肃降、通调水道、朝百脉、主治节等生理功能；大肠位居下焦，上接小肠下端为魄门，其生理功能可概括为传导糟粕，吸收水分，变化生成大便并排出体外，其生理特点是"泻而不藏""动而不静""降而不升""实而不能满"。《素问·灵兰秘典论》曰："大肠者，传道之官，变化出焉。"正是描述了大肠的这种生理功能。《灵枢·经脉》曰："肺手太阴之脉，起于中焦，下络大肠，还循胃口，上膈属肺……别走阳明也。"又曰："大肠手阳明之脉，起于大指次指之端……上出于柱骨之会上，下出缺盆，络肺，下膈，属大肠……别入太阴。"由此可知，二者经脉互相络属，其络脉分别走入与之相应络属的脏腑，从而构成表里相合关系，这也正是"肺合大肠"的解剖结构基础，从而构成了肺与大肠在生理上相互联系、相互配合、相互为用、相辅相成的特殊关系。

王氏认为，这种生理上相互合作的协调关系，具体表现为肺通过主一身之气、为水之上源，主行水，通调水道、肺朝百脉，主治节等多方面的作用来维持大肠的传导功能。

①肺主一身之气，对全身之气的升降出入起着重要的调节作用，若肺气不足则治节无权，宣降失职则魄门不启。《血证论》曰："大肠之所以能传送者，全赖于气。气者，肺之所主。"唐宗海在《中西汇通医经精义·脏腑之官》中论述大肠传导作用时说："大肠之所以能传导者，以其为肺之腑。肺气下达，故能传导。"

②肺居高位，为水之上源，助脾散津，濡润脏腑、皮毛、官窍，是津液疏布的枢纽，下润大肠则舟行无阻。《素问·经脉别论》云："饮入于胃，游溢精气，上输于脾。脾气散精，上归于肺，通调水道，下输膀胱。水精四布，五经并行。"

③肺主治节，统制大肠，维持河道通畅。《素问·灵兰秘典论》曰："肺者，相傅之官，治节出焉。"肺居膈上，位近于心，譬如辅佐君王治理国家的宰相。君有良相，治国有方，使民各司其职，秩序井然。肺治节功能正常，在大肠则表现为肠道运行功能正常，使河道完整、通畅。另外，肺藏魄，肛门又称"魄门"，为肺气下通之门户。明代医家张景岳曰："虽储糟粕固由其泻，而脏气升降亦赖以调，故为五脏使。"指出魄门的启闭亦依赖肺气宣发肃降的推动，故可谓肺上开窍于鼻，下施于魄门。上述作用均是通过肺的宣发肃降功能实现的：一方面，肺主宣发，使气血津液正常输布至大肠，是大肠得以濡润的基础，肠道濡润而易通行糟粕，使大肠不致燥气太过；另一方面，肺性喜肃降，司气机下行而助肠行便，是大肠传导功能的动力。另外，肺五行属金，为肾水之母、脾土之子，亦可克柔肝木之强横，由此可见肺与大肠的关系尤为密切，因此肺气肃降则大便通

畅，出入有常，肺气上逆可致大肠腑气壅滞，而见大便秘结。

糟粕于大肠内顺利排出的过程，犹如舟行河道之中。此舟本无动源，要想此无动力之舟顺利到达彼岸，三样基本条件必不可少：一是靠河道完整，舟行有道；二是靠东风相助，舟行有力；三是靠河道濡润，舟行无阻。只有三者协调进行，食物之糟粕才能顺利排出体外。此三者的顺利进行，无不和肺息息相关。若久病咳喘，劳倦过度，长期卧床，禀赋不足，年老体衰，失治误治，都可导致肺气虚损。一者，肺主一身之气，肺气虚弱，鼓动乏力，肺与大肠相表里，大肠传导赖肺气肃降。若肺失肃降，大肠传导失司，则糟粕停滞，不能按时排泄。二者津液运行，赖肺气输布，即所谓通调水道，若肺气虚弱，水津不布，肠燥津枯，大便干结难解。若攻之则戕伐正气，若导之则更伤津液，当用塞因塞用之法，即补肺降气、益气润肠，以使肺气得壮，鼓动有力，气郁得行，水津四布，肠燥自解。

（三）便秘从"脾"论治的理论依据

脾的主要生理功能为主运化和主统血。食物中营养物质的消化吸收及体内精、气、血、津液的正常转输都需要脾气的正常转运。《素问·玉机真脏论》云："夫子言脾为孤脏，中央土以灌四旁。"所以脾气的运化功能健全，则能为化生精、气、血等提供充足的养料。在藏象学说中，以脾升胃降来概括机体整个消化系统的生理功能，脾升即脾的升清、运化，是指脾对营养物质的消化、吸收和输布功能，胃降则不仅指胃将饮食物腐熟后必须通降下行入小肠，而且还包括小肠将食物残渣下输大肠及大肠传化糟粕的功能。脾胃运化功能的正常有赖于脾升胃降的协调平衡。《临证指南医案》曰："脾宜升则健，胃宜降则和。"同时，胃降的功能也要靠脾气来推动。《素问·灵兰秘典论》曰："脾胃者，仓廪之官，五味出焉。大肠者，传道之官，变化出焉。小肠者，受盛之官，化物出焉。"脾胃、大肠和魄门构成重要的排便器官，肠道顺利传导、魄门启闭正常，关键取决于脾胃的升降功能。

王氏认为，若脾胃虚弱，纳运失职，中焦气机升降失常，水谷之精微不能上升，糟粕之浊阴不能下降，则大肠无力运行传送糟粕，糟粕停滞肠道日久导致大便干结。另一方面，脾为后天之本，气血生化之源。脾主运化，若脾气的运化功能减退，则水谷精微的吸收失常，气血津液亏虚，气虚则大肠传导无力，《素问·厥论》曰："脾主为胃行其津液者也。"脾气不足则胃肠的功能也会出现异常，脾气不升则胃肠之气不能正常通降，致食物糟粕在肠道内的停留时间过长而形成便秘。脾主统血，脾的统血功能正常有赖于脾气的正常，如《金匮要略编注·下血》曰："五脏六腑之血，全赖脾气统摄。"若脾气不足一则会使血的化生不足，二则会引起出血，进而导致人体血虚，津血同源，血虚日久则肠道失去濡润，难以传输糟粕，津液不布，肠道失津，无法濡润糟粕，而致大便艰涩难行，会出现津液亏虚，津血同亏则肠道不润而发生便秘，故便秘之源在于脾胃。

《张氏医通》指出："古人有胃实脾虚，风秘气秘……胃实而秘，善饮食，小便赤涩，麻仁丸。脾虚不能运化，倦怠，懒于言动，补中益气倍升、柴、当归，煎成调生蜜、麻油，清气一升，浊气自降，有脾虚下秘者，以汤下麻仁丸。"王氏认为，脾失健运，气血津液乏源，不能为胃行其津液，肠道津液不足、失于濡润是老年慢传输型便秘的基本病机，因此调理脾胃是治疗老年慢传输型便秘的根本。健运脾胃，使脾升胃降自如，腐熟运化有力，蓄固后天之本，病无处生。

（四）治便秘宜从"肺、脾"论治，益气滋阴

从以上的病因病机分析可以得出，便秘的病位在大肠，肺脾两脏在便秘的发生发展中起着十分重要的作用。脾主运化水湿，是气血生化之源，肺主一身之气，为水之上源，通调水道，两者关系密切。一方面，肺对气和津液的宣发肃降功能有赖于脾胃的运化为其提供原动力；另一方面，肺的宣发肃降，有助于脾胃气机的升降和脾气运化水液的功能，两者互为因果，相互为用。所以，若肺脾气虚，则气血生化乏源，气血津液不足，肺和大肠失于濡养，肺气不足，不能肃降，鼓动乏力，津液无法输布于肠道，肠道失于濡养，致使糟粕停留，形成便秘。

王氏在长期诊治便秘的过程中，认识到长期便秘的患者，特别是老年患者，是以"虚秘"为主。《素问·阴阳应象大论》云："年四十，而阴气自半也，起居衰矣。"又指出五十肝血渐衰，六十心气始衰，七十脾气虚，八十肺气虚，九十肾气焦，四肢经脉空虚。由此可见，随着年龄的增长，人体脏腑功能日渐减退，气血阴阳，日渐虚馁。抑或长期饮食不节，损伤脾胃，或长期卧床，正如《素问》所说："久视伤血，久卧伤气，久

坐伤肉，久立伤骨，久行伤筋。"加之年老体衰，故致人体肺脾虚损，气血匮乏，肺与大肠相表里，脾为气血生化之源，肺气虚，则大肠推动无力；脾气虚，则运化无力，阴血亏乏，津液不足，大肠失于濡养，即所谓"无水行舟"，则见努责便艰，大便干结，形成本病，在体虚的基础上，也可伴有燥、热、湿邪的侵袭，正所谓邪之所凑，其气必虚。故肺脾气虚、阴液亏虚是本病的基本病机。

所以，王氏在临床治疗过程中，始终把握肺脾气虚、阴液亏虚这一基本病机，从肺、脾论治，故处方重用补气养阴之药，如太子参、黄芪、白芍、何首乌等。王氏在长期的临证过程中，总结出了治疗功能性便秘疗效确切的经验方——益气滋阴汤。其方药组成为：

太子参30g，白术30g，黄芪15g，白芍20g，玄参15g，枳壳10g，槟榔10g，火麻仁20g，杏仁15g，甘草6g。

方中重用太子参为君，甘温补肺脾之气；黄芪、白术为臣药，辅佐君药益肺健脾；白芍、玄参、火麻仁、杏仁滋阴养血，润肠通便；杏仁又可宣发肺气，使津液得以输布于肠道；枳壳、槟榔行气导滞；甘草调和诸药。诸药合用，脾肺之气得生，精血得补，大肠津亏得润。脾肺之气充沛，气血津液充足，肺气肃降有力，肠中津液充足，故能推动肠中糟粕下行，便结得解。

在临床运用过程中，我们以此为基础方，随兼证而加减，如腹胀明显者加厚朴、木香；口苦口干者加夏枯草、蒲公英；年老肾精亏虚者加肉苁蓉、何首乌等。再配合针灸治疗，主要为以肺、脾二经穴位为主，如天枢、大肠俞、足三里、上巨虚、合谷等，经临床研究后已证实确有显著疗效。

在便秘的预防与调护中，王氏也强调要顾护肺脾之气。一是多进行运动锻炼，如太极、游泳等有氧运动，能增加肺活量，即增强肺气功能；二是多进食多纤维素、易消化的食物，少食辛辣油腻等易损脾伤胃的食物；三是尽量少用刺激性泻药，如番泻叶、鼠李、芦荟、果导、蓖麻油等，以免攻伐太过而损伤脾肺之气。

第三节 医话集锦

一、论肛肠病饮食忌宜

随着现代科技的进步和生活节奏的加快，人们的生活饮食习惯也发生了很大的变化，肛肠疾病的发病率和发病人群也较以前有所增加。肛肠疾病属于消化系统疾病，由于其发病部位的特殊性，决定了人们的饮食因素对于该类疾病的发生、发展及预后有着密切的关系。俗话说疾病是三分靠治，七分靠养，所以，掌握肛肠疾病的饮食忌宜对如何防范肛肠疾病的发生及改善其预后有着十分重要的作用。王氏从事肛肠疾病诊治近40年，在行医过程中十分重视饮食对肛肠疾病的重要性，对医生和患者不厌其烦地反复宣教，并且形成了自己对于饮食忌宜的独特见解。

1. 多吃蔬菜、水果

对于肛肠病患者来说，蔬菜、水果是非常重要的。因为便秘往往与肛肠病的发生有关，从预防的角度讲，应预防大便秘结，保持大便通畅，所以饮食方面应多食青绿蔬菜、新鲜水果，如芹菜、菠菜、韭菜、黄花菜、茭白、苹果、桃、杏、瓜类等富含纤维素的食品，这样可以增加胃肠蠕动，润肠通便，排出肠道的有害物质。

2. 多食粗粮杂粮

随着人们生活水平的提高，粗粮杂粮似乎淡出了人们的视野。偶尔吃一顿，也成了我们回忆过去及怀旧的表达方式。实际上，粗粮杂粮的营养成分远比单一的细粮高。研究表明，杂粮有许多药用功效。经常吃杂粮有助于胃肠消化，粗粮中的纤维素是最佳的清肠通便剂，它在肠道内吸收水分，吸收毒素，促进通便。俗话说："肠中常清寿命长。"多进食富含可溶性纤维的粗粮，如燕麦、糙米等，能加强肠道活动，令粪便变软，不会积存压住经脉血管。常见的粗粮杂粮有大麦、荞麦、小米、玉米、红薯等。

3. 忌食或少食刺激性食物

要吃得清淡，平时宜尽量少吃或不吃辛辣刺激性食物，如生葱、大蒜、辣椒、胡椒、韭菜，特别是不能多吃辣椒。因为这些食物会扩张痔静脉血管，加重其瘀血和曲张。辣椒很不易吸收，留在直肠中，对黏膜和血管有很强的刺激作用，容易导致局部充血，加重病情，对治疗极为不利。所以，肛肠病患者在积极预防、治疗疾病的同时，在饮食选择上也要特别注意，千万别因一时的美味而让痛苦再次降临，应根据自身的具体病情选择不同的食物，更要对辛辣刺激性食物避而远之。

便秘患者要忌香燥炙煿食物，少饮浓茶。痔疮发作的患者更要注意限制烟酒，如果患处有感染化脓，还要忌食豆类制品及鱼虾腥味类食品。对于肠炎患者，饮食宜食温热软烂易消化的食物，如藕粉、莲子、山药、芡实、薏苡仁、瘦肉、鸡蛋、猪肝等，忌刺激性食物，如辣椒、芥末、酒等，少吃大蒜（大蒜食品）、生姜、生葱；忌水果及凉拌菜等生冷多渣滑肠之品，夏天尤其要避免食用冷饮，不吃油腻食物。

4. 忌食"发物"

痔瘘患者忌食猪头肉、公鸡肉、羊肉、狗肉、虾、蟹等发物，以及芥菜、南瓜。前者易生风动血，后者易使气滞湿阻，蕴生湿热，均可诱发或加重病情。

5. 忌饮酒

中医认为肛裂、痔疮、肛瘘的发病多与湿热下注有关，酒为大辛大热之品，尤其是烈性酒辛热更炽，饮酒可助其湿热为患。临床上发现许多患者对酒特别敏感，一般在饮酒后半小时就会感到肛门不适，次日即可出现便血，肛门肿痛，或排便疼痛加剧，或瘘管脓液增多等病情加重的症状。倘若酗酒，后果更为严重。

6. 养成良好的饮食习惯

吃饭定时，饥饱适宜，不暴饮暴食，以免因大便干燥，排出困难而加重病情。好习惯是好身体的前提，形成了良好的饮食习惯，我们的生活才能更加有节奏，生物钟才能更加协调稳定，那种饥一顿、饱一顿的饮食习惯是极不可取的。

二、肛肠病中医辨证施膳

药食结合是中医的传统疗法，为综合治疗中的一种重要方法。它是以中医的阴阳五行学说、脏腑经络学说为基础，结合本草学原理，采用辨证论治的理论进行调整补养的治疗方法。中医认为，人体是一个有机的整体，人与自然界也是一个有机的整体，人体内阴阳平衡、气血调和，才能保证人体的健康。人生活于自然界，禀受天地阴阳之气而生，应与自然界的气候、环境的变化相适应。如果由于气候的异常变化、过度的劳累、精神压力大、饮食不节制等诸多因素使气血阴阳的平衡失调而又不能自行恢复时，人就会产生疾病。同样生于大自然的各种动植物也禀受天地阴阳之气而生，具有四气、五味。与药品的药性一样，食物也具有食性，用食物、药物的偏性来调节人体气血、阴阳的失衡，即是药膳食疗之根本所在。

四气是指寒、热、温、凉四种不同的药性。寒凉性的药物或食物具有清热、泻火、解毒的作用，可以减轻或消除热症，如菊花、绿豆、丝瓜、鸭肉等。温热类药物或食物具有温阳、散寒、救逆的作用，可以减轻或消除寒证，如附子、干姜、桂枝、葱、粟米、雀肉、羊肉等。

药物与食物还有五味，即酸、苦、甘、辛、咸五种不同的味道；五味不同，其治疗作用也不同。酸味能收涩、止汗、止泻；苦味能燥湿、坚阴、泄热；甘味能补益和中、缓急止痛；辛味能发散、行气、活血；咸味能软坚散结、泻下。此外五味还与五脏相对应，酸味入肝、苦味入心、甘味入脾、辛味入肺、咸味入肾。

药物与食物还具有升降浮沉及归经作用。升浮的药物可以发汗解毒、散寒；沉降的药物具有理气、泻下、止汗的作用。食物也同样具有上述作用。药膳只有在中医药理论的指导下，充分利用药物、食物的作用才能调节人体脏腑的功能。

药膳应在辨证论治的原则下选用对症的药物、食物，才能取得预期的效果。应仔细辨证，充分了解各种疾病的寒、热、虚、实，知道不同食用者的病变所在，有针对性地选用不同的药膳，才能达到目的。

1. 便秘的辨证施膳

便秘按照证型可以分为实证（热结便秘型、气滞便秘型）、虚证（气虚便秘型、血虚便秘型、阴虚便秘型、阳虚便秘型）。故针对热结便秘型患者，应指导其多食用苦瓜、绿豆、雪梨、芹菜等泻热润燥之品；气滞便秘型患者应多食柑橘、萝卜、佛手、荔枝等顺气调气之品；气虚便秘型患者建议其多食鸽肉、大枣、山药等补中益气之品；血虚便秘型者多食大枣、桑椹、黑木耳、菠菜、胡萝卜等养血润燥之品；阴虚便秘型患者应多选择银耳、木耳、梨、牛奶、鸡蛋、葡萄等滋阴润燥之品；阳虚便秘型者可以多食核桃仁、韭菜、羊肉、狗肉、鳝鱼等温阳散寒之品。

2. 痔疮、肛周脓肿、肛瘘、肛裂等术后的辨证施膳

痔疮、肛周脓肿、肛瘘、肛裂等术后的辨证分型一般可分为湿热下注型、正虚邪恋型、阴液亏虚型。

在术后的饮食指导中，针对湿热下注型患者，热偏盛者，多吃清热解毒的食品；湿偏盛者，多吃健脾利湿的食品；流脓较多者，多吃富含优质蛋白的食品。可以用芥菜 250g、瘦猪肉 100g、粳米 100g 煮粥服食，或以薏苡仁 30g、粳米 100g 煮粥服食。平时用金银花 9g 以开水冲泡代茶饮。

正虚邪恋型患者，脓水清稀量多，饮食宜清淡、富有营养，应多吃富含优质蛋白质的食品，例如畜禽的瘦肉、鱼类、贝类、蛋、奶、豆类等。另外多吃新鲜水果蔬菜。可以用人参 10g、黄芪 30g、大枣 10 枚、粳米 100g 煮粥服食，以益气补血。

阴液亏虚型患者，饮食宜清淡、易消化、富有营养。多吃新鲜水果蔬菜，特别是滋阴生津的食品，例如雪梨、西瓜、银耳、黑木耳、甲鱼、莲子、百合、竹笋等。

其他疾病如肠炎脾虚湿盛证患者，应食易消化、少纤维、富含营养及具有健脾渗湿作用的食物，如胡萝卜、薏苡仁、陈皮、山药、茯苓、莴笋、扁豆、冬瓜等。

三、论肛肠病日常生活及锻炼注意事项

在肛肠疾病的预防方面，生活起居习惯至关重要，肛肠疾病的发生与不良的生活习惯有很大的关系。生活起居要有规律，尽量将工作、学习、娱乐、休息相结合，避免过度的情绪紧张或过度的喜悲。现在生物学早就有定论，人体的各个生理活动都有自己的生物钟，如果人能顺应生物钟而行，就可以身体健康，如果长时间逆反生物钟，身体就会发生一些变化，这就和中医所说的顺应自然，达到天人合一的理论不谋而合。

不要终日关门闭户，这样空气中会缺少氧气，二氧化碳就会增加。二氧化碳是没有毒的，但是空气中含量过多却会影响健康。要预防痔疮，就要保证室内要有充足的氧气。长期生活在不通风的环境里面，会使人产生恶心、呕吐、头晕、疲劳、食欲不振、精神不好等情况。室内有时候味道会很重，如肠道排出的气体，汗液或者皮肤上有机物的分解产生的气味，衣物、家具等散发的气味，或者是做饭的油烟，吸烟人士的烟味等。应保证室内空气的流通，经常换气，因为新鲜的空气会使人精神放松，提高机体的抵抗力。

穿着也会有一定的影响，衣物首先要适体，要以软、轻、宽大、舒适为原则。内裤需要宽松，以吸汗、吸湿、透气的棉布为最佳，并且要注意卫生，要勤换洗，尽量少穿一些紧身衣物，这样不利于肛门部的血液回流。保持肛门部位的清洁，厕纸要柔软，在有条件的情况下，便后可以用清水冲洗或温水坐浴。

保持良好的睡眠质量。科学的睡眠可以使人的身体感到舒适，头脑清醒，精力充沛，这样新陈代谢才会加快，有利于体内毒素的排出，大便也会比较有规律。

再者，要避免一些不良的生活方式。

第一就是排便时间不能过长，现代人喜欢在排便的时候玩手机、看新闻、玩游戏等，容易导致便秘或者排便时间过长，这样就会使得腹压增高，肛门直肠部位充血，静脉回流较慢，甚至有些患者会觉得有东西从肛门里面脱出来。时间久了，症状就会越来越严重，所以排便时间最好是控制在 3 分钟以内。

第二就是不能久坐久站，直肠位于人体的下方，长时间站立或者久坐时，受到地心引力的影响，肛门直肠部位血液回流不畅，血管要承受很大的压力，就容易扩大、曲张，从而形成痔疮。

第三就是饮食不洁，暴饮暴食，大量饮酒，食用一些肥腻辛辣的食物，会导致人体内产生湿热，湿热容易下行到肛门部，使得肛门直肠充血疼痛。这也是有些人喝酒之后或者吃了宵夜以后容易出现肛周脓肿、痔疮的原因之一。还有就是有些患者房事过度，导致肛门周围肌肉处于高度紧张状态，肛门充血较为严重，很容易诱发肛门直肠疾病。

适当运动。运动可以加速血液循环，减轻直肠下端瘀血，有利于预防肛肠疾病或加快疾病的康复，同时也可以加速肠道的运动，防止便秘。这对于肛肠病患者是十分有利的，所以运动是治疗疾病的良方。每天运动 30 分钟左右，每周坚持 3 次。但是不宜剧烈，只要运动结束后没有明显的疲劳感就可以了。比如说散步、慢跑、游泳、球类、舞蹈都可供选择，还有一些中国传统的保健养生运动，如太极拳、五禽戏等。此外，还可以做一些专门的肛门部的锻炼，例如：

①提肛运动：全身放松，将臀部及大腿用力夹紧，配合吸气，舌舔上腭，同时肛门向上提收。提肛后稍闭一下气不呼，然后配合呼气，全身放松。每日早晚两次，每次做十几下，此法能增加局部血运，可以促进术后瘢痕软化，恢复括约肌功能。

②举骨盆运动：仰卧屈膝，使脚跟靠近臀部，两手放在头下，以脚掌和肩部做支点，使骨盆举起，同时提收肛门，放松时骨盆下放。熟练后，也可配合呼吸，提肛时吸气，放松时呼气。此法每日可坚持做 1~3 次，每次 20 下。

③旋腹运动：仰卧，两腿自然伸展，以气海穴（脐中下 1.5 寸处）为中心，用手掌做旋转运动；逆时针旋转 20~30 次，顺时针旋转 20~30 次，先逆后顺。

④交叉起坐运动：两腿交叉，坐在床边或椅子上，全身放松；两腿保持交叉站立，同时收臀夹腿，提肛；坐下还原时全身放松，这样连续做 10~30 次。

⑤体前屈运动：两腿开立，两掌松握，自胸前两侧上提至乳处，同时反头挺胸吸气；气吸满后，上体呈鞠躬样前屈，同时两拳变掌沿两腋旁向身体后下方插出，并随势做深吸气。如此连续操作 5~6 次。

⑥提重心运动：两腿并拢，两臂侧上举至头上方，同时脚跟提起，做深长吸气；两臂在体前自然落下，同时脚跟亦随之下落踏实，并做深长呼气，此式可连续做 5~6 次。

四、肛肠病常用食疗法

1. 菠菜粥

【配方组成】菠菜、粳米各 100g。

【制作方法】将菠菜洗净，在沸水中焯一下，切碎，备用；粳米煮粥后，将菠菜放入，拌匀，煮沸即可。

【用法用量】每日 1 次，连续服用有效。

【功能主治】养血止血，敛阴润燥，通利肠胃。适用于便秘、痔疮出血患者。

2. 香蕉粥

【配方组成】香蕉 250g，糙米 50g。

【制作方法】香蕉剥皮，同大米一同放入锅中，加水适量，煮成粥。

【用法用量】每日早晚服用。如治便秘，可在粥中加点香油。

【功能主治】清热，润肠，健脾。适用于痔疮出血、便秘、发烧等症。

3. 木耳粥

【配方组成】黑木耳 30g，粳米 100g，大枣 5 枚。

【制作方法】木耳、大枣洗净，同粳米一同放入锅中，加水适量，煮成粥。

【用法用量】每日早晚服用。

【功能主治】清热，润肠，健脾。适用于痔疮、便秘、发烧等症。

4. 藕米糕

【配方组成】藕粉 250g，糯米粉 250g，白糖 250g。

【制作方法】将藕粉、糯米粉、白糖加水适量，揉成面团，放蒸锅上蒸熟。

【用法用量】分顿随量食用。

【功能主治】补虚止血。适用于腹泻、痔疮便血日久者。

5. 猕猴桃西米粥

【配方组成】西米 100g，猕猴桃 200g，白砂糖 100g。

【制作方法】先将西米洗净，浸泡 30 分钟后沥干，待用；再将猕猴桃去皮，用刀切成豆粒大小的丁块。然后在锅中加入清水 1000mL，放入西米、猕猴桃和白砂糖，置火上烧开，稍煮即可。

【用法用量】每日服 1 剂，分数次服用。

【功能主治】清热，润肠，健脾。适用于痔疮、肛窦炎等。

6. 参芪升七粥

【配方组成】党参 10g，黄芪 10g，白术 10g，升麻 5g，三七粉 5g，大枣 5 枚，糯米 100g，冰糖适量。

【制作方法】各药分别洗净，加水 300mL，煎半小时，去渣收取浓汁；大枣去核，粳米淘净，加水 800mL，大火烧开后，加入大枣，转用小火慢熬成粥，下药汁、三七粉和冰糖，至冰糖熬化。

【用法用量】早晚两次空腹温服。

【功能主治】温中健脾，固脱止血。适用于虚寒型痔、直肠脱垂、腹泻等。

7. 空心菜粥

【配方组成】空心菜 150g,瘦猪肉 100g,荸荠 50g,粳米 100g,麻油、精盐、鸡精各适量。

【制作方法】将空心菜择洗干净,切碎;猪肉洗净,剁成肉泥;荸荠去皮,切成薄片。粳米淘洗干净,加水 1200mL,大火烧开后,放入空心菜、猪肉泥和荸荠片,转为小火慢熬成粥,加入麻油、精盐、鸡精各适量。

【用法用量】早晚两次空腹温服,每周 2 ~ 3 剂。

【功能主治】清热解毒,利尿凉血。适用于湿热型痔、肛周脓肿、肛瘘或术后早期等。

8. 柴附陈皮参柏粥

【配方组成】柴胡、香附、陈皮、太子参、柏子仁各 5g,粳米 100g。

【制作方法】各药分别洗净,加水 300mL,煎半小时,去渣收取浓汁;粳米淘净,加水 600mL,大火烧开后,转用小火慢熬成粥,下药汁、冰糖,至冰糖熬化。

【用法用量】早晚每次空腹温服。

【功能主治】疏肝解郁,润肠通便。适用于肠道气滞型便秘。

9. 苁蓉羊肉粥

【配方组成】肉苁蓉 15g,羊肉、粳米各 100g,细盐适量,葱白 2 根,生姜 3 片。

【制作方法】肉苁蓉、生姜洗净,加水 800mL,煮沸后 15 分钟,再入羊肉(切碎)、粳米同煮,待肉熟粥成时加葱白、盐调味。

【用法用量】早晚食用。

【功能主治】补肾温阳散寒。适用于阳虚寒凝之泄泻、便秘等。

10. 山药当归粥

【配方组成】新鲜山药 100g,当归 30g,桃仁 10g,粳米 100g,冰糖适量。

【制作方法】将当归、桃仁洗净,微火煎煮半小时,去渣、留汁备用。粳米淘洗干净,加适量清水和药汁同入锅中,煮至粥稠,加适量冰糖,待冰糖溶化后即成。

【用法用量】早晚温服。

【功能主治】补虚养血，润肠通便。适用于血虚便秘型患者。

11. 无花果炖猪蹄

【配方组成】无花果 200g，黄花菜 100g，猪蹄 2 只，生姜、胡椒、大蒜、食盐、味精、葱花适量。

【制作方法】先将猪蹄切成小块，加生姜、胡椒、大蒜和适量清水，与无花果一同煮，炖至烂熟时，再放入黄花菜，煮 30 分钟后，入食盐、味精、葱花调味食用。

【用法用量】佐餐食用。

【功能主治】健脾清肠，消肿解毒，祛风。适用于肠炎、痢疾、便秘、痔疮等症。

12. 绿豆糯米猪肠

【配方组成】绿豆 60g，糯米 30g，猪大肠 300g。

【制作方法】把猪大肠洗净，绿豆、糯米用水浸泡半小时。把绿豆、糯米装入猪大肠，加水适量，肠两端拿线系紧，放砂锅中煮 2 小时。

【用法用量】隔一天 1 次，连服 8 天为 1 个疗程。

【功能主治】补中养气，清热解毒，通便止痢。适用于湿热下痢、便血、痔疮初起、脱肛等症。

13. 党参无花果炖瘦猪肉

【配方组成】党参 50g，无花果 60g（干品），瘦猪肉 150 ~ 200g。

【制作方法】清水适量，放瓦盅内隔水炖熟，调味食用。

【用法用量】分顿食肉饮汤。

【功能主治】补气生津养血。适用于痔疮日久气血虚弱证。

14. 槐花猪肠汤

【配方组成】猪大肠 500g，猪瘦肉 250g，槐花 90g，蜜枣 2 个。

【制作方法】先将猪大肠洗净，再将槐花洗净后装进大肠内，扎紧大肠两头；猪瘦肉洗净，切块；把装有槐花的猪大肠与瘦猪肉、蜜枣一起放入锅内，加清水适量，武火煮沸后，文火煲 2 ~ 3 小时，调味供用，捞起猪肠，切开去掉槐花，用酱油调味佐膳。

【用法用量】佐餐食。

【功能主治】益阴润燥，清肠解毒。适用于大肠燥热型便血、痔疮出血、便秘、皮肤瘙痒者。

15. 空心菜排骨汤

【配方组成】空心菜 500g，猪排骨 250g，虾米 10g，生姜 5g，植物油、盐、味精适量。

【制作方法】排骨洗净，斩成细件；空心菜去根洗净；虾米用清水浸泡。煲内加 7 碗清水，放入排骨、虾米，以猛火煮滚，转中火煮 20 分钟。入空心菜，加生油数滴，煮 5 分钟后调味上桌。

【用法用量】佐餐食。

【功能主治】清热解毒，润肠通便，养阴补血。适用于气血不足之痔疮、便血者。

16. 菠菜猪血汤

【配方组成】猪血 500g，菠菜 500g。

【制作方法】菠菜洗净，留菜梗去须根，切段；猪血切方块；把菠菜梗放入沸水锅内稍煮，再放入猪血，文火煲沸后，放入菠菜叶煲沸，调味食用。

【用法用量】佐餐食用。

【功能主治】润肠通便，养血止血。适用于血虚肠燥、出血及贫血等症，但大便溏泄者忌食。

17. 木耳芝麻茶

【配方组成】黑木耳 60g，黑芝麻 15g。

【制作方法】炒锅洗干净置中火上烧热，将黑木耳 30g 下入锅中，不断地翻炒，待黑木耳的颜色由灰转黑略带焦味时，起锅装入碗内待用。锅重置火上，下入黑芝麻略炒出香味，然后掺入清水约 1500mL，同时下入生、熟黑木耳，用中火烧沸 30 分钟，即可起锅，用洁净双层细纱布过滤，所得滤液装在器皿内即成。

【用法用量】每次饮用 100～120g，可加白糖 20～25g。亦可将炒焦后的木耳与炒香后的黑芝麻同生木耳一起和匀收藏，每次用 5～6g，加沸水 120g 泡茶饮服。

【功能主治】凉血止血，润肠通便。适用于血热便血、痔疮便血、肠风下血、痢疾下血等症。

18. 槐角茶

【配方组成】生鲜槐角 500g。

【制作方法】槐角洗净后上蒸笼，蒸一次晒一次，一共蒸 9 次晒 9 次。然后用适量蜂蜜放入锅内加热，待蜂蜜融化后，将晒好的槐角倒入锅内，搅拌均匀待凉后装入容器。每日取 3～5 粒泡水喝。

【用法用量】连续代茶饮 10 日以上方可起效，也可常年代茶饮。

【功能主治】清热止血。适用于痔疮、肛裂疼痛者。

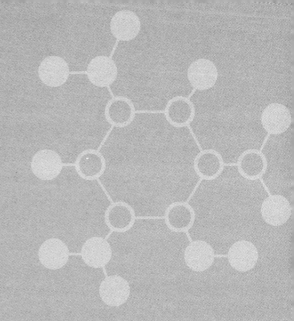

第三部分　医案精华

第一节　痔病医案

一、概述

痔疮是人类的常见病、多发病，随着现代生活方式的变化，以久坐为特点的工作方式普及，加上精神压力的增加、工作节奏的加快及人口老龄化等原因，痔疮的发病率和就诊率有逐年增加的趋势，严重影响人们的生活、工作和学习。了解痔疮的病因、诱因和临床表现，对治疗和预防痔疮会起到十分重要的作用。现代医学研究认为痔疮主要是直肠末端黏膜下、肛管和肛门缘皮下的静脉丛发生扩大、曲张所形成柔软的静脉团；或肛门缘皱襞皮肤发炎、肥大、结缔组织增生；或肛门静脉破裂、血液瘀滞形成血栓。

中医学对痔疮的认识比较早，先秦时期《山海经》中最早提出了"痔"的病名。《五十二病方》中载有牡痔、牝痔、脉痔、血痔之分。

东汉张仲景在《伤寒杂病论》中指出，便血与热、湿、瘀、阳虚、阴虚有关，发病与脾胃、肝、肾、小肠、少阴、厥阴等脏腑经络有关，提出先血后便为近血，先便后血为远血。

隋代《诸病源候论》在《五十二病方》四痔基础上又列有肠痔、酒痔、气痔，共七痔。宋代医家陈言所著《三因极一病证方论》指出："如大泽中有小山突出为峙。人于九窍中，凡有小肉突出皆曰痔，不独于肛门边也。"痔在《说文解字》中释义为"后病也"，即后阴之病，痔字从"疒"和"寺"着眼，寺有峙意，即高突之意，疒是病，是不正常的。故痔是后阴肛门部高突的病变。

明代马莳在《素问注证发微》中说："苟因所食太饱，至于肠胃填满，筋脉横懈而不属，其肠日常澼积，渐出肛门而痔。"《内经药瀹》曰："食饱之后，解带摸腹，伸腰徐行，作喷以通其秘，用呵以去其滞，令饮食下行，方可就坐，饱坐发痔。"所以，痔的概念有广义和狭义之分，广义概念指肛肠疾病及其他孔窍中突出疾病如鼻息肉等，狭义则与现代医学的痔相同。

清代名医马培之著有我国第一本痔瘘专著《马氏痔瘘科七十二种》，对不同的痔进行了专门论述，涵盖更广，分类有 72 种，包括了其他肛肠疾病。现代医学则把痔分为内痔、外痔、混合痔 3 种，内痔分 4 度，外痔有静脉曲张性外痔、结缔组织性外痔、血栓性外痔、炎性外痔 4 种。

二、病因病机

1. 脏腑本虚

宋代窦汉卿指出："人生素不能饮酒亦患痔，脏虚故也。"《丹溪心法》指出云："痔者皆因脏腑本虚，外伤风湿，内蕴热毒，醉饮交接，多欲自戕，以致气血下坠，结聚肛门，宿滞不散，而冲突为痔者。"《医宗金鉴》云："久病咳嗽而生痔者""……久泻久痢而生痔者。"，可见久泻久咳导致脏腑亏虚，而后致痔疮。说明机体本身的结构弱点、生理特性或全身性变化，均是发生痔疾的基本因素。《血证论》云："魄门之病，有由中气下陷，湿热下注者；有由肺经遗热，传于大肠者；有由肾经阴虚，不能润肠者；有由肝经血热，渗漏魄门者，乃大肠之滞与各脏腑相连之义也。"指出痔疮的发病与脾、肺、肾、肝等脏腑相关，病因病机复杂，本虚标实，虚实夹杂。

2. 饮食不节

《素问·生气通天论》云："因而饱食，筋脉横解，肠澼为痔。"饮食过饱、过多，食用肥腻炙煿，易生湿积热；大量饮用烈酒或食用辣椒、胡椒、姜、葱、蒜、肉桂等热性调味品，可刺激肛门直肠黏膜，使之充血灼痛，所以古人认为痔的发生与饮食有密切关系。现代人生活不规律、长期饮食不规律、过分食用辛辣饮食、暴饮暴食等因素更易导致痔疮的形成。

3. 感受外邪

《医宗金鉴》云："痔疮形名亦多般，不外风湿燥热源。"同时刘完素也指出："风湿邪热，攻于肠中浸淫肠里……久而不愈乃作痔。"可见风湿燥热是痔病形成的病因之一。

4. 久泻久痢

《备急千金要方》云："久下不止，多生此病。"因久痢久泄使脾气亏耗，肺气也受影响，最后导致大肠之气不足，于是气血流注，湿浊聚于肛门。

5. 便秘

历代医家都认为便秘是发生痔的病因之一，因长期便秘，粪便蓄积直肠，可使周围血行受阻，瘀积成痔。窦汉卿指出："恣意耽看，久忍大便，逐致阴阳不和，关格壅塞，风热下冲，乃生五痔。"意即久忍大便，肠道失润，致使大便干燥，解时努挣耗气，气血下陷，擦破肛门，风热下冲，造成痔疾。

6. 情志失调

《薛氏医案》中明确指出："喜则伤心，怒则伤肝，喜怒无常，气血浸入大肠致谷道无出路，结积成块。"可见情志也是痔病形成的因素之一。

7. 过劳过逸，房事不节

《外科正宗》载："夫痔者，乃素积湿热，过食炙煿，或因久坐而血脉不行，又因七情而过伤生冷，以及担轻负重，竭力远行，气血纵横，经络交错……以致浊气郁血流注肛门，具能发痔。"久坐久站使气血不和，负重远行则耗气而虚，均使气血邪毒瘀积于肛门而发为痔。《医宗金鉴》云："痔总不外乎醉饱入房……热毒乘虚下注。"气血扰动，以致血不循经，瘀于肛门而发为痔。

8. 妊娠及月经失调

《外科启玄》曰："痔曰肠澼是也。妇女因产难久坐，或经行时气怒伤冷受湿，余血渗入肛门边而生。"《医宗金鉴》云："又有产后用力太过而生痔者。"女子怀孕期间，腹腔压力增高，易引起痔。月经期间血气妄动，易瘀于肛门，而成为痔。

三、治法

（一）内治法

古代对痔疮的内治多主张"清热解毒，凉血祛瘀"。宋代窦汉卿在

《疮疡经验全书》中提出："以上诸痔，各类不同……大半以凉血为主，徐徐取效。"刘完素谓："当泻三焦，火热退，使金得气而反制木，木受制则五虫不生，痔有愈矣。"李东垣、张子和亦认为痔病有火、有热，治疗上主张用凉血地黄汤、止痛如神汤等，主以凉血清热，除湿化痰。元代朱丹溪也主张"痔疮专以凉血为主"。这些治法在实践中，疗效确切。但临床上有因风、湿、燥、热而病者；有气血两亏，脾、肺、肾虚而病者；有虚实夹杂者，所以在治疗上就应随证施治，既要扶正，又要祛邪。

（二）外治法

目前中医对于痔疮的外治方法有熏洗法、坐浴法、外敷法、栓剂法及注射法等。中医学认为中药外治法具有驱逐邪毒，温通腠理，调和气血，涤除脓腐，清洁疮口的作用，而外治法主要以清热凉血，祛风除湿为治疗的关键点。采用中药熏洗、中药坐浴治疗痔疮，均可提高治疗效果。

1. 熏洗疗法

熏洗疗法最早见于《五十二病方》。《备急千金要方》云："治五痔方，取槐根煮洗之。"《外台秘要》提出对五痔下血，用猬皮、雄黄、熟艾熏法治之。因此，熏洗疗法自古至今一直广泛应用于临床，为肛肠疾病的主要外治法之一。熏洗可使药力和热力直接作用于局部，促进水肿消散而发挥最佳治疗效果，并具有抗感染的作用。

2. 敷药疗法

《太平圣惠方》则载有"治五痔熨药方"，以桃叶、槐花、胡麻捣蒸，外裹绵熨痔上。本法系将药物直接涂敷患处或肛内，多于熏洗后敷药。外敷法是将药物直接敷在患处，直肠局部给药直接对患病部位进行修复的方法。对老年人及不愿接受手术治疗的患者，有简便、易行、有效的实用价值。常制成膏剂使用。

3. 塞药疗法

是外敷疗法的一种类型，用药制成栓剂，塞入肛内，药栓溶化后，药物即对局部病灶起治疗作用。中医运用栓剂治疗痔病最早见于《备急千金要方》，适用于痔病之内痔出血、脱出、术后伤口换药等。

4. 枯痔法

唐代《外台秘要》首载用酸枣仁、水银制成枯痔剂的方法。南宋魏岘所著《魏氏家藏方》载有"枯药"，由砒霜、白矾及朱砂组成。明代陈实功所著《外科正宗》系统整理了枯痔疗法，使用三品一条枪、枯痔散、护痔膏、起痔汤、生肌散等方药，效果显著。

5. 结扎法

结扎疗法是中医传统的治疗方法，最早见于《太平圣惠方》，其主要机制是阻断痔核的气血流通，使痔核坏死脱落，遗留创面可自愈。

6. 针灸疗法

针灸是中医药学的重要组成部分，在治疗痔病上也发挥着重要作用。《针灸甲乙经》指出："痔痛，攒竹主之；痔，会阴主之。"

7. 注射法

是将药液注射到痔核中，使痔核硬化萎缩或坏死脱落的一种方法。由于注射药物有硬化剂与坏死剂不同，因此，注射法又分为硬化萎缩法和坏死枯脱法两种。

8. 胶圈套扎疗法

痔疮自动套扎术（RPH）是传统胶圈套扎术经技术改良后而兴起的一种痔病新疗法。其原理是采用标准范围的负压，套扎痔体组织及松弛过多的痔上黏膜，并利用胶圈的弹性绞勒阻断内痔的血供并使其脱落，达到消除痔体、消除出血和脱垂等症状，同时借助瘢痕收缩，将已经下移的肛垫上提并固定在较高位置，达到解剖"复位"下移"肛垫"的多重目的。

9. Milligan – Morgan 术式

即传统外剥内扎术，目前仍为临床使用较多的经典术式，其基本要点是将齿线以下的外痔做放射状切口剥离切除，内痔采用结扎的方法阻断其血液循环，使其坏死脱落。

10. 多普勒引导痔动脉结扎术

利用多普勒引导定位，然后缝扎痔动脉以治疗痔疮，不切除痔核，以减少痛苦及相应的并发症。

11. 痔上黏膜环切术（PPH）

吻合器痔上黏膜环切术是对直肠黏膜及黏膜下层组织进行环形切除，广泛用于治疗环形混合痔，Ⅲ度、Ⅳ度内痔或以内痔为主的混合痔。

12. 选择性痔上黏膜吻合术（TST）

TST 手术在继承 PPH 手术"悬吊""断流""减积"等理论依据的基

础上，采用只纠正其病变部位的病理生理结构改变的方式，保留了正常的黏膜组织和黏膜桥，从而减少了术后并发症的发生，可有效预防狭窄。同时减少了植入钛钉的数量，可降低肛门的不适感，维系肛门的精细功能，较 PPH 手术更符合当代痔病手术微创化的理念。

当然现代医学手术治疗和非手术治疗的方法还有很多，当代医家结合各种手术方式的优缺点，中西结合，配合使用，也为治疗痔疮提供了更为宽广的平台。

四、王氏学术思想

王氏结合自身多年的临床经验，总结出了自己的学术思想和治疗方法。

1. 在痔的整体治疗上注重以脾胃为主，辨证论治

王氏认为痔病不可一味祛邪，以补正为要，兼顾祛邪，辨证论治。《素问·刺法论》云："正气存内，邪不可干。"正气，一般是指人体的功能活动和抗病能力。邪，即邪气，泛指各种致病因素。中医学认为，疾病之所以产生和变化，其机制错综复杂，但归根结底是正气和邪气两个方面的作用，即"邪正斗争"的结果。

（1）王氏认为痔病的病因主要是脏腑本虚，邪气乘虚而入，强调从脾胃入手，补益脾胃。脾胃是人体气血生化之源，元气之根，因此可以称脾胃为元气之根，元气为健康之本。《灵枢·玉版》云："人之所受气者，谷也。谷之所注者，胃也。胃者，水谷气血之海也。"《灵枢·营卫生会》云："中焦亦并胃中，出上焦之后，此所受气者，泌糟粕，蒸津液，化生精微，上注于肺脉，乃化而为血，以奉生身，莫贵于此。"李东垣《脾胃论》中云："真气又名元气，乃先身生之精气也，非营气不能滋之。天气、谷气、荣气、清气、卫气，生发诸阳上升之气，此六者，皆饮食入胃。谷气上升，胃气之异名。其实一也。"其意谓谷气是产生人体诸气之根本，脾胃之气无所伤方能滋养元气，脾胃之气既伤，而元气亦不能充，故诸病之所由生。如果脾胃内伤，就会百病由生。脾胃是人体气机升降运化之枢纽，认为食物的精华为上升的"清气"，糟粕为下降之"浊气"，只有脾胃之气上升，水谷清气才能上行，元气才会充沛，身体气机运化才能旺盛。脾胃既和，谷气上升，春夏之令行，故其人寿。脾胃不和，谷气下流，秋

冬之令行，故其人夭。如果脾胃升降功能失常，就会出现气机运化的病理之变，并因此发生各种疾病。加之现代人生活不规律，长期饮食不规律、过分食用辛辣饮食、暴饮暴食等因素，易伤脾胃，导致疾病发生，故王氏在治疗时偏重从脾胃入手。补助人体正气，补后天之本。

（2）王氏在治疗上兼顾祛邪。朱丹溪曰："痔者，皆因脏腑本虚，外伤风湿、内蕴热毒，醉饱交接，多欲自戕，以致气血下坠，结聚肛门，宿滞不散，而冲突为痔也。"可见，在痔病的发病上，风、湿、燥、热为主要病因，因此要注意辨证论治。

对于因劳累、脏腑虚弱所致，病程迁延，痔核脱出可自行返纳或不可自行返纳，长期伴有便血症状的患者，王氏认为主要是脾虚不能摄血，血溢脉外，气随血脱，反复而致迁延，治疗上要补气健脾，升陷固脱。

对于肛缘肿胀，隐见紫皮，内痔脱出嵌顿，表面紫暗糜烂，疼痛剧烈，肛管紧缩的患者，主要是因为血不循经，加上气血下行，气血瘀滞于肛门，出现便后出血，肛门血管破裂形成血栓，疼痛难忍的患者，要注重理气活血化瘀。

对于便血色鲜红，滴血或射血，或有肛门瘙痒，口燥咽干，风热偏重的患者，往往予以清热凉血祛风。

对于便血色鲜红，量较多，肛内肿物外脱，可自行回缩，或脱出物分泌物较多，黏膜糜烂，或伴大便黏滞不爽，肛门灼热，潮湿不适，湿热偏重的患者，治以清热渗湿止血。

总体来说，王氏重视脾胃，又不局限于脾胃，始终坚持辨证论治，将各家理论融会贯通，做到了继承与发扬。

2. 在痔的局部治疗中注重发挥中医药的优势

王氏总结自己多年临床的用药经验，研制出参黄洗液及熊胆消痔灵，采用坐浴治疗。中药坐浴疗法是中医外治法的重要内容，也是治疗肛门疾病的传统方法，坐浴药物可以疏通气血，散瘀化滞，解毒脱腐，消肿止痛；坐浴的温热作用本身就能使局部血管扩张，改善血液循环，减轻组织充血水肿，降低痛觉的神经兴奋性，使肛门处肌肉和韧带组织松弛，从而减轻疼痛，促进创面愈合。中药坐浴是发挥"热"和"药"的协同作用，热助药力，直达病灶，而且操作简便，疗效确切。

王氏结合多年临床经验精心研制出的纯中药制剂参黄洗液，重用苦参以清热解毒、燥湿，祛风杀虫；黄柏清热燥湿，泻火除蒸，两药相须为用，增加清热燥湿功效；黄芩清热燥湿，泻火解毒；地榆凉血止血，解毒敛疮；大黄清热泻火，逐瘀通经；槟榔、远志行气消肿；栀子、薄荷清热利湿，行气疏风；白芍酸甘化阴，养血敛阴柔筋，缓急止痛；甘草为使，调和诸药。诸药合用，共奏清热燥湿，行气活血，消肿止痛之功。

中药外敷法是将药物直接敷在患处，直肠局部给药直接对患病部位进行修复的方法。多于熏洗后敷药。熊胆消痔灵是湖南中医药大学第一附属医院肛肠科自制药，由熊胆、儿茶、槐角、地榆、乳香、没药、苦参、冰片组成。熊胆出自《药性论》，性苦、寒，历来有"药中黄金"的美称，具有清热解毒之功；苦参清热燥湿；乳香、没药为临床上使用频繁的活血散瘀、消肿止痛药物，能显著改善肛门局部坠胀及肿痛等不适症状；槐角能清热泻火、润肠通便；冰片可清热解毒，还有利于药物的扩散和吸收。熊胆消痔灵具备清热解毒，活血化瘀，消肿止痛等功效，可以促进肛门局部的血液微循环，增进炎症吸收，能显著减轻肛门部的疼痛不适、水肿、出血及其他并发症。

3. 除了药物治疗外，注重心理疏导

中医强调情志的重要性，七情属五脏，在心为喜，在肝为怒，在脾为思，在肺为悲（忧），在肾为恐（惊）。若情志太过则会损伤五脏，《素问·阴阳应象大论》提到"怒伤肝""喜伤心""思伤脾""忧伤肺""恐伤肾"。尤其是"思伤脾"，若患者心理负担过重，思虑过多，往往不利于肛肠疾病的治疗。王氏针对患者对手术缺乏信心，存在恐惧、忧虑等心理状态，运用恰当的沟通技巧，鼓励患者提出问题、诉说其感受，使患者均能以良好的心理状态进行手术，确保手术的顺利开展，而术后关怀、耐心解答患者的问题，可以提高患者的痛阈，增强患者对疼痛的耐受力。

4. 未病先防，调节肠胃

王氏主张患有消化系统疾病者应及时治疗，调节胃肠功能。一是养成良好的排便习惯，每日大便 1～2 次为宜，大便时以深呼吸为好，不要过于用力，尽量缩短排便时间。不要强忍大便，以免使便条前段干硬，形成习惯性便秘，避免大便时压破肛管。二是少食刺激性食物（如辣椒、生葱、酒等），以减少对肠黏膜的刺激。三是久蹲、久坐、久立职业者，应经常地变换体位，适当增加活动。四是不要乱用化学性刺激药物涂擦肛门，以免导致皮肤黏膜充血、水肿、炎症等。五是妊娠晚期的妇女，每天应进行适当的双下肢抬高平卧，都有利于双下肢、盆腔静脉血液的回流，避免痔

静脉的曲张。六是注意个人卫生，养成良好的卫生习惯，有条件的可以经常坐浴，最好每晚睡前（或大便后）坐浴 1 次，保持肛门部的清洁。凡感觉肛周不适、疼痛、便血时应及时就诊检查，做到早发现、早治疗。

五、临证医案

1. 痔病案一（内治法）

周某，男，43 岁，湖南省长沙市。于 2015 年 4 月 25 日初诊。

主诉：大便时肛内有物外脱 1 年，加重伴疼痛 5 天。

病史：1 年前无明显诱因出现大便时肛内有物脱出，便后可自行回纳，1 年中肿物反复脱出，便后回纳较慢，平时大便 2 次/天，不成形，无里急后重。未见黏液脓性便。5 天前因食辛辣后，肛内脱出肿物伴疼痛。舌红，苔黄腻，脉滑数。

专科检查：视诊：肛缘可见皮赘，部分黏膜脱出，红色半球状，拇指头大小，以 5 点位为甚。肛诊：齿线上下痔区黏膜隆起，直肠下端未触及异常，指套未见染血。肛门镜检：齿线上黏膜充血。以 3、7、11 点为甚。

诊断：中医诊断：痔病（湿热下注证）。

西医诊断：混合痔（赘皮外痔，内痔Ⅲ期）。

整体治疗：清热利湿祛瘀。止痛如神汤加减。

处方：槟榔 15g，苍术 15g，黄柏 15g，秦艽 10g，防风 10g，当归尾 15g，桃仁 15g，泽泻 15g，皂角刺 10g，金银花 10g，王不留行 15g，青皮 10g。

水煎服，每日 1 剂，分 2 次服。

局部治疗：参黄洗液（院内制剂）坐浴，每日 1 次。熊胆消痔灵（院内制剂），塞肛，每日 2 次，每次 5g。

医嘱：注意休息，粗纤维饮食，定时排便。

二诊（2015 年 5 月 10 日）：肛门疼痛明显缓解，便后脱出情况较前减少。舌红，苔厚，脉平。原方去槟榔、皂角刺，加黄芪 15g，白术 15g，巩固疗效。

三诊（2015 年 5 月 20 日）：肛门情况较前明显好转，脱出减少。舌红，苔白。未诉明显不适。

【按语】本案属结缔组织性混合痔，肛缘无明显静脉曲张，痔核呈不规则形皮赘，边缘较清，皮色暗褐，腹压增高时无明显大小（血管怒张）变化。此类多由局部血液、淋巴回流受阻，反复发作而引起水肿，待炎症消退后呈现增生性皮赘与内痔上下连通，构成一体。该类混合痔常随肛缘赘皮水肿的次数增加而加重。平时无明显症状，便后肛门部不易干净，常有少量粪便和分泌物积存，刺激肛门部产生发痒和潮湿感。早期可见肛门缘皮肤皱襞肿大，晚期即呈鸡冠状外观，发炎时疼痛，痔核如分布在后正中线上，常常伴有肛门硬结。

湿热下注型痔病之肛门疼痛主要是由于机体湿热内生，下注大肠，气血纵横，壅阻经络，经络横解所致。故而治法当以清热除湿，行气通络，消肿止痛为主。环境气候、地域条件与痔的发病有密切的关系。湖南地处南部，患者易感湿邪、热邪，湿性趋下，肛肠位属下焦，湿热之邪下注大肠，蕴结肛门，致气血运行不畅，筋脉横解，肠澼为痔。患者诉每次便时带鲜血，量较多，便后有物脱出肿胀疼痛，便后能自行缓慢回纳。患者诉经常口干、口苦。脉滑数，望舌苔，舌苔黄腻。患者有素体肥胖，好食油腻辛辣之物，平时大便不成形，大便不尽，有黏腻之感。故王氏辨证为湿热下注，湿热下迫大肠，湿热蕴结，经络阻塞，气血瘀滞，则痔核肿物脱出；湿性重浊，则肿胀疼痛；苔黄腻、脉濡数为湿热之象。

治疗以清热利湿祛瘀立法，方药选用止痛如神汤加减。《医宗金鉴》云："气血交错而生痔者，具用止痛如神汤加减服之。"正如方歌所谓："止痛如神诸痔疮，风湿燥热总能防。"六腑以通为用，而痛则不通，通则不痛，故治痔当以通为第一要义。方中重用槟榔行气攻下，是为君药，《药性论》云："宣利五脏六腑壅滞，破坚满气，下水肿。"苍术辛散苦燥，健脾燥湿，两药相伍，则标本兼顾；泽泻性寒，能利水渗湿以泄热；秦艽、防风祛风除湿，使热毒解透于外；桃仁、当归尾为活血散瘀之良品，又能润肠通便以泄瘀，能消痈止痛；皂角刺、金银花托毒排脓，活血消痈，更利热毒下行。综观全方，诸药合用，共奏清热利湿，活血化瘀，祛风消肿之功。

2. 痔病案二（内治法）

潘某，男，49岁，湖南省长沙市。于2015年9月24日初诊。

主诉：便后间断性出血4年。

病史：4年前因大便干燥出现大便出血，色鲜红。平时大便1次/日，经常干燥，解出不畅，偶有肛门瘙痒，为求医治，到我院就医。患者精神状态良好，无恶寒发热，饮食正常，夜寐安，体重无明显变化，大便干燥，小便正常。舌红，苔黄，脉数。

专科检查：视诊：肛缘可见皮赘，皮肤潮红、纹理增厚。肛诊：齿线上下痔区黏膜隆起，直肠下端未触及异常，指套未见染血。肛门镜检：齿线上黏膜充血。以 7、11 点为甚。

诊断：中医诊断：痔病（风伤肠络证）。

西医诊断：①混合痔（赘皮外痔，内痔Ⅱ期）；②肛周湿疹。

整体治疗：清热凉血祛风。凉血地黄汤加减。

处方：黄连 15g，黄芩、槐花、荆芥各 10g，生地黄、赤芍、当归、地榆炭各 10g，麦冬 10g，山楂 10g，甘草 5g。

水煎服，每日 1 剂，分 2 次服。

局部外治：参黄洗液坐浴，每日 1 次。熊胆消痔灵软膏，塞肛，每日 2 次，每次 5g。

医嘱：注意休息，粗纤维饮食，定时排便。

二诊（2015 年 10 月 15 日）：患者便血次数较前明显减少，肛门瘙痒症状好转。继续予以熊胆消痔灵软膏外用，参黄洗液坐浴，以巩固疗效。

【按语】痔是个古老的病名，首见于《山海经》，是中医学最早记载的疾病之一。金元时期李东垣提出"湿热风燥四气合而为病"的观点，朱丹溪提出"痔疮专以凉血为主""以解热调血顺气先之"等治疗原则。本案属风伤肠络型混合痔，其病机为：风善行而数变，且多夹热邪，热伤肠络，血不循经，故而肛门筋脉松弛曲张形成混合痔。

据文献记载，凉血地黄汤有三方，《脾胃论》中凉血地黄汤的药物组成为黄柏、知母、青皮、槐米（炒）、熟地黄、当归，其功用是清热燥湿，养血凉血，主治湿热下注，肠澼下血。《兰室秘藏》中凉血地黄汤的药物组成为黄芩、荆芥穗、蔓荆子、黄柏、知母、藁本、细辛、川芎、黄连、羌活、柴胡、升麻、防风、生地黄、当归、甘草、红花少许，主治肾阴虚、相火旺而致的血崩。《外科大成》中凉血地黄汤的药物组成为当归、生地黄、赤芍、黄连、枳壳、黄芩、槐角、地榆、荆芥、升麻、天花粉、甘草，其功用是清热燥湿，凉血止血，主治湿热侵入直肠，血络损伤，痔疮肿痛出血。

本案所选凉血地黄汤出自于清代祁坤所著的《外科大成》，王氏认为风伤肠络的特点是大便带血，滴血，甚至喷射而出，色鲜红；常常患者会大便秘结伴有口干。风热下迫肠道，灼伤肠络，或者热积肠道，津液耗伤，导致大便秘结，易擦伤痔核血络，热邪迫血妄行，则可见便鲜血；风性善行，则下血或呈喷射状。皆为热邪内盛之象。

治疗以清热凉血祛风立法，方药一般选用凉血地黄汤加减。凉血地黄汤方中黄连、黄芩清热燥湿，凉血解毒，除肠中湿热而止出血，共为君药；槐花、地榆炭凉血收涩止血，尤善止下部出血；生地黄、麦冬、山楂合用以清热凉血，滋阴生津，既止出血，又补阴虚；赤芍凉血化瘀止血；荆芥穗疏风清热止血。以上六药助主药清热凉血之力，又有养阴活血，疏散风热之功，共为臣药；当归补血，活血，止血，共为佐药。诸药合用，共奏清肠止血之功。

3. 痔病案三（外治法）

宋某，男，30岁。湖南长沙市。于2016年2月24日初诊。

主诉：肛门疼痛3天。

病史：3天前因食用辛辣之品出现大便后肛门部疼痛。外用马应龙痔疮膏症状暂缓解，平时大便1次/日，大便不干燥，无里急后重。未见黏液脓性便。否认药物过敏病史。现症见：肛门疼痛，精神状态可。无恶寒发热，饮食正常，夜寐安，体重无明显变化，大便正常，小便正常。舌暗红，苔白，脉弦细。

专科检查：视诊：肛缘5点位可见一黄豆大小肿物，青紫色，大约2cm×1cm，按压质韧，无波动感，疼痛剧烈。指诊：齿线上下痔区黏膜隆起，直肠下端未触及异常，指套未见染血。肛门镜检：齿线上黏膜充血。以3、7、11点为甚。

诊断：中医诊断：痔病（气血瘀阻证）。

西医诊断：混合痔（血栓外痔，内痔Ⅱ期）。

局部治疗：行气祛瘀。参黄洗液外用坐浴。

处方：苦参30g，黄柏20g，地榆20g，黄芩20g，白芍15g，山栀子15g，槟榔10g，远志10g，大黄10g，薄荷10g，甘草8g。

每次125mL兑温开水至1000mL坐浴，每日1次。

另予地奥司明片，口服，每日2次，每次3片。熊胆消痔灵软膏，塞肛，每日2次，每次5g。

医嘱：注意休息，粗纤维饮食，定时排便。

二诊（2016年3月10日）：肛门肿物明显缩小，疼痛缓解，舌红，苔白，脉细。继续予以参黄洗液坐浴，配合熊胆消痔灵外用，以巩固治疗。

【按语】痔为腑病，调理肠胃，通调腑气，理气除滞为治痔之始；调理气血，活血化瘀为治疗之本。大肠包括回肠和广肠，回肠上接阑门与小肠相通，下接广肠，广肠下端为肛门。《医宗必读》云："回肠当脐右回十六曲……广肠传脊以受回肠，即回肠之更大者，直肠又广肠之末节也，下连肛门……总皆大肠也。"直肠为大肠之末端，下接肛门，痔生于肛门内外。因此，痔为腑病，痔病属大肠疾病之一。

大肠的主要生理功能为传导和运化糟粕，为津液化生的重要场所，津血同源，津液不足，血液亦亏，大肠为病，易伤津血。《素问·灵兰秘典论》云："大肠者，传道之官，变化出焉。"《灵枢·经脉》谓："大肠……主津液所述之病。"痔的产生、发展、治病及预防等各个环节，无不与大肠功能正常与否密切相关。痔病治疗从气血论，其中所谓之气实乃大肠之气。调理气机则主要是通过通调腑气，使腑气通畅，大肠的传导、运输、变化和化生功能正常，气血通调，从而达到预防和治疗的目的。气之于血，相辅相成，气以行血，血以载气，气行则血行，血瘀则气滞。

痔病是一种慢性进行性疾病。痔病的形成总是先有气机郁滞，继则血行不畅，蕴阻肛门，搏结日久而成。理气除滞是治疗的着眼点，通过对气血的调理，以解除血液瘀滞。气血不和，血液瘀滞是痔病的病理基础，调理气血，活血化瘀当贯穿于治疗的始终，是治疗痔病的基本法则。机体的气机通畅，气血运行自如，即能收到良好的治疗效果。

王氏认为此患者是气血瘀阻所致，治宜行气祛瘀。患者经络阻塞，气血瘀滞，则痔核肿物脱出。如《外科正宗》云："气血纵横，经脉交错……浊气瘀血，流注肛门，俱能发痔。"明确提出血瘀是痔的病理机制。本案患者症状为突发疼痛，主要是由于气血瘀滞导致疼痛难忍，不通则痛。加之患者脉象弦细，舌暗红，苔白，有气血瘀滞之征，故予参黄洗液治疗。重用苦参以清热解毒，燥湿，祛风杀虫；黄柏清热燥湿，泻火除蒸，两药相须为用，增加清热燥湿功效；黄芩清热燥湿，泻火解毒；地榆凉血止血，解毒敛疮；大黄清热泻火，逐瘀通经；槟榔、远志行气消肿；栀子、薄荷清热利湿，行气疏风；白芍酸甘化阴，养血敛阴柔筋，缓急止痛；甘草为使，调和诸药。诸药合用，共奏清热燥湿，行气活血，消肿止痛之功。

4. 痔病案四（外治法——痔上黏膜环切术）

陈某，女，39 岁，湖南省长沙市。于 2016 年 1 月初诊。

主诉：大便时肛内有物外脱伴间断滴鲜血8年。

病史：患者8年前无明显诱因出现大便时肛内有物脱出，需手托回纳，伴间断涌鲜血，一直未予特殊治疗，大便干燥时肛内滴鲜血，反复发作，每次症状可自行缓解。平时大便1次/日，无里急后重。未见黏液脓性便。为求医治，收入我院。舌红，苔黄腻，脉弦。

专科检查：视诊：肛缘可见少许赘皮隆起。指诊：肛内可触及柔软肿物隆起。指套退出未见染血。镜检：痔区黏膜充血隆起，以3、7、11点为甚。辅助检查：三大常规、凝血常规、肝肾功能、妇科白带常规、心电图、胸片基本正常。妇科会诊排除外阴、阴道妇科疾病。

诊断：中医诊断：痔病（湿热下注证）。

西医诊断：混合痔（赘皮外痔，内痔Ⅲ期）。

手术治疗：痔上黏膜环切术。

患者取左侧卧位，术前准备完毕，采取腰硬联合麻醉。麻醉满意后，予以络合碘棉球消毒，于肛门手术区从外向内消毒三次，铺无菌孔巾，肛内消毒三遍。

手术经过：

①患者取侧卧位，麻醉成功后先用2指再用4指轻柔扩肛，尽量松弛肛门，肛管内能容纳2指者不做常规扩肛。

②将肛管扩张器插入肛管内，分别在肛缘1、7、11点处各缝一针固定扩肛器。

③肛管碘伏消毒，找到齿线，确保吻合口位于齿状线上约2.0cm。

④使用肛镜缝扎器于齿状线上3.0~3.5cm处，从3点始用4号丝线在直肠壶腹黏膜和黏膜下做荷包缝合，直到缝合一周为止，取出肛镜缝扎器，轻轻收紧荷包。

⑤PPH吻合器旋开到最大限度，将其头端伸入荷包缝合线上方。

⑥使用配套挂线器通过PPH吻合器侧孔将打结后的荷包线拉出，旋紧吻合器时助手用适当的力持续牵拉荷包缝合线，并保持直肠、肛管扩张器、吻合器纵轴线一致，使吻合口处于水平位置。待指示刻度到安全域的底端，行阴道指诊，确定阴道壁未被拉入吻合器。击发吻合器，保持其在关闭状态60秒，起到压迫止血的作用。

⑦旋开、拿出吻合器，检查吻合口吻合满意。无活动性出血，用九华膏纱条塞入肛门压迫止血。

⑧检查切除的直肠下端肠壁应完整，呈桶状，高 1.5～2.5cm，手术成功。术后常规抗感染。

局部治疗：便后予以参黄洗液坐浴，伤口予熊胆消痔灵换药。

出院情况：伤口未见明显不适，无水肿，无出血。准其出院。

出院医嘱：①保持良好的大便习惯，定期复查；②禁油腻辛辣食物，不可负重，不做过于激烈的运动；③定期复查，不适随诊。

术后 2 个月复查，无异常。

【按语】王氏在临床实践中总结除了黏膜下荷包缝合的经验，下面从五个方面讨论荷包缝合的技巧及与并发症的关系。

（1）荷包缝合的高度　悬吊效果受到荷包缝合高低影响。缝合过高，则手术所牵拉和悬吊作用的减弱，手术效果差；缝合过低，常将部分肛垫一起切除，悬吊的效果虽然明显，但术中吻合口部位出血较多。再者肛垫切除过多，会引起患者术后出现肛门部不适。

（2）荷包缝合的深度　为了不损伤内括约肌，必须将缝合深度控制于黏膜下层，不能深入肌层，就如这位女性患者，行阴道指诊，确定阴道壁未被拉入吻合器，就是为了防止贯穿阴道壁而引起直肠阴道瘘。王氏通过多年体会认为，缝线的深度要在保证上述条件的前提下尽量加深，其好处有二：①较深的缝线会带入更多的组织，且黏膜悬吊效果更好；②组织被牵拉进入较多，吻合组织比较厚，压力均匀，能起到很好的止血效果。

简单判断是否缝到肌肉：缝合时出针较顺利，未出针时用持针钳夹住缝针水平滑动，如果可滑动说明未缝到肌肉组织；如果滑动较困难，说明缝到肌肉组织。

（3）荷包缝合的密度　视具体情况决定缝合的针数，能密不疏。缝针少，会造成作用不均，未缝到的组织容易因不受牵拉而脱落。王氏主张缝6～8 针为宜，荷包缝针应尽量自出针点原位进针。

（4）荷包线的缝合平面　为了取得良好的效果，王氏认为不同的位置，其缝针的角度、深度就应有所不同。脱垂严重的地方，进针相对较低、较深；脱垂较少或无脱垂的地方，进针相对较高、较浅，这样其空间就可以容纳脱垂严重地方的组织。

（5）荷包缝合的起止点　牵引线的作用点就是缝合的起止位点处，一般会切割较多的直肠黏膜，在痔核较大位置开始进针做荷包缝合，以保证对最大痔核的充分牵拉。

5. 痔病案五（外治法——自动痔疮套扎术）

侯某，女，34岁，湖南娄底市。于2014年10月初诊。

主诉：大便时有物脱出伴间断便血10余年。

病史：近10余年无明显诱因出现大便时有物脱出伴间断便血反复发作，期间未予特殊治疗，每次症状可自行缓解。平时大便1次/天，不干燥，成形。舌红，苔黄腻，脉弦。

专科检查：视诊：肛门口环状肿物隆起。指诊：肿物柔软，压痛明显。镜检：齿线黏膜充血水肿。辅助检查：三大常规、凝血常规、肝肾功能、妇科白带常规、心电图、胸片基本正常。妇科会诊排除外阴、阴道妇科疾病。

诊断：中医诊断：痔病（湿热下注证）。

西医诊断：环状混合痔（静脉曲张外痔，内痔Ⅲ期）。

手术治疗：自动痔疮套扎术（RPH）。

患者取左侧卧位，术前准备完毕，采取局部麻醉。消毒方法：予以络合碘棉球消毒，于肛门手术区从外向内消毒三次，铺无菌孔巾，肛内消毒三遍，在肛周3、6、9、12点分别予以0.67%利多卡因注射液行浸润麻醉。

手术时患者取左侧卧位，局部麻醉起效后。消毒肛内并扩肛，然后插入窥肛器，再次消毒直肠与肛管，显露齿状线及内痔块，将负压吸引头的接头与外源负压抽吸系统相连，并确认负压释放开关处于关闭状态。经肛窥器置入枪管对准目标，在负压抽吸下组织即被吸入枪管内。当负压值达到 -0.08~0.1mPa 时，即转动棘轮以释放胶圈，将目标组织套住。打开负压释放开关，释放被套扎的组织（约小指尖大小）。所套扎的组织系痔上黏膜组织及部分痔核组织，即距齿线上约1.5~3cm，注意不能套在齿线上。将2%利多卡因5mL和消痔灵10mL混匀，用10mL的注射器接长7号针头，在肛门镜直视下注射在套扎圈上方的痔组织黏膜下，以内痔饱满为度，黏膜微血管纹理清晰可见为宜。无菌纱布填塞包扎。

局部治疗：便后予以参黄洗液坐浴，伤口予熊胆消痔灵换药。

出院情况：术后7天，患者未诉肛门不适。准其出院。

出院医嘱：①保持良好的大便习惯，定期复查；②禁油腻辛辣食物，不可负重，不做过于激烈的运动；③定期复查，不适随诊。

术后2个月复查，无异常。

【按语】痔疮套扎有两种方法："痔块基底套扎法"和"痔上黏膜套扎法"。前者是直接套扎痔块基底部黏膜（距齿状线约1.5cm，不少于1cm），后者是套扎痔块上方的黏膜（距齿状线2~3cm）。对于Ⅰ、Ⅱ度内痔，一般采用痔块基底套扎法即可，而对于Ⅲ或Ⅳ度内痔，联合采用痔块基底套扎法和痔上黏膜套扎法（即串联套扎法或倒三角套扎法），效果更好。所谓串联套扎法，即在痔块基底部套扎一个点，在其上方再套扎一个点。所谓倒三角套扎法，即在痔块基底部套扎一个点，在其上方呈等腰三角形再套扎两个点，套扎点一般选择膝胸位1~2点、5~6点和9点，也可依痔块具体部位而定，一次治疗可套扎3~5个点。可重复治疗，间隔时间2~4周，直至症状好转或消失为止。

RPH保留了直肠肛管移行上皮和肛垫的完整性，保护了肛管黏膜的感觉功能，该手术具有痛苦小、出血少、术中定位精准、安全微创、操作简便、省时省力、方便快捷、重复性好、治疗效果可靠等优点，实现了痔的治疗全程自动化。

注意事项：

①位置：套扎在黏膜基底部，切勿扎住齿状线或肛管皮肤，否则可引起剧痛或重度坠胀感，严重者可导致出血与感染。

②数量：依痔块具体部位而定，一次治疗可套扎3~5个点。

③高低：避免在同一个平面多点套扎，以防止肛门直肠狭窄。

6. 痔病案六（外治法——混合痔外剥内扎术）

朱某，男，21岁，湖南省长沙市。于2015年8月25日初诊。

主诉：大便时肛内有物外脱伴间断滴鲜血1年，加重1周。

病史：患者在少食辛辣后症状可暂缓解，大便干燥时肛内滴鲜血，反复发作，每次症状可缓解。平时大便1~2次/日，不干燥，近1周症状加重。舌红，苔黄腻，脉弦。

专科检查：视诊：肛周静脉曲张伴结缔组织增生。指诊：团块位于齿线上下，质软，无压痛，指套少许染血。镜检：痔区黏膜充血，可见出血点，3、7、11为甚。辅助检查：三大常规、凝血常规、肝肾功能、心电图、胸片基本正常。

诊断：中医诊断：痔病（湿热下注证）。

西医诊断：混合痔（静脉曲张外痔，内痔Ⅲ期）。

手术治疗：患者取左侧卧位，术前准备完毕，采取腰硬联合麻醉。麻醉满意后，予以络合碘棉球消毒，于肛门手术区从外向内消毒三次，铺无菌孔巾，肛内消毒三遍。

取左侧屈膝侧卧位，常规消毒铺巾，腰硬联合麻醉起效后。行肛门镜检查确认内痔核在3、7、11点位，确定切口位置。允分扩肛可容纳2、3横指后，在11点位外痔隆起边缘外1.0~1.5cm处，以中弯组织钳轻轻夹持提起外痔皮肤，向外牵拉，暴露内痔核，沿外痔两侧的边缘切开皮层，直至齿状线上0.2~0.5cm处，边切皮肤边锐性或钝性分离切口内的皮肤和外痔，切口应呈尖端向外的放射状狭长梭形切口，将剥离组织向肛内游离，至齿状线上0.2cm左右，沿直肠纵轴方向，用大弯止血钳从游离痔核的基底部连同内痔痔核下的1/2~2/3部分一并夹住，在止血钳下端行7号丝线钳下结扎，切除钳上组织，保留残端长0.5cm。同时剪除钳上部分痔体，同法处理其他痔核，修整切缘。无菌纱布填塞包扎。禁排便24小时。

局部治疗：参黄洗液坐浴，熊胆消痔灵软膏换药。

出院情况：术后10天，患者每日坐浴及换药，肛门水肿消退，创面愈合可。准其出院。

出院医嘱：①出院后继续予参黄洗液坐浴1周；②保持良好的大便习惯，定期复查；③禁油腻辛辣食物，不可负重，不做过于激烈的运动；④定期复查，不适随诊。

术后2月复查，无异常。

【按语】混合痔手术较为复杂，尤其是环状混合痔，切除过多则手术并发症多，过少则手术不彻底，目前国内外临床上最常用的术式是外剥内扎术，手术原则为多切口，小创面，以痔核结扎为主，保留肛管皮肤黏膜桥，以减少术后并发症。混合痔的外剥内扎术仍是经典的痔术式，其疗效确切，操作简单，但其主要并发症有疼痛、出血、水肿及创面愈合较慢。

王氏为了解决一些手术常见的问题往往会注意以下几个方面：

一是保留肛管正常皮肤及黏膜，在剥扎痔核时一般都须保证各结扎点之间保留0.5cm以上的正常肛管皮肤黏膜，以留下足够的皮肤黏膜桥，防止术后肛门狭窄。

二是近年来，随着肛垫下移学说的深入研究，对肛垫的作用也越来越重视，痔疮的手术不是做得越干净越好。手术的目的是解除症状而不是消灭痔的本身，术中要保留那些病变不严重且没引起症状的痔区（肛垫），而不是对痔区组织一定要全部切除。在达到治疗目的同时，尽可能减少手术创伤，保留相对的正常组织。故王氏主张在保证功能的前提下尽量查清内痔、外痔的分布和主次关系，设计好外剥、内扎的位置。

三是术中尽可能避免结扎外痔创面，创面一定要剥离至齿线上再结扎；术后进食流质、半流质饮食，以减轻术后疼痛及避免排便引起的疼痛，以促进伤口愈合。

四是术后出血与手术者的熟练程度及术后排便困难有关，主要是术中没有结扎紧痔核，残端剪除过多导致结扎线滑脱，以及术后便秘使痔核脱落过早所致。同时由于结扎线的局部刺激作用，切口有一定的炎性反应，局部血管病扩张，加之排便、线头牵拉等刺激，括约肌痉挛疼痛，精神紧张等因素，手术创面易于出血，有时突发大出血。因为"脱而不落"的结扎线是局部感染、出血的主要因素，故结扎必须可靠。其一，结扎后距线结1cm剪去痔组织，留存不少于1cm，以防术后结扎线脱落引起原发性痔蒂大出血。其二，不宜大块结扎，否则会造成结扎的痔组织不能完全坏死脱落，如遇痔蒂过于宽大，可穿双线分段结扎。

五是术后水肿主要与术中痔血管团清除不彻底，外痔残留多，切口长度不够，引流不畅，肛门引流条张力过高，术后排便困难努挣等有关。因此皮桥游离，皮桥下静脉团剥离干净，保持术后排便通畅都是防止术后水肿要引起注意的方面。出现水肿后可用坐浴，微波治疗或再次手术来修剪创面。指诊肛门有紧束感者，可行外痔剥离较大切口处直视下切断外括约肌皮下部及浅部的部分肌纤维，以及部分内括约肌，使创口向外引流通畅。

7. 痔病案七（外治法——硬化剂注射术）

陈某，91岁，男，湖南长沙市。于2016年10月就诊。

主诉：反复便鲜血10年，加重3天。

病史：患者子女代诉患者10年前食辛辣食物后出现便后鲜血，量少，呈滴漏性。肛门部无明显脱出，时有肛门部瘙痒，大便正常。1~2次/天，未予重视，未接受系统治疗。3天前患者便后出鲜血，量多，呈喷射状。遂来我院就诊，以混合痔收治入院。既往患者有带状疱疹、高血压、冠心病、老年痴呆症病史。2015年在我院检查CT显示：双上肺陈旧性结核；双肺慢性炎症；左下肺致密影性质待查。未诉食物、药物过敏史。患者反应迟钝，对答切题，便后出现鲜血，呈喷射性，量多，肛缘时有痒痛，大便正常，1~2次/日，成形质软，色黄，食纳可，夜寐差。小便多，近期体重无明显。舌红,苔薄白,脉弦细。

专科检查:视诊:肛门散在赘皮隆起。指诊:可扪及柔软肿物。镜检:痔区黏膜糜烂充血隆起,以3、7、11点为甚。

诊断:中医诊断:痔病(脾虚气陷证)。

西医诊断:混合痔(赘皮外痔,内痔Ⅱ期)。

手术治疗:消痔灵注射疗法。

患者取左侧卧位,术前准备完毕,采取局部麻醉。消毒方法:予以络合碘棉球消毒,于肛门手术区从外向内消毒三次,铺无菌孔巾,肛内消毒三遍,在肛周3、6、9、12点分别予以0.67%利多卡因注射液行浸润麻醉。

患者取左侧卧位,常规术野消毒铺巾,局部麻醉满意后,插入肛门镜并消毒痔区,观察痔核的部位、数量及大小。用"消痔灵注射液"与等量0.5%利多卡因配成1∶1的"消痔灵"液,按"右前→右后→左侧→其他痔核"的顺序对痔核逐一进行四步注射,每个痔核的注射分别向4个方向进行:

①向直肠上动脉区域注射:注射药量约2~3mL。

②向黏膜下层痔组织注射:由痔核中部向肌层进针,至针尖触到肌性抵抗,边退针边将药液以扇形向黏膜下层的痔血管丛注射,以痔核呈弥漫性肿胀为度,注射药量约3~6mL。

③向系黏膜固有层痔组织注射:缓慢退针至有落空感,此时针尖已退至黏膜肌层上方,在此注射药液约2~3mL,以痔黏膜呈水疱状,并可看到黏膜表面微细血管为度。

④向齿线稍上方内痔区注射:自齿线上0.2cm处进针,针尖穿入痔体的斜上方做扇形注射,注射药量约1~3mL。

无菌纱布填塞包扎。禁排便24小时。

局部治疗:予以参黄洗液坐浴,熊胆消痔灵+双氯芬酸钠换药。

专院情况:术后10天,患者每日坐浴及换药,肛门水肿消退,出血情况明显改善。准其出院。

出院医嘱:①出院后继续予参黄洗液坐浴1周;②保持良好的大便习惯,定期复查;③禁油腻辛辣食物,不可负重,不做过于激烈的运动;④定期复查,不适随诊。

术后2个月复查,未见出血,未诉明显不适。

【按语】早在《黄帝内经》中就有"筋脉横解，肠澼为痔"的记载，已经把痔的发生机制作了精辟的论述。《素问》对内痔脱出、脱肛提出了"下而举之"的非手术治疗的原则。《丹溪心法》中有"五倍子、朴硝……煎汤熏洗治痔"的方法。随着肛垫理念逐渐被认同，由此引发对痔的治疗观念有了根本的改变：即尽最大可能地维护和保持肛垫的完整性，重视痔的保守治疗和非手术治疗，无效后才考虑手术治疗。

消痔灵注射液是根据中医"酸可收敛，涩可固脱"的理论，由五倍子（鞣酸）、明矾（硫酸钾铝）、枸橼酸钠、低分子右旋糖酐、甘油和三氯叔丁醇等组成，具有致炎、止血、抑菌、止痛作用。硬化剂消痔灵注射液中所含五倍子、明矾等药物，在组织中产生无菌性炎症，促使痔组织及其周围组织纤维化、瘢痕化，将脱垂的肛垫粘连固定于内括约肌表面，而瘢痕挛缩可起到悬吊上提的作用。痔体的萎缩和上提减少了排便时的阻力，故可有效预防痔的复发。消痔灵注射疗法的优势：治疗简便易行，治疗安全性高，治疗效果显著。消痔灵注射治疗痔虽然疗效明显，但屡见术后并发症的报道。其主要并发症有：大出血、肛管直肠溃疡、肛缘水肿、直肠硬结、肛管狭窄及肛管直肠间隙脓肿等。

对于并发症的防治：①注射时应无菌操作，彻底消毒，避免针刺引发感染而形成瘢痕；②如果痔核本身已感染，应先抗感染治疗，待炎症消退后再注射；③注射液浓度不宜过高，一般配成1∶1为好，药量不宜集中注射，剂量不宜过大，注射时避免在一个平面，注射点不宜过多，以免硬化、坏死；④掌握深度，注射时勿注入肌层，当进针至黏膜下层有肌性抵抗感后，稍回撤再注药；⑤注射前面时须避免注入前列腺或阴道，注射后面时量勿过多。

本案患者为高龄患者，基础疾病较多，不能耐受其他痔疮手术方式治疗，老年人痔患者的治疗是社会老龄化的一个新问题。老年人混合痔发病率愈来愈高，但由于老年人自身条件的局限，不能耐受手术，使得治疗方法受到限制。故王氏选择了消痔灵注射疗法，结合其特点，因病制宜。加上患者配合度不高，所以只处理了2个较大的痔体。选择这种疗法，减少了手术带来的风险和不确定因素。同时患者术后出血情况得到明显改善，有助于提高患者的生活质量，可谓是一举两得。

8. 痔病案八（术后并发症——疼痛）

陈某，女，63岁，湖南长沙市。就诊于2013年11月。

主诉：大便时肛内有物外脱伴间断滴鲜血10年，加重伴肛门疼痛10天。

病史：10年前无明显诱因出现大便时肛内有物脱出，可自行回纳，间断涌鲜血，外用肛泰软膏则症状可暂缓解。10年中出现肛外肿物疼痛加重，便血，大便干燥时肛内滴鲜血，反复发作，平时大便2～3次/日，成形，无里急后重，未见黏液脓性便。近10天肛内脱出肿物明显增大，回纳较慢，需用手送回，肛外肿物疼痛剧烈，走路时加重，为求医治，到我院就医，以混合痔收住入院。既往有甲硝唑过敏史，有胃病病史10余年。舌紫暗，苔薄黄，脉细涩。

专科检查：视诊：肛缘静脉曲张并水肿，紫红色。主要位于截石位，6～12点位表面糜烂坏死，其上可见齿状线，按压质韧，无波动感。指诊：指套无出血，肛内未触及肿物。肛门镜检：齿线上黏膜充血，以3、7、9、11点为甚。辅助检查：三大常规、凝血常规、肝肾功能、心电图、胸片基本正常。

诊断：中医诊断：痔病（气滞血瘀证）。

西医诊断：混合痔（静脉曲张外痔，内痔Ⅲ期）。

手术治疗：患者取左侧卧位，术前准备完毕，采取腰硬联合麻醉。麻醉满意后，予以络合碘棉球消毒，于肛门手术区从外向内消毒三次，铺无菌孔巾，肛内消毒三遍。

取左侧屈膝侧卧位，常规消毒铺巾，腰硬联合麻醉起效后，行肛门镜检查确认内痔核在3、7、9、11点位，确定切口位置。充分扩肛可容纳2、3横指后，在11点位外痔隆起边缘外1.0～1.5cm处，以中弯组织钳轻轻夹持提起外痔皮肤，向外牵拉，暴露内痔核，沿外痔两侧的边缘切开皮层，直至齿状线上0.2～0.5cm处，边切皮肤边锐性或钝性分离切口内的皮肤和外痔，切口应呈尖端向外的放射状狭长梭形切口，将剥离组织向肛内游离，至齿状线上0.2cm左右，沿直肠纵轴方向，用大弯止血钳从游离痔核的基底部连同内痔痔核下的1/2～2/3部分一并夹住，在止血钳下端行7号丝线钳下结扎，切除钳上组织，保留残端长0.5cm。同时剪除钳上部分痔体，同法处理其他痔核，修整切缘。无菌纱布填塞包扎。禁排便24小时。

整体治疗：依据患者舌、脉、症综合辨证，乃气血凝滞、湿热所致。治疗以清热利湿祛瘀，选止痛如神汤加减。

苍术 15g, 黄柏 15g, 秦艽 10g, 防风 10g, 当归尾 15g, 桃仁 15g, 泽泻 15g, 皂角刺 10g, 槟榔 10g, 王不留行 15g, 青皮 10g, 黄芪 20g, 白术 20g。

局部治疗: 便后予以参黄洗液坐浴, 伤口予熊胆消痔灵换药。

出院情况: 术后 10 天, 患者每日坐浴及换药, 肛门水肿消退, 创面愈合可。准其出院。

出院医嘱: ①出院后继续予参黄洗液坐浴 1 周; ②保持良好的大便习惯, 定期复查; ③禁油腻辛辣食物, 不可负重, 不做过于激烈的运动; ④定期复查, 不适随诊。

术后 2 个月复查, 无异常。

【按语】中医对肛肠病术后疼痛的认识虽未单独阐释, 但对疼痛病因病机的论述却非常精辟, 即各种致病因素均可导致病变部位气血凝滞, 影响经气运行, 即可产生疼痛。中医认为人体是一个有机的整体, 所以中医关于疼痛病因病机的论述对肛肠病术后疼痛病因病机的认识有借鉴作用。古人云: "人之一身, 自顶至踵, 俱有痛病, 一病各不同, 而其为气凝血滞则一也。"《素问·举痛论》曰: "经脉流行不止, 环周不休, 寒气入经而稽迟, 泣而不行, 客于脉外则血少, 客于脉中则气不通, 故卒然而痛。" 首次提出 "不通则痛" 的理论并一直指导着中医临床。故局部气血凝滞、湿热风燥之邪气致病、局部气血不足是痔病术后疼痛的主要病因病机。主要是手术或结扎后, 直接损伤络脉、经脉, 使局部经脉、络脉之气被隔绝阻断, 经滞则气不周行, 气滞则血不行, 气与血俱滞, 气血瘀阻, 经络不通。《素问·阴阳应象大论》曰: "气伤痛, 形伤肿。" 气机不利, 流通障碍, 气聚凝滞而疼痛, 血有形, 形伤肿, 瘀血阻滞, 不通则痛, 故血瘀会出现局部肿胀疼痛。经脉内联脏腑, 外络肢节, 痔术后局部皮肉受损、经络受伤, 犹壁之有穴, 墙之有窦, 无异于门户洞开。故易使邪气, 尤其是 "湿热风燥" 之邪搏结于肛门。术后肛门局部的气血不足, 推动无力, 易发生局部气血阻滞, 而致 "不荣则痛" 和 "不通则痛"。且局部气血不足, 易发生外邪入侵。

王氏在处理术后疼痛的问题上, 坚持标本兼治, 在止痛如神汤的基础上加健脾益气的黄芪, 配合除湿益燥、和中益气、温中、去脾胃中湿、除胃热、强脾胃的白术, 从脾胃论治, 以治其本。患者不通则痛, 予以参黄洗液坐浴, 中药坐浴是中医外治法的重要组成部分, 是肛门疾病术后常用的治疗措施，药物通过"热力"的传达作用于创面，更利于药物的吸收渗透，达到清热解毒，行气活血，消肿止痛的作用。参黄洗液为王氏的经验方，苦参配黄柏、黄芩为君，全方药物配伍，起到清热燥湿，消肿止痛功效，从而达到治标的目的。标本兼治，双管齐下。

9. 痔病案九（术后并发症——水肿）

游某，女，67岁，湖南长沙市。2014年10月就诊。

主诉：体检发现肛内肿物10余天。

病史：10余天前在外院体检时发现肛内肿物，平时大便1~2次/日，不成形，无里急后重，未见黏液脓性便。到我院就医，以混合痔收住入院。既往有"高血压病"病史10余年，最高血压190/90mmHg，服厄贝沙坦胶囊1粒（150mg），1次/日，目前血压控制情况可。另有"胆结石"病史10余年，未予特殊处理。否认药物过敏史。舌紫，有瘀斑，苔薄白，脉弦。

专科检查：视诊：肛缘9点位肿物隆起，约为0.5cm×0.5cm大小，肿物内可见血栓粒。指诊：肿物质韧，无压痛，无波动感，直肠空虚，未扪及肿物，指套退出未染血。镜检：齿线上黏膜充血水肿伴表面糜烂，以3、7、11点为甚。辅助检查：三大常规、凝血常规、肝肾功能、心电图、胸片基本正常。妇科会诊排除外阴、阴道妇科疾病。

诊断：中医诊断：痔病（气滞血瘀证）。

西医诊断：混合痔（血栓外痔，内痔Ⅱ期）。

手术治疗：痔疮自动套扎术（RPH）+外剥内扎术。

患者取左侧卧位，术前准备完毕，采取腰硬联合麻醉。消毒方法：麻醉满意后，予以络合碘棉球消毒，于肛门手术区从外向内消毒三次，铺无菌孔巾，肛内消毒三遍。

手术经过：取左侧屈膝侧卧位，常规消毒铺巾，腰硬联合麻醉起效后。行肛门镜检查确认内痔核在3、7、11点位，确定切口位置。以中弯组织钳轻轻夹持提起9点位外痔皮肤，向外牵拉，暴露内痔核，沿外痔两侧的边缘切开皮层，直至齿状线上0.2~0.5cm处，边切皮肤边锐性或钝性分离切口内的皮肤和外痔，切口应呈尖端向外的放射状狭长梭形切口，将剥离组织向肛内游离，至齿状线上0.2cm左右，用大弯止血钳从游离痔核的基底部，在止血钳下端行7号丝线钳下结扎，切除钳上组织，保留残端长0.5cm。插入肛窥器，再次消毒直肠与肛管，显露齿状线及内痔块，将负压吸引头的接头与外源负压抽吸系统相连，并确认负压释放开关处于关闭状态。经肛窥器置入枪管对准目标，在负压抽吸下组织即被吸入枪管内。当负压值达到 0.08～0.1mPa 时，即转动棘轮以释放胶圈，将目标组织套住。打开负压释放开关，释放被套扎的组织（约小指尖大小）。所套扎的组织系痔上黏膜组织及部分痔核组织，即距齿线上约 1.5～3cm，注意不能套在齿线上。将 2% 利多卡因 5mL 和消痔灵 10mL 混匀，用 10mL 的注射器接长 7 号针头，在肛门镜直视下注射在套扎圈上方的痔组织黏膜下，以内痔饱满为度，黏膜微血管纹理清晰可见为宜。无菌纱布填塞包扎。禁排便 24 小时。

局部治疗：TDP 照射。灌肠辅助解便，便后予以参黄洗液坐浴，伤口予熊胆消痔灵换药。

出院情况：术后 10 天，患者肛门水肿消退，创面愈合可。

出院医嘱：①出院后继续予参黄洗液坐浴 1 周；②保持良好的大便习惯，定期复查；③禁油腻辛辣食物，不可负重，不做过于激烈的运动；④定期复查，不适随诊。

术后 2 个月复查，无异常。

【按语】王氏对于术后水肿的患者主要是强调中药坐浴熏洗。中药熏洗疗法是根据辨证论治选取合适的药物，利用药物所煎汤液，趁热在皮肤或患部进行熏蒸、淋洗和坐浴的一种外治方法。中药熏洗疗法的局部疗效明显优于内治法，尤其对前后二阴部位的疾病，用熏洗坐浴法治疗，热力和药力共同发挥作用，直达病所，奏效迅速。中药熏洗是以药物的四气五味和脏腑经络辨证为依据选用特定的方药，经过合理的制作方法，利用中药汤液的热力和蒸汽，作用于皮肤、腠理，达到开泄腠理，疏通经络，活血化瘀，消肿止痛，清热解毒，燥湿止痒，敛疮生肌，协调脏腑功能等作用。

其实熏蒸法在我国古代已广为使用，如《素问·阴阳应象大论》中云："其有邪者，渍形以为汗。"这里所提到的"渍形"就是用中药热汤熏洗之意。《礼记》云："头有创则沐，身有疡则浴。"《外科正宗》云："使气血得疏，患者自然爽快，亦取瘀滞得通，毒气得解，腐肉得脱，疼痛得减。"《外科大成》云："使气血疏通以疏其毒，则易于溃散而无壅滞也。"又谓："疏通气血，解毒止痛，祛瘀脱腐。"《外科启玄》云："凡治疮肿，初起一二日之间，宜药煎汤洗浴熏蒸，不过取其开通腠理，血脉调和，使无凝滞之意，免其痛苦，亦消毒尔。"尚有"令掩净而无脓"的论述。《外科精义》云："淹渍掩肿之法，宣通行表，发散邪气，使掩内消也。"以上条文均认为中药坐浴具有行气活血，疏通经络，消肿止痛，开通腠理，清热解毒之效，进而可以促进创面愈合。

从广义上讲，手术本身就是一种创伤，属于中医"金疮"的范畴，手术结扎损伤经络，使经络阻隔，气机不畅，血行瘀滞。肿的原因是由于经络阻隔，气血凝滞而成。《医宗金鉴》云："人之气血，周流不息，稍有壅滞，即作肿矣。"王氏针对术后水肿的病因病机，采用参黄洗液坐浴熏洗，既可以通过药物配伍而发挥治疗作用，又在熏洗过程中使药效直达病所，使皮下血管和淋巴管扩张，促进血液和淋巴循环，降低局部肌肉和结缔组织紧张度，从而达到肿消痛减的目的。同时药液熏洗和温热的蒸气，可使局部气血和经络疏通，能促进局部血液循环，增强局部组织的抗病能力，使局部功能得以恢复和改善。温热的刺激可以降低局部痛觉神经的兴奋性，减轻组织炎症水肿，减缓局部神经末梢压力，增强结缔组织的伸展性，使肛门括约肌得以松弛，从而起到明显消肿止痛的效果。最后中药熏洗通过对肛门局部的淋洗，可以保持肛门局部清洁，减少不良刺激，为肛门部创面生肌收口，创造了有利的条件。

第二节　肛瘘医案

一、概述

肛瘘又叫肛管直肠瘘，是肛管或直肠因病理原因形成的与肛门周围皮肤相通的一种异常管道，一般由内口、瘘管、外口三部分组成。肛瘘是一种临床常见病，约占外科疾患的 3% ~5%，在肛门疾病中，它的发病率仅次于痔疮，是肛门五大常见病之一。其中，高位复杂性肛瘘是被公认的外科领域难治性疾病之一。肛瘘在我国的发病率占肛门直肠疾病的 1.67% ~3.60%，国外约为 8% ~25%。发病高峰年龄在 20 ~40 岁，男性多于女性，男女之比约为 5 ∶ 1。

针对肛瘘的发生，国内外众多学者分别从解剖学、胚胎学、免疫学、细菌学及性激素水平等不同的角度进行了研究，并取得了初步的进展。其中，肛腺感染学说是目前公认的肛瘘发病学说。该学说强调了肛腺在肛瘘发生中的重要性，肛腺往往是细菌感染进入的门户。肛瘘由于内口和原发感染病灶的持续存在，直肠内的污染物持续不断进入内口并刺激管腔，引起长期慢性炎症刺激，使局部组织纤维化形成管道而难以闭合。外口小，脓液排出受阻，向邻近间隙扩散形成新的脓腔、支管和继发性外口。肛瘘的诊断并不困难，根据病史及肛瘘特有的临床表现，再辅以造影检查、探针检查等即可确诊。肛瘘的分类方法有很多，主要根据瘘管的数量、位置，瘘管的走行，以及瘘管与肛管括约肌的关系进行分类。目前国际上最常用的是 Parks 分类法，我国临床上主要遵循 1975 年制定的肛瘘统一分类标准。

二、病因病机

肛瘘的病因病机可分为如下：

1. 痔久不愈成瘘

如明代陈文治所撰《疡科选粹》云："痔疮绵延不愈，湿热瘀久，乃穿肠透穴，败坏肌肉，消损骨髓，而为之漏焉。"又如隋代巢元方所著《诸病源候论》提出瘘是由脓肿日久不愈演变而来，如："寒气客于经络，血涩不通，壅结成痈。发痈之后，热毒未尽，重有风冷乘之，冷搏于肿，蕴结不消，故经久一瘥一发，久则变成瘘也。"同时还记载了"痔久不差，变为瘘也""脓瘘候，是诸疮久不瘥成瘘"等观点。

2. 瘘由风湿燥热之邪所致

如刘完素所著《河间六书》曰："盖风热不散，谷气流溢，传于下部，故令肛门肿满，结如梅李核，甚至乃变为瘘。"

3. 瘘由过食醇酒厚味，劳伤忧思，房劳过度所致

如清代余景和（余听鸿）在《外证医案汇编》中提出："肛漏者，皆肝脾肾三阴气血不足……始因醇酒辛辣，醉饱入房，疾奔久坐，筋脉横解，脏腑受伤。"清代林佩琴所著《类证治裁》云："然阴虚生热，或服饵辛毒，大肠燥秘，及忧恐气结，奔走劳动，致疮孔生管流脓，斯成瘘矣。"

4. 肛瘘为肛痈溃后余毒未清，不能托毒外出，久不收口所致

如清代赵濂所著《医门补要》云："湿热下注大肠，从肛门先发疙瘩，

渐大溃脓,内通大肠,日久难敛,或愈月又溃,每见由此成痨者……若咳嗽而成漏者,不治。"又如《太平圣惠方》曰:"夫痔瘘者,有诸痔毒气,结聚肛边,有疮或作鼠乳,或生结核,穿穴之后,疮口不合,时有脓血,肠头肿痛,经久不差,故名痔瘘也。"

5. 肛瘘为局部血液循环欠佳所致

明代薛己所著《薛氏医案》云:"臀,膀胱经部分也,居小腹之后也,此阴中之阴。其道远,其位僻,虽太阳多血,气运难及,血亦罕至,中年后忧虑此患。"明代著名医家陈实功著《外科正宗》一书,较全面地总结了历代的外科学术成就,并写有《脏毒论》《痔疮论》等专著,对痔、瘘、肛周痈疽等疾病的病因病机和辨证施治进行了较为全面的论述。元代窦默(窦汉卿)在《疮疡经验全书·痔瘘症并图说篇》中对痔瘘的病因病机及证治进行了专门论述,在五痔基础上,进一步详细分为二十五痔,并附图说明,充分反映了当时对痔瘘病研究的细致和深入,如:"坐马痈,此毒痈受在肾经,虚毒气热,毒伤于内大肠之经,并聚成毒,而成瘘疮。"

三、治法

(一)内治法

肛瘘的内治法是通过口服药物使炎症消退,溃孔闭塞。

1. 补法,如《丹溪心法》云:"漏者,先须服补药生气血,用参、术、芪、归为主,大剂服之。"

2. 初起宜清,久病宜补,如《医学入门》曰:"瘘流脓血,初是湿热,久是寒湿,初起宜凉血清热燥湿,病久则宜涩窍杀虫温补。"元代窦默的《疮疡经验全书》中也记载:"治之须以温补之剂补其内,生肌之药补其外。"

3. 清代余听鸿在《外科医案汇编》中提出:初期用清散之剂,求其内消;中期用托里透脓,清热化湿;脓成后则补气养血,兼清湿热。如:"所以治漏之法,如堤之溃,如屋之漏,不补其漏,安能免乎,治漏者先顾气血为先,气旺血充,而能收蓄,使其不漏,可无害矣,津液日增,虚损可复。"

（二）外治法

1. 坐浴疗法

坐浴疗法在《五十二病方》中便有记载：治疗牝痔"未有巢者"，采用"煮一斗枣，一斗膏，以为四斗汁，指殽（盘）中而居（踞）之"。

2. 熏治法

《五十二病方》中最早记载了熏治法及肛门探查术，如："牝痔之有数窍，蛲白徒道出者方：先道（导）以滑夏铤（探针）令血出……坐以熏下窍。"

3. 肛瘘切开术

《五十二病方》中还记载了肛瘘的手术方法，如"絜以小绳，剖以刀"是治疗瘘的结扎切开术。在"牝痔"的手术中载有："巢塞直者，杀狗，取其，以穿籥，入直中吹之，引出，徐以刀劙去其巢，治黄黔（芩）而娄（屡）传之。"古人巧妙利用狗膀胱、竹管等制成的器具，将病变引出肛外，在直视下慢慢切割去除，术后并用中药外敷治疗。即用牵引法将痔漏病灶暴露后，再予以肛瘘牵引切除术。古代对中医肛瘘切开术也有记载，如清代高文晋的《外科图说》载有："若久年漏症，初诊探以银丝，方能知其横飘直柱，以及浅深曲直之有通肛过桥之重症。然后每日用柳叶刀开其二三分，开后用絮止血，约半日去絮，乃上药版。通肛则用弯刀，若素有血证不可开，痨病脉数不可开，肛门前后不可开……年均不可开。此治横飘之法也。"

4. 药捻脱管法

最早记载应用药捻脱管法治疗肛瘘的是宋代医籍《太平圣惠方》，书中记载用砒霜溶于黄蜡之中，捻为条，纳于痔瘘疮窍之中以治疗肛瘘的方法。金元时期李东垣所著《东垣十书》记载了用寸金锭子治疗肛门直肠瘘，是中医用腐蚀性药物治疗肛瘘的最早记载。

5. 挂线疗法

明代中医学的发展取得了很大成绩，痔瘘学科更有了新的进展，枯痔疗法日趋完善，并首创治肛瘘的挂线疗法，明代徐春甫在《古今医统大全》中记载了挂线治疗肛瘘的方法："上用草探一孔，引线系肠外，坠铅垂悬，取速效。药线日下，肠肌随长，僻处既补水逐肠外，未穿疮孔，鹅管内消，七日间脏全如旧，譬筑堤决防水，既归漕，堤流俱凋有何泛滥，脱线日期，在疮远近，或旬日半月，不出二旬，线既过肛如锤脱落，以药生肌，百治百中。"此书引用元代李仲南所著《永类钤方》记载的肛瘘挂线术，云："至于成瘘穿肠，串臀中，有鹅管，年久深远必用永类钤方挂线法，庶可除根。"

王氏治疗肛漏，多从湿热、热毒、气血两虚入手。

四、临证医案

1. 肛瘘案一（内治法）

肖某，男，46 岁，湖南省长沙市雨花区，公务员。于 2015 年 8 月 20 日初诊。

主诉：左侧肛周肿痛 1 周。

病史：患者于本月 14 日因食辛辣食物后出现肛周肿痛，未予以重视，此后症状逐渐加重，局部红、肿、热、痛明显，伴渴不欲饮，大便不爽，小便短赤。舌红，苔黄腻，脉弦滑。

专科检查：视诊：左侧肛周可见以 2cm×2cm 大小红肿隆起。指诊：肿物皮温较高，触痛明显，无波动感，肛管左壁饱满隆起。镜检：齿线处黏膜充血明显。

诊断：中医诊断：肛痈（湿热下注证）。

西医诊断：肛周脓肿。

整体治疗：清热解毒，除湿消肿。草薢渗湿汤合五味消毒饮加减。

处方：草薢 12g，薏苡仁 15g，赤苓 15g，黄柏 10g，牡丹皮 10g，泽泻 10g，滑石 10g，通草 10g，金银花 10g，蒲公英 10g，野菊花 10g，紫花地丁 10g，紫背天葵子 9g。

10 剂。水煎服，日 1 剂，早晚分服。

局部治疗：①予参黄洗液 125mL 溶于 1000mL 温水中，坐浴 10 分钟；②予肛泰软膏以清热解毒，消肿生肌。

医嘱：①避风寒，慎起居，调情志，注意休息；②调节饮食，忌辛辣刺激性及肥甘厚腻之品；③保持大便通畅，保持肛门局部清洁卫生。

二诊（2015 年 8 月 30 日）：红肿隆起较前消退，续用前方 10 剂，基本痊愈。

1个月后复诊，自觉临床症状无反复。检查：视诊：肛缘尚平整，肛旁红肿已退，3点位皮肤尚有1cm×1cm×0.5cm小硬结，无压痛。指诊：局部皮温正常，无压痛。镜检：齿线处黏膜充血水肿。嘱清淡饮食，忌辛辣刺激之品，保持大便通畅及肛门局部清洁卫生。

【按语】肛周脓肿在中医学属肛漏范畴，其中湿热下注证较为常见。一般认为由外感湿热毒邪，湿热浸淫，下注魄门，引起气血蕴结，经络不畅所致。此外，血脉受损，气血郁滞，经脉不通，不通则痛，故有局部疼痛和肿胀。气血郁滞，经脉不畅，则肌肉不得濡养，新肉不生，故瘘口不能愈合，反复流脓。因此，王氏认为用萆薢渗湿汤加减治疗肛痈一证，当以清热解毒，利湿消肿为法则，且应遵循早发现、早就诊、早治疗的原则。萆薢渗湿汤为《疡科心得集》中治疗湿热下注之臁疮的重要方剂，方中萆薢利水，分清化浊；薏苡仁利水渗湿；泽泻渗湿泄热；赤苓分利湿热；滑石利水通淋；通草清热利湿，使下焦湿热自小便排出；再配以牡丹皮清热凉血，活血化瘀；黄柏清热燥湿，泻火解毒。全方共奏导湿下行，清热利水之功效。五味消毒饮来自《医宗金鉴》，功用为清热解毒，散结消肿。方中金银花清热解毒，消散痈肿；紫花地丁、蒲公英、野菊花、紫背天葵子清热解毒，凉血，消肿散结；配合成方，共奏清热解毒，散结消肿之功。

2. 肛瘘案二（内治法）

胡某，男，30岁，湖南省长沙市望城区，农民。于2009年5月9日初诊。

主诉：肛周肿痛3天。

病史：患者于本月7日无明显诱因出现肛周肿痛，伴发热，燥渴欲饮，头昏痛，大便秘结，小便短赤。舌红，苔黄，脉弦数。

专科检查：视诊：肛缘左前方距肛门约2cm处局部皮肤红肿隆起。指诊：局部皮温升高，未触及波动感，硬结处压痛明显，齿线处1点位可触及一凹陷，压痛明显。镜检：齿线处黏膜充血明显，1点位肛窦充血明显。

诊断：中医诊断：肛痈（热毒蕴结证）。

西医诊断：肛周脓肿。

整体治疗：清热解毒，透脓脱毒。仙方活命饮（《校注妇人良方》）加减。

处方：金银花15g，蒲公英15g，连翘15g，乳香12g，没药12g，当归

12g，天花粉 20g，防风 7g，白芷 7g，陈皮 10g，穿山甲 6g，皂角刺 12g，紫花地丁 15g，生甘草 5g，大黄 10g，川牛膝 12g。

5 剂。水煎服，日 1 剂，早晚分两次服用。

局部治疗：①予黄连 10g，黄柏 10g，黄芩 10g，栀子 10g，加水煎至 200mL，加温水至 600mL，坐浴 10 分钟；②予如意金黄散外敷以清热解毒，消肿透脓。

医嘱：①禁食辛辣刺激性食物，如辣椒、酒、油腻之食；②保持大便通畅；③注意休息。

二诊（2009 年 5 月 14 日）：肿物消退，无明显疼痛。检查：视诊：肛旁红肿已退，按之微痛。指诊：硬结处可触及条索状物通于肛内，齿线处 1 点位可触及一凹陷，无明显压痛。镜检：齿线处黏膜充血明显，1 点位肛窦处凹陷。继以前方去蒲公英、紫花地丁，加三棱、莪术、牡丹皮各 12g，黄芪 15g，白术 10g 以补气健脾，托毒生肌。再治 5 天后，肛部硬结全部消失，随访 5 年未见复发。

【按语】《外科正宗》云："夫脏毒者，醇酒厚味，勤劳辛苦，蕴毒流注肛门，结成肿块。"说明肛痈的发生与饮食醇酒厚味、劳思忧伤、便秘、房劳过度有关。王氏根据多年的临床经验，认为热毒蕴结型肛痈予以仙方活命饮加减效果较佳。仙方活命饮为《医宗金鉴》中治疗疮痈之名方，具散毒和血，清热溃结之功。其方以穿山甲、皂角刺攻坚；白芷、防风、陈皮、大黄通经，疏风清热而疏其滞；乳香、没药、当归破血散结止痛；辅以天花粉、金银花、紫花地丁、蒲公英、连翘、甘草清热泻火，化痰解郁；以川牛膝为使引药直达病所。诸药相辅相成，效果卓然。

用仙方活命饮治疗肛痈一证，应遵循早发现、早就诊、早治疗的原则，并应根据湿热邪毒孰轻孰重，灵活选用清热解毒之品，以便在尚未成脓时，消而散之，一荡合平。

3. 肛瘘案三（内治法）

陈某，男，48 岁，湖南省长沙市岳麓区，公交车司机。于 2010 年 6 月 18 日初诊。

主诉：反复肛周肿痛半年，加重 10 天。

病史：患者自诉半年前无明显诱因开始出现肛周肿痛，大便时无明显加重，未予以特殊处理，一周左右可自行愈合，但反复发作。10 天前再发加重，肿物增大，形体消瘦，面色无华，气短懒言，唇颊苍白，纳呆。舌淡，苔白，脉细弱无力。

专科检查：视诊：肛缘后方可见约 3cm×3cm 大小隆起，局部皮肤无明显红肿。指诊：局部皮温无明显升高，隆起处轻压痛，未触及波动感，齿线处 5 点位可触及一凹陷，轻压痛。镜检：齿线处黏膜充血水肿，5 点位肛窦处可见少量脓性分泌物。

诊断：中医诊断：肛痈（气血两虚证）。

西医诊断：肛周脓肿。

整体治疗：补益气血，托里生肌。方用十全大补汤（《太平惠民和剂局方》）加减。

处方：党参 10g，白术 15g，茯苓 10g，炙甘草 6g，当归 10g，川芎 15g，熟地黄 15g，赤芍 10g，黄芪 15g，肉桂 10g，生姜 10g，大枣 3 颗。

5 剂。水煎服，日 1 剂，早晚分两次温服。

局部治疗：①予黄连、黄柏、黄芩、栀子各 10g 加水煎至 200mL，加温水至 600mL，坐浴 8～10 分钟；或直接用温开水 600mL 坐浴 8～10 分钟；②予九一丹外敷，每日 2 次。

医嘱：①避风寒，慎起居，调情志，注意休息；②调节饮食，忌辛辣刺激性及肥甘厚腻之品；③保持大便通畅，保持肛门局部清洁卫生。

二诊（2010 年 6 月 23 日）：五日后复诊，自诉症状较前明显减轻，效不更方，续用 4 剂。

三诊（2010 年 6 月 30 日）：七日后复诊，自诉肿物较前消退，续用前方 10 剂，基本痊愈。

2 个月后复诊，自觉临床症状无反复。检查：视诊：肛缘尚平整，肛旁红肿已退，5 点位皮肤尚有 1cm×1cm×0.5cm 小硬结，无压痛。指诊：局部皮温正常，瘢痕处无压痛，可触及条索状物通于肛内，齿线处 5 点位可触及结节，无压痛。镜检：齿线处黏膜充血水肿。嘱清淡饮食，忌辛辣刺激之品，保持大便通畅及肛门局部清洁卫生。

【按语】肛痈是常见的肛门疾病，特别是在男性中，肛痈发病率高。目前治疗肛痈的方法有药物疗法、手术治疗，中医治疗肛痈不同的证型有不同的治法。王氏通过对古代医籍、现代文献报道的回顾和多年临床用药的总结，提出"益气祛腐生肌"的理论。予以十全大补汤治疗肛痈之气血两虚证，使虚得之气血而充之，使邪得之疏导而通之，元气内充，清阳得升，则诸证自愈。十全大补汤中党参、茯苓、白术、炙甘草补脾益气；当归、赤芍、熟地黄滋养心肝；加川芎入血分而理气，则当归、熟地黄补而不滞；黄芪补气；肉桂补火助阳，活血通经；加生姜、大枣助党参、白术入气分以调和脾胃。诸药相辅相成，共奏补益气血，托里生肌之效。用十全大补汤加减治疗肛痈之气血两虚证，应遵循补气与补血相结合的原则，从而达到气血双补之功效。

4. 肛瘘案四（外治法——简单肛瘘切开引流术）

赵某，男，58 岁，汉族。2016 年 9 月 21 日就诊。

主诉：肛旁反复破溃流脓 1 年。

病史：患者平素有嗜好烟酒、辛辣饮食等习惯。患者既往有糖尿病病史 5 年余，口服降糖药，血糖未监测。舌红，苔黄，脉弦。

专科检查：视诊：肛门居中，4 点位距肛缘 2cm 处可见一结节，可见少许脓性分泌物。指诊：皮下可扪及条索状物通于肛内，齿线处 4 点位可触及一凹陷，无明显压痛。镜检：齿线处黏膜充血水肿，4 点位肛窦处可见少量脓性分泌物。

诊断：中医诊断：肛漏（热毒蕴结证）。

西医诊断：①低位单纯性肛瘘；②2 型糖尿病。

治疗方法：

1）麻醉：术前准备完毕，采取腰硬联合麻醉使肛周无痛。

2）消毒方法：患者左侧卧位，予以络合碘消毒肛周三遍，然后肛内消毒三遍，铺无菌孔巾。

3）手术经过

①体位：左侧卧位。

②探查切口位置：观察外口的位置和形态，估计瘘管的走向和深浅。先用探针由肛门左侧 4 点位外口沿瘘管曲折方向轻轻探入，经过整个瘘管，直达内口。探查时可在肛管内插入手指，感觉探针经过的位置。待探针尖部经内口穿出后，即可用止血钳将尖部夹住，或将探针弯曲，使其尖部从肛门口穿出，以免探针滑脱。如果寻找不到内口，可在直肠内塞一块干纱布，自外口注入亚甲蓝 2~3mL，拔出纱布，观察亚甲蓝染色的位置，以判定内口位置，然后再插入探针。

③切开瘘管：从内口至外口，沿探针方向切开全部瘘管的直肠、肛管壁，敞开瘘管全长。

④切除全部瘘管：在敞开的瘘管两侧皮肤上各做切口，沿切口继续深

入，切面斜向瘘管的深层处，做整块瘘管切除。如有瘘管分支，凡亚甲蓝染色的组织或瘢痕均应切除，直至显露正常组织为止。创面横切面呈V形。

⑤止血：压迫止血、结扎或缝扎止血。

⑥修剪切缘：切除创缘部分皮肤，修剪整齐，使创面敞开，置九华膏加云南白药纱布止血，引流。

4）术毕：查伤口无出血后予以无菌敷料加压包扎，胶带固定。

术后情况：术后监测血糖情况，及时调整降糖方案，控制血糖在正常范围内。当晚肛门疼痛，尚可忍耐，未用止痛药，可自行解小便，翌日换药创面无水肿，无明显渗血，少许渗液，静脉滴注抗生素7日，流食2日，第3日灌肠后解便，换药后患者未诉特殊不适，伤口渗液较前稍减少，继续每日换药治疗。一周后，改外院治疗。

出院医嘱：保持大便通畅，保持肛门局部清洁卫生，便毕予以温药水坐浴肛门，外用药膏，内置双氯芬酸钠，休息1月，不适随诊；清淡饮食，禁食辛辣刺激及肥甘厚腻之品。

3个月后随诊无异常。

【按语】本案应用肛瘘切开引流术，本术式最适用于有内口、外口的低位肛瘘。如果瘘管较弯曲，内口不易探通，可用有槽探针边探边切，寻找内口。采用瘘管切开引流术来治疗肛瘘，若手术的切开引流不够彻底，容易造成手术失败或复发；若切开范围过大，组织损伤较多，易引起肛门畸形、狭窄，有时将未纤维化的耻骨肌切断，则就不可避免地会产生肛门失禁，给患者带来很大痛苦。因此，探针探查时不应加用暴力，避免造成假道，误将内口及最深一段瘘管遗留，以致术后复发感染，重新形成瘘管。

如果找不到内口，可先切开探针已经探及的一段瘘管，然后在创面有亚甲蓝染色的部位，寻找内段瘘管的开口，继续插入探针探查。也可用力挤压瘘管，即可见少许脓液或亚甲蓝从内口溢出。还可用皮钳夹住瘘管外口处及其管壁，向外牵拉与放松，在肛门镜下可见肠壁肛瘘附近形成一下陷区，这多为内口所在部位。

切开瘘管时，若遇见肛门括约肌，必须使切口方向与肌纤维垂直，不应斜切或同时切断两处，否则将发生大便失禁。切开肛门前侧位置较深的瘘管后，不宜做瘘管切除，因前侧肛门括约肌比较薄弱，又无耻骨直肠肌支持，切除后不易对合，容易造成大便失禁。一旦切断，应用2-0肠线将切断的肌肉做疏松的"8"形缝合，以免回缩。切除后侧复杂肛瘘时，注意不要损伤尾骨直肠肌，以免肛管向前移位。

本案患者除肛瘘外，还有糖尿病这种慢性消耗性疾病，若血糖控制不佳，也将严重影响术后创面的愈合，故在术前术后均应严密监测血糖，将血糖降至正常范围，方能确保治疗的成功率。

5. 肛瘘案五（外治法——肛瘘切扩挂线术）

张某，男，33岁。初诊日期：2014年8月26日。

主诉：肛门左后方反复肿痛流脓半年，加重1周。

病史：曾至当地医院治疗，予以头孢类抗生素静脉滴注（具体不详），局部肿痛减轻，但仍有少量脓性分泌物，为进一步治疗，来我院就诊。现症见：肛门反复流脓，肿痛，肛门坠胀，大便3~4次/日，成形，量少，排便不爽，小便解出不畅，食欲可，夜寐欠安。舌苔薄白，质略淡，脉象细数。

专科检查：视诊：截石位5点距肛门4cm处可见一椭圆形瘘口，可见少量脓性分泌物流出，1点位距肛缘2cm处可见一结节。指诊：1点位硬结与5点位外瘘口见可触及条索状物，5点位外瘘口处可触及较粗条索状物通于肛内，齿线处5点位可触及一凹陷，未累及肛管直肠环。镜检：齿线处黏膜充血明显，5点位肛窦处可见少量脓性分泌物。

诊断：中医诊断：肛漏（湿热下注证）。

西医诊断：低位复杂性肛瘘。

治疗方法：

1）麻醉：术前准备完毕，采取腰硬联合麻醉使肛周无痛。

2）消毒方法：患者左侧卧位，予以络合碘消毒肛周三遍，然后肛内消毒三遍，铺无菌孔巾。

3）手术经过：左侧卧位，自5点位瘘管外口送入球头探针，沿瘘管走行进至齿线附近时，用另手食指于肛内协助，至齿线处5点位内口自然探出，扳出肛外。于球头下系一条7号丝线，线后系皮筋；食指抵住探针头，轻柔退回肛内，引出丝线和橡皮筋；切开内外口间皮肤，切除外口及部分管壁组织，修剪两侧皮瓣，以利于引流；用血管钳夹住橡皮筋，以7号丝线结扎橡皮筋。探针自5点位外口顺瘘管走向于1点位结节处探出，完整切除瘘管管壁，予橡皮筋虚挂引流。予以九华膏加云南白药纱布止血，引流。

4）术毕：查伤口无出血后予以无菌敷料加压包扎，胶带固定。

术后处理：术后予以王氏经验方内服。

处方：生黄芪 15g，全当归 10g，蒲公英 20g，白芷 15g，桔梗 10g，茯苓 10g，太子参 10g，丹参 10g，连翘 10g，白术 5g，炒皂角刺 10g。

7 剂，每日 1 剂，水煎服，早晚温服。

术后每日换药，予以参黄洗液坐浴，甲硝唑冲洗，甲硝唑纱条换药。待空腔或瘘管内肉芽填充后，逐一拆除橡皮筋。

【按语】肛瘘挂线手术是人们用于治疗肛瘘病症的一种手术方法。挂线法包括实挂法和虚挂法两种。实挂法早在明代已广泛采用，首载于徐春甫的《古今医统大全》。实挂法是钝性紧缚，以机械的压力或收缩力，使局部组织的血液循环受阻，而发生缺血性坏死，在剖开过程中，药线或橡皮筋本身起到引流作用，剖开后疮面形成"V"形开放疮面，由于是慢性机械性刺激，可使局部与周围组织产生炎症性粘连，使挂线疗法在切断肌肉的同时，不发生两侧的肌肉收缩，从而保持括约功能，避免了大便失禁。通常根据实挂组织不同，挂线时间应控制在 10～14 天为宜。

虚挂法是将需挂线的瘘管或括约肌挂入线或橡皮筋，但不收紧，仅利用线或橡皮筋的异物刺激和引流作用，待空腔或瘘管内肉芽填充后即拆除线或橡皮筋，虚挂法的优点在于未切开括约肌，充分保护肛门的功能，既可以用于高位肛瘘，又可以用于复杂性肛瘘的支管部分。

术后予以王氏经验方，方中生黄芪、太子参、茯苓、白术补气健脾；丹参、当归养血益阴；蒲公英、连翘清热解毒；桔梗、白芷、炒皂角刺透脓破瘀。

6. 肛瘘案六（外治法——高位复杂性肛瘘切扩挂线置管术）

曾某，女，17 岁，汉族，学生。2016 年 7 月 16 日就诊。

主诉：肛周反复肿痛、溃破、流脓血性物半年。

病史：患者半年前无明显诱因突然出现肛周肿胀疼痛，大便时无明显加剧，伴发热，至当地医院予以口服消炎药 3 天，静脉滴注抗生素 3 天后症状稍好转，后肛周肿物自行溃破流出大量脓血性物后，肿痛明显缓解，但此后溃口一直不能完全愈合，反复肿痛破溃流脓。为求进一步诊疗来我院就诊。

专科检查：视诊：截石位 1、11 点距肛缘 5cm 处有一溃口，外有少许脓性物外溢，溃口周围皮肤质硬。指诊：溃口深处未触及明显条索状物走行，肛后位直肠环硬，后方可扪及一凹陷，直肠下端未扪及其他异常肿物。镜检：齿线上黏膜充血水肿，以3、7、11点为甚。盆腔磁共振检查：高位复杂肛瘘（括约肌间型），请结合临床必要时进一步检查。

诊断：中医诊断：肛漏（湿热下注证）。

西医诊断：高位复杂性肛瘘。

治疗方法：

1）麻醉：患者取左侧卧位，术前准备完毕，采取腰硬联合麻醉。

2）消毒方法：麻醉满意后，予以络合碘棉球消毒，于肛门手术区从外向内消毒三次，铺无菌孔巾，肛内消毒三遍。

3）手术经过：肛内填塞无菌纱条，1%亚甲蓝液分别自外瘘口1、11点位注入染色，已明确内口位置位于截石位6点齿线处，取探针从1点位外口探入，顺瘘管探至5点位肛旁，抵住探针，于5点位行放射状皮肤切口，分离皮下组织至探针头所在瘘管处，打开瘘管，再取探针探入，顺瘘管从6点位蓝染内口处穿出，提起探针，切开皮肤，保留括约肌，并虚挂橡皮筋引流，待后期紧线。取探针从11点位外口探入，顺瘘管可探知管道至后6点，于11点位、8点位、1点位、3点位肛旁行对口引流切口，切口间虚挂橡皮筋引流，清除创面坏死腐烂组织，修剪两侧皮瓣，使创面呈外大内小"V"形，以利于引流，检查肛门松紧度适宜，术区无活动性出血，予九华膏纱条填塞伤口，无菌纱布加压包扎，胶带固定。

术后情况：患者当晚肛门疼痛，予以地佐辛静脉滴注止痛，术后6小时小便未解，小腹胀满，予以导尿，翌日换药肛门部敷料渗湿，引流管固定在位，引流通畅，引流出较多分泌物，导尿管在位，引流出淡黄色尿液。第三日拔出导尿管，灌肠后解便，便毕予以参黄洗液坐浴肛门后，予以甲硝唑冲洗、甲硝唑纱条换药，换药后患者未诉特殊不适，伤口渗液较前稍减少，继续每日坐浴换药治疗。14天后，拔出引流管，根据伤口肉芽组织生长情况，逐一拆除橡皮筋。术后50天，创面肉芽组织生长良好，伤口基本愈合出院。

出院医嘱：避风寒，无劳累，勿久站久坐；清淡饮食，勿食辛辣刺激及肥甘厚腻之品；保持大便通畅，保持肛门局部清洁卫生，便毕继续予以参黄洗液坐浴肛门。全休1月，定期复查，不适随诊。

3个月后随诊无异常。

【按语】本案应用肛瘘切扩挂线引流术加瘘管置管术，本术式适用于高位复杂性肛瘘。在充分发挥挂线疗法优点的前提下，为了弥补挂线疗法不足而形成了低位肛瘘切开、高位挂线的"切开挂线疗法"，本疗法已成为国内治疗肛瘘广泛采用的手术方法，适用于瘘管主管贯穿肛门外括约肌深层或耻骨直肠肌以上，包括骨盆直肠间隙瘘和直肠后间隙瘘，妇女前侧及婴幼儿肛瘘。瘘管置管术是期望在肛瘘主要病灶（特别是内口与主瘘管）处理后，对支管不给予太激进的处理，以尽量减少肛周组织的损伤，保护肛门功能。在以往的许多肛瘘治疗中，瘘管置管术也由此而取得了较理想的临床效果。

7. 肛瘘案七（外治法——术后内口不愈）

郭某，男，33岁，汉族。2016年9月20日就诊。

主诉：肛周脓肿术后4月，肛周疼痛20天。

病史：患者于2016年5月无明显诱因突然出现肛周肿胀疼痛，大便时加重，伴轻微发热，肛周肿物逐渐增大，疼痛逐渐加重，至当地医院就诊，予以抗生素静脉滴注（具体药物不详），配合红霉素分散片口服2天后症状无明显好转，为求系统治疗，来我院门诊就诊。门诊行肛周彩超提示肛周脓肿，于我科住院行肛周脓肿根治手术，术后予以抗感染、换药治疗，患者见情况好转，要求回当地换药治疗。20天前患者无明显诱因出现肛周疼痛，大便后明显，无脓性分泌物，无畏寒发热，为求医治，再次来我院就诊。舌红，苔薄黄，脉弦数。

专科检查：视诊：肛周后侧可见手术瘢痕。指诊：肛门后侧压痛明显，未触及其他肿物，指套退出未染脓液。肛门镜检：齿线附近可见未愈合的创面，创面新鲜，肉芽组织生长良好，未见脓血性分泌物。

诊断：中医诊断：肛漏（热毒蕴结证）。

西医诊断：肛周脓肿术后。

治疗方法：

1）麻醉：患者取左侧卧位，术前准备完毕，采取局部麻醉。

2）消毒方法：麻醉满意后，予以络合碘棉球消毒，于肛门手术区从外向内消毒三次，铺无菌孔巾，肛内消毒三遍。

3）手术经过：0.5%利多卡因30mL行肛周脓肿局部浸润麻醉，左手食指伸入肛内，探针循外瘘口沿瘘管轻轻插入探查，经内口探出，左手食指从肛门内后将探针扳出肛外，提起探针，切开内外口之间的皮肤、皮下组织，清除创面坏死腐烂组织，修剪两侧皮瓣，使创面呈外大内小的"V"形，以利于引流，检查肛门松紧适宜，术区无活动性出血，予九华膏纱条填塞伤口，无菌纱布加压包扎，胶带固定。

术后情况：患者当晚诉伤口疼痛，尚可耐受，小便自解。第二天伤口纱条及敷料渗湿，伤口无出血及水肿。前7天，每天便后予参黄洗液坐浴，常规消毒后用甲硝唑纱条换药。7天后予以象皮生肌膏纱条换药。术后20天，创面肉芽组织生长良好，无明显分泌物，基本愈合，嘱其出院回当地医院继续换药。

出院医嘱：避风寒，无劳累，勿久站久坐；清淡饮食，勿食辛辣刺激及肥甘厚腻之品；保持大便通畅，保持肛门局部清洁卫生，便毕继续予以参黄洗液坐浴。全休1月，定期复查，不适随诊。

3个月后随诊无异常。

【按语】肛周脓肿是发生于肛门、肛管和直肠周围的急性化脓感染性疾病，属于细菌感染，是肛瘘的前身。其发病率约为2%，占肛肠疾病的8%~25%，多见于20~40岁的男性，男性发病率是女性的3~4倍，小儿发病率也相对较高，而肛周脓肿术后90%以上会形成肛瘘。肛周脓肿是一个比较严重的疾病，还可引发全身感染、肛门失禁等疾病。肛周脓肿确诊后，应立即手术引流治疗，手术是目前唯一的根治方法。

肛瘘是肛管直肠与肛门周围皮肤之间的异常通道，是一种具有高发病率及高复发率特点的疾病，严重影响着患者的生活质量。肛瘘不能自愈，手术治疗是其根治的唯一办法，但术后创面愈合时间长，复发率高。术后复发最常见原因为内口不愈合，再次手术以切开扩创引流术为主，其失败率亦高，再加上多次手术极大地增加了患者的治疗成本和痛苦。

注射疗法是王氏在长期的临床治疗中总结出来的一种治疗肛瘘术后内口不愈的有效方法，且具有微创性，其疗效在以往的临床观察中已得到证实。一般认为肛瘘术后复发的主要原因有术中未能准确找到内口、未能正确处理内口、复杂肛瘘的支管漏诊误诊、术后换药处理不当。因此，王氏认为，找到并正确处理内口是肛瘘治愈的关键，而肛瘘术后复发的主要原因是内口的不愈合或假性愈合。其中，内口不愈合的最主要原因是大便残留、引流不畅等因素导致内口处持续感染，再次手术是目前治疗肛瘘术后内口不愈合最有效的方法，然而再次手术增加了患者的痛苦和成本，并且多次手术导致肛门组织缺损、肛门狭窄或括约肌功能障碍等并发症的概率会明显增加。肛周脓肿术后创口久不愈合最常见的三个因素：内口处理不恰当、引流不通畅、存在支管。

8. 肛瘘案八（外治法——术后复发）

曾某，男，43岁，汉族。2016年6月21日就诊。

主诉：肛周反复肿痛溃破流脓血性物3年余，加重20天。

病史：患者诉3年前无明显诱因突然出现肛周肿胀疼痛，大便时无明显加重，无发热，于当地医院就诊行肛周脓肿根治术，术后一般情况可，伤口基本愈合后予以出院。20天前患者无明显诱因出现肛周反复肿痛，流脓血性物，为求医治，来我院就诊。舌红，苔黄，脉数。

专科检查：视诊：肛缘左前侧可见皮肤红肿，约2cm×3cm大小，少量脓性分泌物流出。指诊：肛内可触及环状瘢痕。镜检：齿线黏膜充血水肿明显，以3、7、11点为甚，可见肥大的肛乳头。

诊断：中医诊断：肛漏（热毒蕴结证）。

西医诊断：①低位复杂性肛瘘；②PPH术后。

治疗方法：

1）麻醉：患者取左侧卧位，术前准备完毕，采取腰硬联合麻醉。

2）消毒方法：麻醉满意后，予以络合碘棉球消毒，于肛门手术区从外向内消毒三次，铺无菌孔巾，肛内消毒三遍。

3）手术经过：肛内填塞无菌纱条，在1点位肛缘切开，引流出浓液，1%亚甲蓝液分别自外瘘口1点位注入染色，以明确内口齿线部及主管与支管位置，取探针从1点位外口探入，从1点位齿线部穿出，搔扒与主管相通的3点位管道，在皮下形成一隧道，虚挂橡皮筋，使之引流通畅，清除创面坏死腐烂组织，修剪两侧皮瓣，使创面呈外大内小"V"形，以利于引流，检查肛门松紧度适宜，术区无活动性出血，予九华膏纱条填塞伤口，无菌纱布加压包扎，胶带固定。

术后情况：术后予以头孢哌酮加甲硝唑联合抗感染，术后6小时，小便不能自解，遂予以保留导尿，当晚诉伤口疼痛难忍，予以地佐辛静脉滴注止痛，伤口敷料全部渗湿。术后每日便后予参黄洗液坐浴，甲硝唑冲洗，前期用甲硝唑换药，后期用象皮生肌膏换药。

出院医嘱：①保持良好的大便习惯，定期复查；②禁油腻辛辣食物，不可负重，不可做过于激烈的运动。③定期复查，不适随诊。

术后2月复查，无异常。

【按语】肛瘘不能自愈，必须手术治疗。肛瘘术后复发率较高，复发率约为1%～10%。病因、术前处理、手术方式及术后处理的不同，均与术后效果有密切关系。肛瘘手术后复发的原因主要与以下几个因素有关：

①内口处理不当：绝大多数是因为内口没有找准确，或没有把感染的原发灶即内口彻底清除。

②肛门腺处理不当：据近年来的研究表明，肛门腺感染是肛瘘的重要病因，因此，要切除干净内口，以及内口附近有炎症的肛门腺及肛门腺导管。

③瘘支管及其瘘空腔清除不彻底：即在手术中没有刮干净坏死组织或清除支管，而导致复发。

④内口复杂：即有两个或两个以上的瘘内口时，寻找内口不完全，而导致复发。

⑤新生成的肛瘘：多为患者因肛门腺感染，又发生了肛周脓肿，导致新的肛瘘，而被误认为是复发，在临床中不难鉴别。

当然，王氏结合其渊博的专业知识及多年的临床经验，认为肛瘘手术并不是一劳永逸的措施，如果平时不注重肛门护理的话，是很有可能复发的。因此，平时在饮食上需注意的是清淡饮食，避免辛辣刺激，不要单吃精细主食，多吃富含膳食纤维的蔬菜水果，预防便秘。除了饮食需注意外，还应特别注重肛门护理，主要是肛门清洁和透气，养成便后温水坐浴的习惯，保持肛门干洁，减少细菌感染的概率，从而降低肛瘘术后复发的概率！

9. 肛瘘案九（外治法——术后肛门失禁）

廖某，男，43岁，汉族。2016年5月29日就诊。

主诉：肛周反复肿痛溃破流脓血性物19年，加重3年。

病史：患者诉19年前无明显诱因突然出现肛周肿胀疼痛，大便时无明显加重，无发热，未予特殊治疗，此后溃口一直不能完全愈合，反复肿痛溃破流脓。近3年来上症较前明显加重，为求医治，来我院就诊。舌红，苔黄，脉弦。

专科检查：视诊：截石位1、5、11点位距肛缘1cm处各有一溃口，外有少许脓性物外溢，溃口周围皮肤质硬。指诊：1、5、11点位溃口深处可触及明显条索状物走行，肛后位直肠环硬，收缩功能较差，直肠下端未触及其他异常肿物。镜检：齿线黏膜充血水肿，以3、7、11点为甚。

诊断：中医诊断：肛漏（热毒蕴结证）。

西医诊断：高位复杂性肛瘘。

治疗方法：

1）麻醉：患者取左侧卧位，术前准备完毕，采取腰硬联合麻醉。

2）消毒方法：麻醉满意后，予以络合碘棉球消毒，于肛门手术区从外向内消毒三次，铺无菌孔巾，肛内消毒三遍。

3）手术经过：先用手指判明内口位置，用亚甲蓝再次证实内口部位，分别位于1、5、11点外口瘘管，内口位置在1、5、11点位的肛窦处，以粗探针从1点位外口插入，从1点位齿线部内口穿出，于瘘管两侧的皮肤上做切口。将探针弯曲为环，左手握住环形探针两端用力向外牵拉，将整个瘘管提起，沿切口继续切入，切面斜向下至瘘管的深层处，两侧切口会合将管道从内口到外口做挂橡皮筋紧线治疗，创面修剪成"V"形，同法处理5点、11点位瘘管。检查肛门松紧度适宜，术区无活动性出血，予九华膏纱条填塞伤口，无菌纱布加压包扎，胶带固定。

术后情况：术后每日便后予参黄洗液坐浴，象皮生肌膏换药。术后30天后，伤口愈合良好，医嘱出院。

2个月后复查，无异常。

【按语】肛门失禁又叫排便失禁，是指肛门失去控制大便的功能。手术损伤是致肛门失禁的主要原因，导致肛门缺陷或神经损伤。中医称为"大便滑脱"或"遗矢"。主要表现为患者不能随意控制排便和排气，肛门部常有粪便、黏液、分泌物污染内裤。根据失禁的程度可分为三种：

①肛门对干便、稀便均无法控制，甚至粪便或肠黏液在走路、咳嗽、蹲下、睡觉时都会溢出，污染衣服、被褥，称大便完全失禁或全失禁。

②肛门能随意控制干粪便，但对稀粪和气体失去控制，称不完全失禁或半失禁。

③对干粪能控制，对稀便控制不完善，当稀便已到肛门口时，括约肌才收缩，而这时已有少许稀便或黏液溢出肛门口外，这种现象称感觉性失禁。

肛门失禁常因肛肠手术失误、组织损伤或机械障碍及其他原因造成。由于此部位特殊又是污染区，手术要注意感染，否则会影响疗效。必须做好术前的各项准备，严格消毒，做到无菌操作；根据失禁程度，选择合理术式，手术操作要精细；换药、护理不能粗糙，要仔细；术后合理使用抗生素、甲硝唑静脉滴注 5~7 天。选择括约带的型号相当重要，手术中要经常进行直肠指诊检查肛管压力，要求括约带排空时肛管可以完全张开；括约带充盈时肛管可以完全闭合。括约带最佳位置为肛管、直肠交界处，不宜过浅。整个系统均用专用填充液注满，必须排空气泡。避免使用普通血管钳夹压人工肛门括约肌假体的任何配件，否则可能造成损坏。手术中肛门前方采用弧形切口可有效减少切口张力。

王氏认为，肛门失禁是由于脏腑虚衰、气血不足、中气下陷、气虚不固、肛门不能收摄，或感受外邪损伤脾胃或肛门失治所致。肛门失禁的治疗方法有很多，如肛门紧缩术、肛门环缩术等。根据不同病情、不同体质及性别差异以选择不同的手术。术者要熟练解剖知识，尽量做到损伤小，切忌鲁莽行事，杜绝医源性事故的发生。术后加强护理，预防感染是手术成败的关键。

第三节　肛裂医案

一、概述

肛裂是指发生在齿状线以下的肛管皮肤全层裂开性溃疡，呈圆形或椭圆形。疼痛、出血、便秘是肛裂的典型临床症状。中医学称之为钩肠痔、脉痔、裂痔等。肛裂是肛肠科常见病、多发病。

中医典籍中未见以肛裂为病名的记载，而多归于"痔"的范畴，但古代文献中较详细地记述了其病因病机、症状和治法。《五十二病方》记载了"脉者（痔）、牡痔、牝痔、血痔"等多种肛肠疾病，是中国现存最早关于痔的记载。从症状上分析，现代肛裂的概念可对应于古代的"脉痔""钩肠痔""裂肚痔"等。其中，古人对脉痔的记载不一，有一部分还指便血明显的内痔疾病。本病有详细症状记载的文献，始见于隋代《诸病源候论·痔病诸候》，如："肛边生疮，痒而复痛出血者，脉痔也。"后世医家基本沿袭了这种说法。《针灸甲乙经·足太阳脉动发下部痔脱肛第十二》记载了"痔痛，攒竹主之"，是较早对肛门疼痛疾病的治法记载。《外科大成》记载了钩肠痔的症状"肛门内外有痔……便如羊粪，粪后出血，秽臭大痛"和具体治法"服养生丹，外用熏洗。每夜塞龙磨丸一丸于谷道内，一月收功"。《马氏痔漏科七十二种》中有裂门痔的记载，已接近现代肛裂的病名。《薛氏医案》提出肛肠病的发生与局部气血运行不足有关，云："臀，膀胱经部分也，居小腹之后，此阴中之阴。其道远，其位僻，虽太阳多血，气运难及，血亦罕到，中年后尤虑此患（指脏毒、痔、瘘）。"清代吴谦所著《医宗金鉴·外科心法要诀》曰："肛门围绕折纹破裂，便结者，火燥也。"

二、病因病机

中医认为该病多因外感六淫之邪、化热生火，火毒下注肠道，灼伤津液，肠燥便秘；或内伤七情导致人体气血逆乱，脏腑失调，阴阳失衡，升降失常；或饮食起居（不内外因）伤及脾胃，脾失健运，肠胃运化失司，大肠积滞，肺失肃降，气机阻塞等因素，导致大肠传导功能失常，糟粕内停致大便燥结，排便时暴力怒张、损伤肠道，成为肛裂的基础，毒邪入侵筋络，致使肛门挛缩，疼痛加剧（不通则痛），气血运行不畅，造成局部缺乏气血荣养而久溃不愈。现在主要将肛裂分为三型：血热肠燥证、阴虚津亏证、气滞血瘀证。

血热肠燥证，常因饮食不节，恣饮醇酒，过食辛辣厚味，以致湿热下注，耗伤津液，大肠不得濡润，则大便燥结，临厕努挣，致肛门撕裂而致便血等。

阴虚津亏证，素有血虚，血津同源，久则损及阴津，津乏生燥，大肠濡润失常，大便燥结，排出伤及肛门而致肛裂；阴虚血亏则生肌迟缓，创面久久不易愈合。

气滞血瘀证，《血证论·阴阳水火气血论》云："运血者即是气。"气行则血行，气滞则血凝。肠道气机阻滞，无力传导，久则肛门血瘀，便后肛门刺痛明显。

现代医学认为肛裂是指发生在齿线以下的肛管皮肤全层裂开性溃疡。具有"局部皮肤溃疡、肛乳头肥大、皮赘增生（哨兵痔）"三大特征，加上继发肛窦炎和潜行瘘，称为肛裂的五大特征。诊断依据主要是大便时肛门疼痛且有疼痛间歇期，可伴有大便鲜血，直观肛管皮肤有裂伤。根据病程可分为急性（早期）和慢性（陈旧性）两类。其病因主要有以下几个方面。

局部损伤：是形成肛裂的直接原因。粪便干硬、异物、分娩时撕裂肛管、排便时过度用力、肛门镜操作粗暴、术后肛门狭窄等均可造成肛管的损伤，裂开的创面如果继发感染，形成久不愈合的溃疡则成为肛裂。

慢性感染：大量临床和病理观察显示，肛裂多伴有肛隐窝炎、肛乳头炎和皮下潜行性瘘管，说明肛裂是感染后形成的皮下溃疡，而肛门腺感染是引起肛裂的根本原因。其发病经过是肛门腺感染后形成皮下脓肿，脓肿溃破后形成肛管溃疡，溃疡因感染和排便损伤久不愈合，最终形成肛裂，并伴发肛隐窝炎、肛乳头炎和前哨痔。

解剖因素：肛门外括约肌从尾骨起始，分左右两部分包围肛管，在肛管前又汇合在一起，与会阴部肌肉联结。由于肌群在前后分开处留有一定空隙，相对来说不如两侧坚固。而排便时，因直肠走行向下向前，肛管走行向下向后，形成一较大角度，所以肛管后方所承受压力较大，此处最易被撕裂。在临床上肛裂好发于后正中，其次是前正中。

另外还有内括约肌痉挛、肛门局部缺血等因素亦可引起肛裂。

三、治法

（一）中医治疗

1. 中药内服

目前中医学对肛裂的辨证分型尚未完全统一，但只要以中医理论为指导，辨证论治，均能取得良好的效果。中医学重视结合整体、辨证施治，根据患者不同情况，采用个性化的治疗方案。把握泻热通便、养阴生津、理气活血的总体原则辨证施治。肛裂的分型主要是以下几型：

（1）血热肠燥证

大便二三日一次，粪质干硬，排出时有剧痛，便后滴血或手纸染血，色鲜红，肛门裂口鲜红，肛门灼热瘙痒；小便短赤，腹满胀痛；舌质红，苔黄燥，脉象弦数。血热为本，肠燥为标。治以泻热通便，滋阴凉血。主方可用凉血地黄汤。

（2）阴虚津亏证

大便数日一行，质地干燥，常呈粪球状，排便疼痛，点滴下血，裂口深红；口咽干燥，纳食差，五心烦热，或失眠盗汗；舌质红，苔少或无苔，脉象细数。虚则补之，治以补血养阴，润肠通便。主方可用润肠丸等。

（3）气滞血瘀证

此证以肛门明显刺痛为特点，尤其在排便时和便后，平时可见肛门裂口紫暗，肛门紧缩，外有裂痔，便时可有条状肿物脱出；舌质暗，苔薄，脉弦或涩。菀陈则除之，治以行气活血，润肠通便。主方可用六磨汤。

2. 中药熏洗

熏洗疗法是将药物水煎或用开水浸冲后，利用蒸气熏蒸，熏后用其余热在患部洗浴的一种治疗方法，适用于肛门直肠疾病急性发作期局部肿痛及术后并发症治疗等。中药熏洗坐浴可使药力直达病所，借药力和热力直接作用于患处以减轻患者病痛，湿润蒸腾的热气可使肛门括约肌松弛，皮肤温度升高，毛孔开放，微小血管扩张，血液和淋巴循环加快，药液中的有效成分容易透过皮肤附属器官和创面组织吸收，而发挥最佳治疗效应。中药熏洗坐浴可避免口服药物的副作用和对胃肠道的刺激；可避免直肠内给药对肛裂的刺激；可简化用药过程，方便患者；可避免手术损伤和对患者造成的心理恐惧。

3. 中药膏剂

中药膏剂具有较强的抗感染能力，溃疡面完全被膏剂覆盖，能有效降低病原微生物侵袭繁殖，具有较好的止痛作用；能保持溃疡面湿润，避免溃疡面干裂疼痛；能使神经末梢免受外界因素刺激，减轻疼痛；可使肛门括约肌松弛，缓解疼痛；能祛腐生肌，促进创面愈合；改善局部微循环，促进溃疡面组织新陈代谢及肉芽组织生长。

4. 中药纳肛

中药纳肛是将栓剂纳入肛门内的一种治疗方法，不同药物制剂，在体温的作用下，在直肠下端的肠腔内自行溶化，经黏膜吸收后直接作用于患处，具有清热解毒，消肿止痛，止血通便，生肌收敛等作用。目前，肛门栓剂以对症治疗为主，旨在短期缓解患者痛苦，如消炎止痛栓、九华栓、太宁栓等塞肛，具有消肿止痛，祛腐生肌，清热解毒的作用，对缓解患者疼痛、改善出血症状、减轻术后疼痛、缩短术后恢复时间等有一定效果。

5. 针刺

针刺疗法可调和气血、清热利湿、止痛止血等，对肛裂有良好的疗效。包括小针刀、穴位注射等。小针刀是一种闭合性的松解术，将外科切开术与针刺手法结合，对局部筋膜、肌肉进行松解分离以达到临床治疗的目的。穴位注射是通过药物及针刺作用于肛裂裂口及大肠经相关腧穴，既可以直接缓解裂口疼痛，解除内括约肌痉挛，又可间接疏通经络，调理脏腑功能。

中医药保守治疗肛裂的方法有很多，既有内治法，又有外治法。内治法既可根据个体差异进行辨证论治，又有单方验方，还有专方与辨证施治相结合；外治法既有熏洗坐浴、中药外敷、中药纳肛、中药注射疗法，又有中药肛疗带、中医挑割疗法；还可综合运用内服、熏洗坐浴、外敷、纳肛等方法。中医药保守治疗肛裂适用人群广，操作简单，应用方便。

（二）西医治疗

1. 硝酸甘油软膏

"化学性内括约肌切除"的概念源于使用硝酸的供体——硝酸甘油。硝酸甘油可释放一种神经传递因子，可以导致内括约肌松弛。当在肛管内局部使用时，硝酸甘油可进入黏膜导致肛管内括约肌压力的下降，使肛管血流增加，可促进肛裂创面的愈合。硝酸甘油可以迅速缓解疼痛，最大的不良反应是引起头痛，且肛裂时间越久，硝酸甘油发挥的作用越小。

2. 肉毒杆菌毒素

肉毒杆菌毒素（肉毒素）是一种抑制神经传递的毒素，能快速与突触前胆碱能神经末梢结合，阻断神经传递，从而增加肛周局部的血流。肉毒素能不可逆地、选择性地阻止乙酰胆碱释放到突触间隔，在外周神经末梢发挥神经阻滞作用，引起肌肉松弛性麻痹。A 型肉毒素产生于肉毒杆菌生长繁殖过程中，属于细菌外毒素，可在神经－肌肉接头处与周围胆碱能运动神经元突触前膜特异性结合，从而抑制钙离子介导的乙酰胆碱释放，进而降低肌张力，从而发挥缓解肌肉痉挛的作用。

3. 钙离子通道阻滞剂

钙离子对平滑肌收缩有重要作用，钙离子通道阻滞剂如地尔硫䓬、硝苯地平等可降低平滑肌的收缩性，降低肛管静息压，缓解肛裂症状。

4. 肛管扩张术

内括约肌是直肠环状肌远端的延续部分，属于不随意肌，而内括约肌痉挛及收缩是造成肛裂疼痛的主要原因。肛管扩张术可使病理增生的纤维组织断裂，解除痉挛收缩，改善局部血液循环，进而使裂伤修复。

5. 内括约肌切开术

内括约肌是直肠远端环状肌的增厚延续，可在肛缘上方内外括约肌间沟触及，位于肛门直肠环上缘至肛缘上方0.5cm内外括约肌肌间沟处，长2.5~3.5cm，厚4~7mm，属于不随意肌，对肛管的闭合状态起维持作用，保持了肛管的绝大部分静息压。外括约肌属随意肌，与提肛肌参与排便。内括约肌完全切断可不产生明显的控便功能损害。内括约肌痉挛及收缩是造成肛裂疼痛的主要原因。故内括约肌切断术通过缓解括约肌痉挛及收缩，降低内括约肌压力，使肛管静息压下降，改善局部血液循环，从而达到治疗肛裂的目的。目前，侧方内括约切开术被认为是治疗肛裂的标准手术方法。

6. 内括约肌侧切术

传统内括约肌切开是在后正中线上，易形成"锁眼"样畸形，对肛门功能损伤较大，形成漏气漏液或肛门失禁。目前内括约肌侧方切断术是肛裂外科治疗的首选方法，内括约肌侧切术选位避开前后正中线，在肛缘一侧做放射状或弧形小切口，小弯钳自括约肌间沟探入，反挑出珠白色内括约肌下缘，并在直视下切断，可切开部分外括约肌皮下部利于引流。现在切断内括约肌长度的标准是齿线到括约肌间沟大约内括约肌1/3~1/2长度。裁剪式内括约肌侧切术，是内括肌切开高度不超过肛裂高度，在齿线下方切开内括约肌。

7. 侧位内括约肌闭式切断术

在左侧肛缘括约肌间沟用眼科白内障刀或Beaver眼科刀片垂直刺入肛管皮下，深度不超过齿线，由外向内切断内括约肌，内括约肌的下1/3至一半被切开，黏膜下可见刀片时拔出，用手指侧面按压这段残留的内括约肌纤维。

8. 肛裂切除术

在肛裂裂口外侧做"V"形切口，向齿线方向切除肛裂溃疡面及瘢痕组织，一并切除外痔及肛乳头，引流通畅，但是切除皮肤多愈合较慢，此法多与内括约肌侧切术一起使用，可解除内括约肌痉挛，提高治愈率，促进切口愈合。

9. 纵切横缝术

纵切横缝术是沿裂口正中做纵行切口，切断部分内括约肌，一并切除哨兵痔、肥大肛乳头和潜行肛瘘管，游离切口下端皮肤，从而减少皮肤张力，促进裂口愈合。该法对纠正肛管狭窄、消除肛裂等疗效确切。

10. 皮瓣修复术

适用于顽固性慢性肛裂、肛门溃疡高度瘢痕增生经久不愈、肛管高度狭窄、肛管皮肤有较大缺损及肛裂并肛管明显狭窄者。有 V－Y 皮瓣成形术和菱形皮瓣推移成形术。正常皮肤可覆盖肛裂创面，与肛管黏膜吻合。此术式创伤小，恢复快。移动皮瓣成形术由于 I 期覆盖了肛裂切除后的创面，术后疼痛轻，治愈快，复发少，并发症也较少，但偶有术后肛门失禁发生。

肛裂的近代概念是，肛裂为一缺血性溃疡，是因为内括约肌痉挛诱发肛门血供严重不足所致。一切合理的有效疗法应尽力解除"缺血－痉挛－更缺血"这一恶性循环。急性肛裂诊断后予以高纤维饮食，预防便秘，软化大便。若病程超过 2 个月未愈即转化为慢性肛裂。慢性肛裂病情较轻者首先考虑药物治疗，病情较重的陈旧性肛裂则优先考虑手术治疗。中医治疗以中药内服、中药膏剂栓剂、中药坐浴熏洗、穴位注射、针刺等治疗为主，在肛裂的预防、保守治疗及术后恢复过程中具有独特优势。总之，对于不同程度的肛裂应采用不同的治疗方案，不可一概而论。

四、临证医案

1. 肛裂案一

吴某，女，26 岁，湖南常德市。于 2010 年 1 月 20 日就诊。

主诉：因大便后间断疼痛伴出血 1 周。

病史：1 周前无明显诱因出现大便后间断疼痛伴滴血，疼痛持续 2 分钟左右后可缓解，滴血较少，大便色黄，质偏干，成形，不伴肛内物脱出，无腹痛、腹胀，症状不见缓解。外用马应龙痔疮膏、口服消炎药治疗后，症状稍缓解，平时大便 1~2 天一次，成形，无里急后重，为求医治，到我院就医，否认药物过敏史。舌红，苔黄燥，脉弦数。

专科检查：视诊：肛周静脉曲张伴膝胸位 6、12 点结缔组织赘生，6、12 点肛管可见一纵行溃疡。指诊：肛管狭窄，仅容 1 指，患者疼痛难忍，指套未染脓血。镜检：患者疼痛难忍，未做。

诊断：中医诊断：裂肛（血热肠燥证）。

西医诊断：肛裂。

整体治疗：泻热通便，滋阴凉血。凉血地黄汤加减。

处方：当归10g，生地黄10g，赤芍10g，牡丹皮10g，地榆10g，血竭10g，黄芩15g，黄连15g，茯苓10g，枳实10g，厚朴10g。

水煎服，每日1剂，分2次服。

局部治疗：熊胆消痔灵，塞肛，每日2次，每次5g。参黄洗液坐浴，每日1次。

医嘱：注意休息，粗纤维饮食，定时排便。

二诊（2010年2月1日）：肛门疼痛明显缓解，出血情况明显好转，继续外用药物以及坐浴。

三诊（2015年2月11日）：肛门情况明显好转，舌红，苔白，未诉明显不适。

【按语】清代吴谦所著《医宗金鉴》记载："肛门围绕，折纹破裂，便结者，火燥也。"综上所述，传统中医学认为，本病的发生是由于热结肠燥，以致大便秘结，努挣，肛门裂伤。且由于肛门居人体下部，湿热邪毒积聚，肛门局部失荣，裂口经久不愈。中医注重治病求本，标本兼治，内服润燥通便、清热除湿类药物，同时配合外用药进行肛门局部熏洗、外敷、肛内塞药等，常能收到满意疗效。

王氏注重内外结合治疗，注意到患者平素大便易干结，舌质偏红，苔黄燥，脉弦数，认为患者主要是肠道有热导致大便干结，血热迫血妄行，加上临厕努挣，致肛门撕裂而致便血，故选择凉血地黄汤加减。凉血地黄汤原方出自于清代祁坤所著《外科大成》，原方由当归、生地黄、赤芍、黄连、枳壳、黄芩、槐角、地榆、荆芥、升麻、天花粉、甘草组成，原文记载："治痔肿痛出血……空心服三四剂，则痛止肿消，更外兼熏洗。"本方具有清热燥湿，凉血止血，解毒消肿之功。

王氏在原方的基础上有所加减，主要是重用黄芩与黄连泄热祛湿，同时加入了枳实与厚朴通便润肠。原方中生地黄能养阴，清热凉血；当归具有补血活血，调经止痛，润燥滑肠，生肌健骨的功效，对气血虚弱之疮疡久清不敛者疗效尤佳；牡丹皮清热凉血，活血祛瘀；赤芍有清热凉血之效；黄芩清热燥湿，泻火解毒，止血，可用于湿热痈肿疫毒；血竭具有活血定痛，化瘀止血，敛疮生肌的功效，其入血分而散瘀止痛，为伤科要药，本品既能散瘀，又能止血，止血不留瘀，适用于瘀血阻滞，血不归经的出血病证，如外伤出血、血痔肠风等；地榆的功效为凉血止血，解毒敛疮，为治水火烫伤之要药，长于泄热而凉血止血，味兼酸涩，又能收敛止血，可用治多种血热出血之证，又因其性下降，故尤宜于下焦之下血。

方中黄芩、黄连泄热祛湿，为君药；牡丹皮、赤芍、当归、生地黄共为臣药，既辅助黄连、黄芩泄热祛湿之功，又使全方祛邪而不伤正，养血、凉血而不滞血；地榆、血竭共为佐使药，敛疮生肌，使全方有寒有热，有收有散；厚朴、枳实通便润肠；茯苓利湿，给邪以出路；全方共奏泻热通便，滋阴凉血之功效。同时配合药物坐浴以及中药药物外用，达到内外合用，标本兼治。

2. 肛裂案二

陈某，女，25岁，湖南省怀化市通道县，个体经营者。于2016年10月21日初诊。

主诉：肛周疼痛2月余，加重1周。

病史：患者2个月前出现大便后肛门撕裂样疼痛，大便及手纸带有少量鲜血，有时肛周瘙痒，无腹痛，无黏液脓血便等不适，近1周以来自觉便血、便后肛门痛、肛周瘙痒加重，大便干燥，便后撕裂样疼痛。舌质紫暗，少苔，脉涩。

专科检查：视诊：6点、12点位可见赘皮外痔，外痔内侧可见一菱形裂口。指诊：直肠下端未扪及肿块硬结，退指指套无染血。镜检：齿线上可见多个肥大肛乳头，母痔区黏膜隆起。

诊断：中医诊断：裂肛（气滞血瘀证）。

西医诊断：①肛裂；②混合痔（炎性赘皮外痔、内痔Ⅱ期）；③肛乳头肥大。

整体治疗：理气活血，润肠通便。六磨汤加减。

处方：芍药15g，木香10g，乌药10g，沉香1g（另吞），火麻仁10g，枳实10g，桃仁10g，红花10g，赤芍10g，甘草10g。

水煎服，每日1剂，分2次服。

局部治疗：熊胆消痔灵，塞肛，每日2次，每次5g。参黄洗液坐浴，每日1次。

医嘱：注意休息，粗纤维饮食，定时排便。

二诊（2016 年 10 月 29 日）：大便情况较前改善，未见明显撕裂感，肛门疼痛明显缓解，未见出血，肛门瘙痒情况较前好转。原方去沉香、红花、乌药，加麦冬 15g。继续外用药物及坐浴。

三诊（2016 年 11 月 20 日）：大便基本正常，肛门情况明显好转，外痔内侧裂口已愈合，未诉明显不适。

【按语】便秘是大肠传导功能失司的主要表现之一，其生理功能与肺、肝、脾、肾等脏腑关系非常密切。大肠的运动功能依赖气的推动，如肺气的宣发肃降、脾气的升发、胃气的下降、肝气的疏泄等，各种气机的运动可协同大肠的传输功能。如忧愁思虑、脾伤气结、抑郁恼怒、肝郁气滞、久坐少动、气机不利等均可致脏腑郁滞、通降失常、传导失司、糟粕内停。六腑以通为顺，故便秘总以腑气不通为特点，治疗常采用通腑法，然通便之法不可尽用攻下之品，以致药物性便秘，或正气受损，变生他患，而应针对病机辨证论治。

患者平素大便干燥，舌质紫暗，少苔，脉涩，提示体内有瘀血，平素性格抑郁，月经推迟，色暗，血块多，经期胸胁胀痛不适，肝气郁结，气机阻滞，气滞而血行不畅，以致血脉瘀滞，不通则痛。《金匮翼·便秘》曰："气秘者，气内滞，而物不行也。"气为血之帅，气行则血行，气滞则血瘀，阻于肛门，致使肛门缩紧，导致便后肛门刺痛感尤甚。

本案所选六磨汤重在调肝理脾，通便导滞。主治因忧愁、思虑过度，情志不舒致气机郁滞，不能宣达，通降失常，肠道传导失职，糟粕内停，不能下行，而导致的大便秘结、腹胀腹痛。沉香辛温香散，能升能降，通利三焦之气，尤其善行胃肠之气而止痛，兼有健脾消食之功，为脾胃大肠气滞所致诸证常用之品；木香配合沉香行气止痛，气行则畅，《本草纲目》中记载："木香乃三焦气分之药，能升降诸气。"桃仁、红花合用，活血祛瘀，消肿止痛；赤芍助力活血止痛之功；火麻仁性味甘平，润肠通便；芍药酸甘养阴，止痛；甘草调和诸药；全方通畅气机为主，活血化瘀为辅，气行则血运通畅，奏功甚捷。诸药合用，切中病机，配合心理疏导，故能取得较满意疗效。

3. 肛裂案三

吴某，男，77 岁，湖南省新化县白溪镇，已退休。于 2016 年 10 月 23 日初诊。

主诉：肛周疼痛 1 年余，加重 1 个月。

病史：患者于 1 年前出现肛门周围疼痛不适，排便后加重，能自行缓解，偶见鲜血黏附于大便。近 1 个月以来，患者自觉肛门疼痛加重，伴便血，大便 1 次/日，干燥难解，小便正常。舌红，少苔，脉细数。

专科检查：视诊：截石位 7 点肛缘处有结缔组织赘生，6 点肛管可见一纵行溃疡，底暗红。指诊：肛管偏紧，患者疼痛，肛内未扪及异常。镜检：齿线附近母痔区黏膜隆起、充血明显。

诊断：中医诊断：肛裂（阴虚津亏证）。

西医诊断：①肛裂；②赘皮外痔；③2 型糖尿病。

整体治疗：养阴清热润肠。润肠汤加味（《杨氏家藏方》）。

处方：全当归 10g，枳壳 10g，生地黄 15g，火麻仁 15g，桃仁 15g，麦冬 10g，厚朴 10g，甘草 6g。

水煎，每日 1 剂，分 2 次温服。

局部治疗：熊胆消痔灵，塞肛，每日 2 次，每次 5g。参黄洗液坐浴，每日 1 次。

医嘱：嘱患者注意休息，每日大便后予参黄洗液坐浴，熊胆消痔灵局部换药。清淡饮食，注意休息。

二诊（2016 年 11 月 1 日）：肛门周围疼痛不适较前缓解，偶见鲜血黏附于大便。大便解出较为顺畅，未见明显干燥难解。原方加炒鸡内金 10g，白芍 10g。继续予熊胆消痔灵，塞肛，每日 2 次，每次 5g。参黄洗液坐浴，每日 1 次。

三诊（2016 年 11 月 10 日）：肛门周围疼痛不适明显缓解。大便解出顺畅，未见明显干燥难解。专科检查：视诊：截石位 7 点肛缘处有结缔组织赘生，6 点肛管纵行溃疡已愈合。指诊：肛管偏紧，患者未诉疼痛，肛内未扪及异常。镜检：齿线附近母痔区黏膜隆起、充血较前好转明显。

【按语】王氏认为此患者肛裂主要是因为大便不畅，中老年人有素体虚弱的特点，五脏俱虚，气血生化乏源，阴阳失调。肾主二便，肾阴不足则肠失濡养而大便不行，肾阳亏虚则大肠失于温煦，传运无力而大便不通。如《杂病源流犀烛·大便秘结源流》曰："大便秘结，肾病也。经曰：北方黑水，入通于肾，开窍于二阴，盖此肾主五液，津液盛，则大便调和。"又如《诸病源候论》云："邪在肾，亦令大便难，所以然者，肾脏受邪，虚而不能制小便，则小便利，津液枯燥，肠胃干涩，故大便难。"《沈氏尊生书》谓："大便秘结，肾也……老人体弱或虚人脏冷，则阴寒内生，凝结肠胃，便阳气不通，津液无以下行，而肠道艰于传送。"中焦脾胃功能虚弱、中气不足则大便秘结不通。如《灵枢·口问》篇载："中气不足，溲便为之变。"气虚则大肠传导无力，阳虚则肠道失于温煦，气虚阳衰，阴寒内结，导致便下无力，大便艰涩。如《景岳全书·杂证谟·秘结》曰："凡下焦阳虚，则阳气不行，阳气不行，则不能传送，而阴凝于下，此阳虚而阴结也。"血虚则大肠不荣，阴亏则大便干涩，阴血亏虚，导致大便干结，便下困难。如《医宗必读·大便不通》曰："更有年老津液干枯，妇人产后亡血，乃发汗利小便，病后血气未复，皆能秘结。"此老年患者大便平素干燥，舌质红，少苔，提示体内阴津匮乏，不能濡润肠道，致大便干燥难解；脉细数，提示体内阴虚有热，热灼津液，致口干口渴、多饮；既往有糖尿病病史，阴虚为本，燥热为标，灼津尤甚。大便燥结，损伤肛门而致肛裂。

方中用全当归养血活血，润肠通便；生地黄清热活血，养阴生津；合以火麻仁、桃仁润肠通便，标本兼顾，为其配伍特点；加枳壳理气消积，条达气机，通则痛缓；麦冬养阴生津；厚朴行气消积，燥湿除满；以甘草调和诸药。共奏养阴清热，润肠通便之功。老年人阴血亏虚，生肌迟缓，疮口难愈，后期调理尤为重要。

4. 肛裂案四（手术——肛裂内括约肌松解术）

王某，女，44岁，汉族。2016年10月11日就诊。

主诉：间断性大便出血、疼痛2年余。

病史：近2年来无明显诱因出现大便间断滴鲜血，伴便时肛门疼痛，便后持续数分钟方能缓解，反复发作，外用马应龙痔疮膏、肛泰软膏等症状可暂时缓解。平时大便2次/天，先干后稀，成形，无里急后重，未见黏液脓血便，近2月来上述症状加重，出血量较前增多，疼痛加剧。否认药物过敏史。

既往史：既往体健。否认手术史。

现症见：大便时肛门疼痛伴间断滴鲜血，无恶寒发热，大便先干后稀，饮食正常，夜寐安，体重无明显变化。舌红，苔黄腻，脉弦。

专科检查：视诊：肛缘可见散在赘皮隆起，肛管后方、3点位可见陈旧性裂口。指诊：触痛明显。镜检：齿线黏膜充血水肿，6点位齿线处可见肥大肛乳头，可随肛镜脱出肛外。

诊断：中医诊断：肛裂（血热肠燥证）。

西医诊断：肛裂。

手术治疗：内括约肌松解术。

1）术前准备：查血常规、出凝血时间，肛门周围备皮。术晨禁食、术前排净大小便。

2）麻醉：术前准备完毕，采取腰硬联合麻醉使肛周无痛。

3）体位：膀胱截石位。

4）手术步骤：①用二叶肛镜扩张肛门，显露裂口；②由齿线上至肛缘做一纵向切口，切开长度约 1.5cm，分离内外括约肌之间组织，并将裂痔及悬珠痔也一并切除；③于后正中线经裂创直接切断括约肌下缘；④修剪创缘，使其平整，以利于引流（内小外大），压迫止血，创面填以凡士林纱条。

术后处理：①清淡饮食，适当多食蔬菜、水果，保持大便通畅；②术后当日禁解大便，酌情选用润肠通便药物，必要时术后可予以清洁灌肠帮助患者排便；③口服抗生素 3 天，预防感染；④便后常规换药，术后换药 3 周左右，直至伤口完全愈合。

整体治疗：泻热通便，滋阴凉血。选用凉血地黄汤加减。

处方：当归 10g，生地黄 10g，赤芍 10g，牡丹皮 10g，地榆 10g，血竭 10g，黄芩 15g，黄连 15g，茯苓 10g，枳实 10g，厚朴 10g。

水煎服，每日 1 剂，分 2 次服。

局部治疗：熊胆消痔灵，塞肛，每日 2 次，每次 5g。参黄洗液坐浴，每日 1 次。

医嘱：注意休息，粗纤维饮食，定时排便。

【按语】西医认为肛管前后部正中线处血液循环缺乏，弹性较差，容易损伤而不易愈合。感染后易形成慢性溃疡，长期的感染和反复的排便损伤刺激肛裂创面的神经末梢，产生肛门灼痛，炎症疼痛的刺激使肛门括约肌强直性收缩和痉挛，引发疼痛更加剧烈。因炎症改变，浅部静脉和淋巴回流受阻，引起水肿和纤维变性，形成哨兵痔。裂口上端肛门瓣和肛乳头发生水肿、纤维变性，形成肥大乳头，裂口的侧缘纤维变硬，周围组织内发生脓肿，破溃到肛管，形成潜行瘘管，裂底内括约肌纤维变性明显，处于痉挛状态，肛管压力增高。由此可见，肛裂疼痛的主要原因是括约肌痉挛，故手术切断部分内括约肌能有效治疗肛裂。

内括约肌松解术可有效切断内括约肌，损伤外括约肌的机会少，其可直接切断括约肌并对裂口周围的瘢痕组织、肥大肛乳头、哨兵痔及潜行瘘等病理组织彻底切除，尤其注意肛窦炎切开治疗肛裂，切断内括约肌可消除痉挛及狭窄，切断外括约肌皮下部有利于裂口和创面引流，切开肛窦有利于消除局部感染隐患，较侧切术可直视下对括约肌进行分辨，切断准确方便。本术式的优点就体现在一次性将肛裂及其病理组织一并切除，既避免了多处伤口，又可在直视下切断内括约肌及部分外括约肌皮下部，使创口敞开，引流通畅，避免血肿形成，便于组织由基层生长，但应注意严格掌握切口的深度和宽度。

王氏指出，肛裂患者术中切口大小应适宜，切口应内小外大，以利于术后创面引流，术后换药必须到位，填塞至裂口顶端，防止假性愈合，王氏在临床上除关注疾病本身的治疗，同时也注重患者的心理调护。王氏还指出，肛裂患者痛苦大，术后创面恢复时间较长，且多数肛裂患者合并有大便干燥等临床表现，医者在积极选择适当手术治疗疾病的同时，必须加强对患者心理方面的疏导，减轻术前、术后对疾病的恐惧，树立战胜疾病的信心，并适当配合使用润肠通便的药物，必要时可清洁灌肠，减轻术后排便痛苦，有利于疾病早日恢复。

5. 肛裂案五（手术——肛裂侧位内括约肌切断术）

何某，女，34岁，汉族。2016年10月12日就诊。

主诉：便后疼痛伴出鲜血半年，加重1个月。

病史：患者半年前无明显诱因出现大便时肛门疼痛，便时出血，手纸染血，偶伴滴血，大便干燥时肛内出血，反复发作，每次症状可自行缓解，近1月来上述症状加重，平时大便2~3日一次，排便费力，排便时间长，无里急后重，未见黏液脓性便。为求医治，到我院就医，收治入院。否认药物过敏史。

现症见：大便时肛门疼痛伴间断出鲜血，患者精神状态良好。大便干燥，小便正常，夜寐安，体重无明显变化。

入院查体：体温36.6℃，无恶寒发热，饮食大致正常，小便正常，脉搏67次/分，呼吸20次/分，血压111/77mmHg，发育正常，营养良好，正常面容，表情自如，自动体位，神志清楚，语言清晰，查体合作，全身皮肤黏膜无黄染，全身浅表淋巴结无肿大。精神状态良好，腹平坦，腹部柔软，无压痛、反跳痛，腹部无包块。肝脏肋下未触及，肝区无叩击痛，肾区无叩击痛，无移动性浊。肠鸣音未见异常，4次/分。肛门检查见专科检查。脊柱正常生理弯曲，四肢活动自如，生理反射正常，病理反射未引出。舌红，苔质暗，脉弦涩。

专科检查：视诊：肛缘 6 点位可见赘皮隆起，肛管后方可见肛管皮肤纵裂溃疡，创缘不规则，增厚，弹性差，基底暗红，基底部少许黄色分泌物。指诊：肛管紧张，触痛明显，仅容 2 指通过。镜检：痔区黏膜稍充血隆起，6 点位齿线处可见肥大肛乳头。

诊断：中医诊断：肛裂（气滞血瘀证）。

西医诊断：①肛裂；②肛乳头肥大。

手术治疗：肛裂侧位内括约肌切断术。

1）术前准备：查血常规、出凝血时间，肛门周围备皮。术晨禁食、术前排净大小便。

2）麻醉：术前准备完毕，采取腰硬联合麻醉使肛周无痛。

3）体位：膀胱截石位。

4）手术步骤：①用手指伸入肛管，摸到括约肌间沟，在肛门右侧距肛缘 1~1.5cm 处，做一弧形切口，约 2cm；②将止血钳由切口伸向括约肌间沟，向上将内外括约肌分离；③钳夹内括约肌下缘，向上分离到齿状线，再由切口挑出内括约肌，在直视下切断；④止血后缝合创面，再剪除裂痔。

术中注意事项：①认清内括约肌的位置，分离时勿穿破肛管黏膜；②在挑出括约肌时，食指摸清内括约肌下缘后，向切口处顶起，易于挑出；③对伴有轻度哨兵痔者，应一并切除。

术后处理：①半流食 3 天；②术后当日禁解大便（以预防感染形成脓肿，既往有先例），酌情选用润肠通便药物；③口服抗生素 3 天，预防感染；④便后常规换药，术后 7 天拆线。

术后情况：患者当晚诉肛门疼痛、肛门坠胀不适，尚可耐受，未予特殊处理，小便自解，翌日换药创面情况良好，无水肿，未见明显渗血，疼痛较前减轻，口服抗生素 3 天，清淡饮食，第 3 日自解大便，换药后肛门无异常，换药 7 天后改院外治疗。

出院医嘱：清淡饮食，多食蔬菜水果，保持大便通畅，不久蹲厕；便后予参黄洗液温水坐浴，外涂肛泰软膏，内置太宁栓药栓；1 月内不持重物，不干重体力劳动；禁食辛辣刺激之品，不适随时就医。

3 个月随访无异常。

整体治疗：理气活血，润肠通便。方选六磨汤加减。

处方：芍药 15g，木香 10g，乌药 10g，沉香 1g（另吞），火麻仁 10g，枳实 10g，桃仁 10g，红花 10g，赤芍 10g，甘草 10g。

水煎服，每日 1 剂，分 2 次服。

局部治疗：熊胆消痔灵，塞肛，每日 2 次，每次 5g。参黄洗液坐浴，每日 1 次。

【按语】采用侧位手术，目的是减轻后正中位（Minor 三角）最大创伤，尽量避开该部位的乏血管区，避免了后位供血不良，愈合迟缓，以及后位手术形成锁孔样畸形的弊端。在直视下挑出内括约肌切断，既解除了内括约肌的痉挛，又保证了术后肛门括约肌功能的完整性。切口缝合 1 针，既能封闭创口，减少被污染感染的机会，又可缩短局部愈合时间。侧切术痛苦小，修复快，后遗症少，疗效好。

本案所述手术方式为临床常见经典术式，王氏尤其强调术中、术后无菌操作原则，术中充分松解内括约肌，切口大小适宜，切口过小易复发，过大则延迟愈合，需引流通畅。王氏一般会要求患者术前、术后饮食不宜过于精细，会减慢肠道蠕动，导致肛门直肠部位静脉曲张；也不宜过早进食或进食大量粗纤维，避免术后大便次数过多，引起切口感染；食物不可过于辛辣，容易刺激肛门直肠充血扩张。手术前后肠道准备充分，饮食调理得当，不仅能使手术顺利进行，而且对创面的修复能起到重要作用，还能减轻疼痛，有利于切口愈合，同时可防止和减少术后并发症的发生，有利于患者早日恢复，并将手术痛苦降到最低。

第四节　炎症性肠病医案

一、溃疡性结肠炎

（一）概述

溃疡性结肠炎（ulcerative colitis，UC）是一种病因尚不明确的直肠和结肠慢性非特异性炎症性肠病，与克罗恩病一同归属于炎症性肠病（inflammatory bowel disease，IBD）。本病的好发部位为直肠、乙状结肠，肠道炎症具有连续性和弥漫性分布的特点，并易于向近端扩展，蔓延至降结肠、横结肠，甚至累及整个结肠和末端回肠。病变深度多局限在黏膜和黏膜下层，黏膜炎症的镜下病理表现主要为肠黏膜出现溃疡、局部微小血管损伤、隐窝脓肿形成、杯状细胞减少及多种炎性细胞浸润等非特异性表现。UC 患者往往以腹痛、腹泻、脓血或黏液便伴里急后重为主要症状，严重患者常伴有发热、体重减轻、贫血、低蛋白血症及水电解质酸碱平衡紊乱等不同程度的全身症状，甚至出现大出血、中毒性巨结肠等危及生命的严重并发症。除此之外，部分患者还可伴有结节性红斑、关节炎、虹膜炎、口疮样溃疡、胆囊炎、间质性肾炎和内分泌障碍等肠外表现。由于 UC 病变范围广泛、病势反复缠绵、治愈难度大、癌变性大，严重影响了患者的生活质量，已对当今人类健康事业构成了极大的威胁。

中医学虽无溃疡性结肠炎（UC）病名，但中医学中"大瘕泄""肠澼""泄泻""下利""久痢""休息痢""滞下"的临床表现与 UC 极为相符，所以可认为 UC 属于此类病证。本病最早记载于《黄帝内经》，《素问·太阴阳明论》曰："食饮不节，起居不时者，阴受之。阳受之则入六腑，阴受之则入五脏……入五脏则腹满闭塞，下为飨泄，久为肠澼。"因本病便中多带黏腻脓冻，便下澼澼有声，故称为"肠澼"。《素问·通评虚实论》指出其症状主要有"便血、下白沫、下脓血"，与现代医学中溃疡性结肠炎的腹泻、黏液脓血便类似。汉代张仲景将"泄泻"与"痢疾"统称为"下利"。《诸病源候论·痢病诸候》将"痢疾"分为"赤白痢""脓血痢""休息痢"等 21 种痢病候，其中明确指出："休息痢者……邪气或动或静，故其痢乍发乍止。"与溃疡性结肠炎病程长、易反复的特点极为贴切。

（二）病因病机

溃疡性结肠炎的病因病机总体属本虚标实。多在禀赋不足，脾虚湿盛的基础上感受外邪或饮食不洁（节）、情志失调，致肠道功能失司而发病。《素问·太阴阳明论》指出其病因病机是饮食不节，起居不时，而致脏腑阴阳受损，病邪淤积，危害于已虚之大肠而引起本病。《素问·至真要大论》曰："暴注下迫，皆属于热。"《素问·阴阳应象大论》曰："湿胜则濡泻。"指出了该病与湿热之邪关系密切。《诸病源候论·痢病诸候》在病机方面提出："痢由脾胃肠虚……肠虚不复，故赤白连滞……血痢者，热毒折于血，入大肠故也。"强调了脾虚失健是其发病基础，热毒为发病外因。湿性重浊黏滞，致病多病程长，易反复。加之脾虚无力运化水液，湿邪更重，下注于肠腑。邪难祛，正亦难补，故临床多见病变缠绵难愈。

　　本病的发生发展与饮食生活习惯息息相关。患者要保持乐观积极的心态，注意保暖、避免受寒，饮食宜清淡易消化，忌辛辣、生冷、油腻、海鲜、烟酒等，切忌暴饮暴食；另外要适当进行锻炼，如散步、太极拳等，可增强机体免疫力，提高抗病能力。本病属于慢性病，患者应当引起重视，坚持治疗并定期复查肠镜，切不可症状好转便停止治疗。

　　目前大部分学者认为 UC 是由多种细胞因子、炎症介导所致的一种免疫异常的非特异性炎症，活动性 UC 患者的结肠黏膜中前列腺素 E_2（PGE_2）和白三烯 B_4（LTB_4）的含量很高。美沙拉嗪可抑制自然杀伤细胞活性，促进激活的 T 淋巴细胞的凋亡，抑制抗体、白三烯及前列腺素样物质生成，以及清除氧自由基等，能起到抑制炎症、促进黏膜修复的疗效。地塞米松属于肾上腺皮质激素，能够有效抑制 T 淋巴细胞激活及细胞因子分泌，配以凉血止血、化瘀止痛之结肠宁、云南白药保留灌肠，可使药液与肠黏膜病灶直接接触，避免药物代谢的首关消除效应，病灶部分药物浓度较高，促进其修复，取效快捷、确切。复方嗜酸乳杆菌片剂属于新型的益生菌制剂，UC 患者往往存在肠道菌群失调，益生菌可通过诱导免疫耐受从而发挥治疗作用。

（三）治法

　　历代医家对 UC 的中医治则描述都很精辟，均有自己独到的见解。如汉代张仲景创制了治疗湿热痢的白头翁汤。金元时期刘完素提出了"调气则后重自除，行血则便脓自愈"的法则，至今仍属治痢之常法。而明代李中梓所著《医宗必读·泄泻》在总结前人治泻经验的基础上，提出著名的治泻九法：即淡渗、升提、清凉、疏利、甘缓、酸收、燥脾、温肾、固涩。在治疗上有了较大的发展，其使用价值亦为现代临床所证实。

　　王氏结合长期临床实践经验，归纳总结得出：UC 中医证型按比例由高至低依次为大肠湿热证、脾胃气虚证、肝郁脾虚证、脾肾阳虚证、血瘀肠络证、阴血亏虚证，共 6 个证型。并且活动期以实证为主，缓解期以虚证为主。活动期多为湿热瘀血损伤肠络，血肉腐败而成脓血便；本病多反复发作，久病则虚，表现为气血阴阳不足，故缓解期以虚证为多。

王氏从事肛肠科临床、教学、科研多年，诊治患者无数，积累了大量的临床诊治经验，认为脾虚为本病发病之本，湿热为致病之标，热毒为下血之因，血瘀为局部病理变化，肠疡为局部病理表现。故治疗上应标本兼治，健脾益气。固本培元是治病之本，清热解毒、燥湿止泻是治病之标，行气活血、止血敛疮是治疗久病缓解期的大法。

（四）临证医案

1. 溃疡性结肠炎案一（寒热错杂证）

李某，女，45岁，湖南省长沙市浏阳市，农民。于2016年4月25日初诊。

主诉：反复腹痛伴黏液血便3月余。

病史：患者于3个月前过食辛辣后出现腹痛伴黏液血便，腹痛呈灼痛，绵绵不休，大便4~5次/日，质稀，有大量黏液及暗红色血液，自服"黄连素片"后症状稍有缓解，停药后复发。3个月来上述症状反复发作，长期自服"黄连素片"。现腹痛伴黏液血便，腹痛呈灼痛，绵绵不休，大便4~5次/日，质稀，有大量黏液及暗红色血液，伴食欲不振、口渴、乏力、畏冷。舌质红，苔黄厚腻，脉沉缓。

检查：患者于2016年4月20日在当地医院行肠镜示：左半结肠多发性溃疡伴出血，考虑溃疡性结肠炎。病检回报：固有膜内可见多种炎性细胞浸润，隐窝形态不规则，排列紊乱伴杯状细胞减少。血常规、尿常规均未见异常，大便常规可见红细胞，大便隐血试验阳性。

诊断：中医诊断：大瘕泄（寒热错杂证）。

西医诊断：溃疡性结肠炎（活动期）。

整体治疗：温中补虚，清热燥湿。半夏泻心汤合芪杞固本汤加减。

处方：法半夏10g，黄芩10g，黄连5g，干姜10g，党参15g，黄芪10g，茯苓10g，白术15g，陈皮10g，薏苡仁10g，炒鸡内金10g，白及10g，紫草10g，白头翁10g，地榆炭10g。

10剂。水煎，每日1剂，分2次温服。

局部治疗：结肠宁5g+地塞米松5mg+云南白药2g，溶解于100mL温开水中，保留灌肠，每日睡前1次，10日。

医嘱：①避风寒，慎起居，调饮食，畅情志；②注意饮食卫生，忌暴饮暴食，忌食生冷、油腻、辛辣刺激食物；③注意劳逸适度，适当参加体育运动；④坚持治疗，定期肠镜复查。

二诊（2016 年 5 月 5 日）：患者腹痛明显缓解，大便 2 次/日，质软不成形，黏液较前减少，无便血，纳食可，稍感口干，无畏冷。舌质淡红，苔白，脉缓。原方去白及、紫草、白头翁、地榆炭，重用黄芪 20g、白术 20g，以益气健脾，渗湿止泻。10 剂。

三诊（2016 年 5 月 15 日）：腹痛及黏液血便完全缓解，大便 1~2 次/日，质软成形，无黏液及出血。纳食可，无口干、畏冷。

【按语】患者饮食不节，过食辛辣炙煿之品，而致脾失健运，湿浊内生，郁而化热，又因长期服用"黄连素片"，久服苦寒药物，伐伤阳气，阳虚则寒从中生，形成寒热错杂之证。溃疡性结肠炎属于中医"肠澼""大瘕泄"等范畴，其病位在肠腑，但时邪外感、情志内伤、饮食不节等因素会影响肝、脾、肾等脏腑的功能，疾病早期，病理因素较为单纯，随着病情发展，或失治误治，久服清热化湿之品损伤机体阳气，阳虚则寒从中生，故形成寒热错杂的复杂证型。

《温病条辨·湿温》所言："久痢伤及厥阴，上犯阳明，气上撞心……心中疼热。"故见腹部灼痛。火性炎上则上热，热灼津伤，故口渴。又因下焦有寒，脾失健运，更因肝木乘犯，故食欲不振。下焦阳气虚，阴寒盛，不能外达，故畏冷、下痢稀溏夹黏冻。脾阳虚衰，脾不统血，湿郁化热，迫血妄行，故见便血。舌质红，苔黄厚腻为热，脉沉缓为虚寒。此亦为寒热错杂证。

半夏泻心汤出自《伤寒杂病论》，是张仲景创立的寒热并用、消补同施之经方，现已用于治疗多种寒热错杂疾病。方中半夏苦辛温燥，善能燥湿理气，和胃降逆，为君药。干姜辛热，温中散寒，助半夏温中燥湿以和阴；黄芩、黄连苦寒清降，清泻里热以和阳，均为臣药。党参、黄芪、白术、茯苓健脾益气，补虚和中，兼生津液，既可防芩、连之苦寒伤阳，又防夏、姜之辛热伤阴；陈皮、薏苡仁、炒鸡内金行气消食，健脾渗湿；紫草、白头翁、地榆炭清热凉血，止血生肌，共为佐药。诸药相合，使寒热得除，气机得畅，升降复常，痛、利等症自愈。

现代药理研究表明，半夏醇沉液对多种原因所致的胃肠溃疡有显著的预防和治疗作用；黄芩、黄连不仅对多种致病菌均有较强的抗菌作用，还具有抑制肠管蠕动、抗腹泻、抗溃疡的作用；党参、黄芪、白术、茯苓均能调节机体免疫功能，增强免疫力；紫草、白头翁、陈皮均具有较强的抗菌能力；地榆可明显缩短出血和凝血时间，能降低毛细血管的通透性，减少渗出，减轻组织水肿，且有收敛作用，促进创面、溃疡愈合。全方合用，以此减轻肠黏膜炎症反应，减少出血和提高机体免疫力，从而达到治疗本病的目的。

2. 溃疡性结肠炎案二（大肠湿热证）

王某，男，42岁，湖南省双峰县，农民。于2016年5月22日初诊。

主诉：反复左下腹痛伴黏液血便半年余。

病史：患者于半年前大量饮酒后出现腹痛伴黏液血便，以左下腹为主，大便后可稍减轻，大便7~8次/日，质稀，有大量黏液及暗红色血液，伴肛门灼热，里急后重。半年来常自服"藿香正气水"，腹痛可稍减轻，黏液血便无缓解，上述症状反复发作，伴口干、小便短赤。舌质红，苔黄腻，脉滑数。

检查：患者于2016年5月10日在当地医院行肠镜示：乙状结肠、直肠黏膜充血，血管纹理不清，可见多发性小溃疡，直径约2mm，考虑溃疡性结肠炎。病检回报：送检组织可见多种炎性细胞浸润，隐窝形态不规则，排列紊乱。血常规、尿常规均未见异常，大便常规可见红细胞，大便隐血试验阳性。

诊断：中医诊断：大瘕泄（大肠湿热证）。

西医诊断：溃疡性结肠炎（活动期）。

整体治疗：清热燥湿，调气行血。芍药汤合芪杞固本汤加减。

处方：白芍30g，黄芩9g，黄连5g，秦皮10g，炒白术15g，黄芪10g，党参10g，茯苓10g，当归10g，木香5g，广藿香10g，炒麦芽10g，炒鸡内金10g，延胡索10g。

10剂。水煎，每日1剂，分2次温服。

医嘱：①避风寒，慎起居，调饮食，畅情志；②注意饮食卫生，忌暴饮暴食，忌食生冷、油腻、辛辣刺激食物；③注意劳逸适度，适当参加体育运动；④坚持治疗，定期肠镜复查；⑤美沙拉嗪栓塞肛，每日1粒。

二诊（2016年6月2日）：患者腹痛较前减轻，大便次数较前减少，3~4次/日，质软不成形，黏液及便血较前减少，纳食可，稍感口干，小便调。舌质红，苔薄黄，脉滑。继续原方清热燥湿，调气行血。10剂。

三诊（2016年6月12日）：患者腹痛完全缓解，大便2次/日，质软不成形，无黏液及出血。纳食可，无口干，小便调。原方去白芍、黄芩、黄连、秦皮、广藿香，重用黄芪20g、炒白术20g、党参15g，益气健脾渗湿，巩固疗效。10剂。

【按语】患者饮食不节，大量饮酒，酒乃大辛大热之品，过服则内生湿热，而致湿热之邪壅滞肠中，气机不畅，传导失司，湿热下注，熏灼肠道，肠络受伤，气滞血瘀而发为本病。

湿热之邪毒积滞肠中，气血被阻，气机不畅，传导失司，所以腹痛，里急后重。正如《医学入门·痢》所云："火性急速传下，或化或不化，食物瘀秒欲出，而气反滞住，所以欲便不便，腹痛窘迫，拘急大肠，重而下坠。"湿热之毒熏灼，伤及肠道脂膜之气血，腐败化为脓血，则见痢下赤白。湿热下注，则肛门灼热，小便短少。热盛灼津则见口干。舌质红是为有热；苔腻为湿，黄则有热；脉滑为实，数是热的征象，皆为湿热下痢之表现。

《素问病机气宜保命集》载："脏腑泻痢，其证多种，大抵从风湿热论……轻则飧泻身热脉洪，谷不能化，重则下痢脓血稠黏，皆属于火……法云，宜补宜泻宜和宜止，假令和则芍药汤是也。"书中记载了清热燥湿、调气和血的芍药汤以治疗湿热痢。方中重用苦酸微寒之白芍，安中止痛，敛阴养血，《本草纲目》谓其"止下痢腹痛后重"，是治痢之要药，为君药；黄芩、黄连苦寒，清热燥湿，厚肠止痢，共为臣药；秦皮苦涩而寒，入大肠经，一药两用，既助君臣清热燥湿，又能收涩止痢；白术甘苦而温，归脾胃经，益气健脾，燥湿利水，炒用更可增强其补气健脾止泻的作用，《本草通玄》曰："补脾胃之药，更无出其右者……土旺则清气善升，而精微上奉，浊气善除，而糟粕下输，故吐泻者，不可阙也。"党参、黄芪甘温，善入脾胃，为补中益气要药，与白术配伍更能增强其补气健脾止泻的作用；茯苓利水渗湿，健脾，与白术合用共奏健脾渗湿止泻之功；木香善行大肠之滞气，破结消积以排除积滞，为治湿热泻痢里急后重之要药；延胡索活血化瘀止痛；当归温而行之，助白芍养血益阴，行血和血；广藿香芳香化湿和中，既可助芩、连燥湿止泻，又可助白术、党参、黄芪益气健脾；本证多夹食滞，故用炒麦芽、炒鸡内金消食导滞，除积泄热。本方集苦寒清热燥湿药于一方，清解中兼以健脾、渗湿、导滞、凉血，使热清湿化，气行血活，积滞得下，诸症自解。即所谓"邪去正自安""行血则便脓自愈，调气则后重自除"。

现代药理研究表明，白芍水煎剂能促进小鼠腹腔巨噬细胞的吞噬功能，可使处于低下状态的细胞免疫功能恢复正常，白芍提取物对大鼠蛋清性急性炎症水肿有明显抑制作用，对棉球肉芽肿有抑制增生作用；黄芩、黄连不仅对多种致病菌均有较强的抗菌作用，还具有抑制肠管蠕动、抗腹泻、抗溃疡的作用；党参、黄芪、白术、茯苓均能调节机体免疫功能，增强免疫力；秦皮、藿香均具有较强的抗菌能力，对胃肠有解痉作用，能够缓解腹痛；木香对胃肠道有兴奋和抑制的双向调节作用，还能促进创面、溃疡愈合。全方合用，以此减轻肠黏膜炎症反应、减少出血和提高机体免疫力，从而达到治疗本病的目的。

患者病变主要局限在乙状结肠及直肠，故采用美沙拉嗪栓剂直接从肛门部给药，可使药物与肠黏膜病灶直接接触，避免药物代谢的首关消除效应，病灶部分药物浓度较高，促进其修复，取效快捷、确切。肠道菌群能够影响免疫系统的发育和免疫应答的调节，益生菌制剂复方嗜酸乳杆菌片剂可通过诱导免疫耐受从而发挥治疗作用。

3. 溃疡性结肠炎案三（脾气虚弱证）

解某，男，61岁，湖南省新化县，个体经营者。于2016年7月12日初诊。

主诉：大便不成形伴有黏液半年。

病史：患者2015年5月因反复便血在当地医院就诊，完善检查后诊断为"溃疡性结肠炎"，经美沙拉嗪治疗后便血缓解。近半年来大便2次/日，质稀不成形，伴有透明胶冻状黏液，无便血，无腹痛。伴食欲不振、乏力易疲劳。舌质淡，苔白，脉缓弱。

检查：患者于2015年5月在当地医院行肠镜示：直肠黏膜充血，血管纹理不清，可见多发性小溃疡，质脆易出血，考虑溃疡性结肠炎。病检回报：送检组织可见多种炎性细胞浸润，支持溃疡性结肠炎诊断。血常规、尿常规、大便常规均未见异常，大便隐血试验阳性。

诊断：中医诊断：休息痢（脾气虚弱证）。

西医诊断：溃疡性结肠炎（缓解期）。

整体治疗：健脾益气，化湿止泻。参苓白术散合芪杞固本汤加减。

党参15g，茯苓10g，白术10g，黄芪20g，白扁豆15g，陈皮10g，广藿香10g，防风10g，黄连10g，炒麦芽15g，炒鸡内金10g，薏苡仁10g。

10剂。水煎，每日1剂，分2次温服。

医嘱：①避风寒，慎起居，调饮食，畅情志；②注意饮食卫生，忌暴饮暴食，忌食生冷、油腻、辛辣刺激食物；③注意劳逸适度，适当参加体育运动；④坚持治疗，定期肠镜复查；⑤美沙拉嗪肠溶片继续口服，维持剂量 1.5g/d。

二诊（2016 年 7 月 22 日）：患者大便 1～2 次/日，质软成形，黏液较前减少，纳食可，体力充沛。舌质淡，苔薄白，脉缓。继续原方健脾益气，巩固疗效。10 剂。

【按语】患者年老体衰，气血阴阳日渐虚衰，脾气虚弱，运化失健，湿浊内生，下注大肠，大肠传导失司，清浊不分，发为本病。久痢损伤脾胃，受纳无权，脾气虚弱，健运失职，故见食欲不振。食入不消，清浊不分，注入有伏邪积垢之肠道，则见大便稀夹有黏液。脾气虚，化源不足，不能充达肢体、肌肉，故肢体倦怠易疲劳，宗气不足则乏力。舌质淡，苔白，脉缓弱，为脾气虚兼湿浊之象。

参苓白术散出自《太平惠民和剂局方》，具有健脾益气，化湿止泻之效。方中用党参、茯苓、白术平补脾胃之气为主，与黄芪合用更可增强益气健脾之功，共为君药；加入和胃理气渗湿之品，如白扁豆、陈皮、广藿香、薏苡仁，既可理气健脾，使诸药补而不滞，又能渗湿而止泻，标本兼顾，是为臣药；脾气虚弱则运化失司，湿浊内生，佐以防风升清燥湿，黄连苦寒燥湿，炒麦芽、炒鸡内金消食导滞以助脾胃运化。脾健，元气内充，清阳得升，正能胜邪，伏邪积垢得除，则下痢自愈。

现代药理研究表明，党参、黄芪、白术、茯苓均能调节机体免疫功能，增强免疫力；黄连不仅对多种致病菌均有较强的抗菌作用，还具有抑制肠管蠕动、抗腹泻、抗溃疡的作用；陈皮、藿香均具有较强的抗菌能力，对胃肠有解痉作用；白扁豆水提取物具有抗病毒和止泻的作用。全方合用，以此减轻肠黏膜炎症反应和提高机体免疫力，从而达到治疗本病的目的。

患者经当地治疗后便血症状缓解，但近半年来反复大便不成形伴有透明胶冻状黏液而来我院就诊，根据 Sutherland 疾病活动指数，诊断为 UC 缓解期。美沙拉嗪抑制炎症、促进黏膜修复疗效确切，患者为 UC 缓解期，故予以美沙拉嗪维持剂量 1.5g/d，同时予以复方嗜酸乳杆菌片剂调节肠道菌群，改善肠道微环境。

4. 溃疡性结肠炎案四（脾肾气虚证）

李某，男，58 岁，湖南省祁东县，工人。于 2015 年 10 月 12 日初诊。

主诉：大便次数增多伴不成形 5 个月。

病史：患者 2015 年 3 月因腹痛、便血在当地医院就诊，行肠镜检查发现乙状结肠可见散在溃疡，结肠黏膜充血，血管纹理模糊，完善组织病理学检查后诊断为"溃疡性结肠炎"，经治疗后（具体治疗方案不详）腹痛、便血缓解。近 5 个月来大便 4 次/日，质稀不成形，无黏液及便血，无腹痛。伴纳差、神疲乏力、少气懒言、腰膝酸软、四肢不温、小便清长。舌质淡胖，苔白润，脉沉迟无力。

检查：患者于 2015 年 3 月在当地医院行肠镜示：乙状结肠可见散在溃疡，结肠黏膜充血，血管纹理模糊，考虑溃疡性结肠炎。病检回报：送检组织可见多种炎性细胞浸润，隐窝形态不规则，排列紊乱，支持溃疡性结肠炎诊断。血常规、尿常规、大便常规均未见异常，大便隐血试验阴性。

诊断：中医诊断：休息痢（脾肾气虚证）。

西医诊断：溃疡性结肠炎（缓解期）。

整体治疗：健脾益肾，培元固本。芪杞固本汤（自拟经验方）加减。

黄芪 30g，枸杞子 30g，党参 20g，白术 15g，陈皮 10g，防风 10g，白芷 10g，当归 10g，白及 10g，炒麦芽 15g，炒鸡内金 10g，湘曲 15g。

10 剂。水煎，每日 1 剂，分 2 次温服。

医嘱：①避风寒，慎起居，调饮食，畅情志；②注意饮食卫生，忌暴饮暴食，忌食生冷、油腻、辛辣刺激食物；③注意劳逸适度，适当参加体育运动；④坚持治疗，定期肠镜复查。

二诊（2016 年 10 月 22 日）：患者大便 1~2 次/日，质软成形。纳食可，精神良好，精力充沛，小便正常。舌质淡，苔薄白，脉缓。继续原方健脾益肾，培元固本，巩固疗效。10 剂。

【按语】患者年老体衰，脾气虚弱，运化失健，大肠传导失司，清浊不分，治疗迁延，进一步发展，久病及肾而成。脾气虚弱，健运失职，故见纳差。脾失健运，而致津液下留，肾关不固，以致腹泻不止。脾肾气虚，化源不足，不能充达肢体、肌肉，故肢体倦怠易疲劳，少气懒言。肾主骨髓，腰为肾之府，肾虚故腰膝酸软。肾虚则命门火衰，膀胱气化失司，故见四肢不温，小便清长。《素问·厥论》云："脾主为胃行其津液者也。"《素问·水热穴论》又云："肾者，胃之关也。"脾失健运，而致津液下留，肾关不固，以致腹泻不止。

根据本病发病机制，以健脾益气，固肾止泻作为治疗原则，王氏自拟芪杞固本汤进行治疗。方中黄芪益气固表，补脾、肺、肾三脏之气，为补气药之最，同时还能利水，固脱，托疮生肌，为君药；枸杞子、党参、白术补脾益肾，助黄芪固本培元为臣药；陈皮理气和胃，鸡内金、麦芽、湘曲健脾消食，使诸药补而不滞；白芷、防风、当归、白及行气活血，止血敛疮，共为佐药；诸药合用共奏健脾益肾，固本培元，活血敛疮之功效。

现代药理研究表明，枸杞子因其能校正淋巴细胞分布的紊乱状态，具有一定的免疫调节功效；黄芪能提高机体免疫功能，提高患者红细胞内 SOD 的活力；白术能够增强网状内皮系统吞噬功能，提高淋巴细胞转化率，促进细胞免疫功能，并有升高白细胞的作用，且能明显地增加 IgG 的含量；党参能调节机体免疫功能，增强免疫力；防风、白及能使病变局部肠黏膜充血、出血水肿消失，促进溃疡愈合，有显著止泻和抗过敏作用。全方合用，以此减轻肠黏膜炎症反应和提高机体免疫力，从而达到治疗本病的目的。

二、克罗恩病

（一）概述

克罗恩病（Crohn's disease，CD）是一种病因未明的消化道慢性肉芽肿性炎症性肠病，病变可累及胃肠道各部位，以末段回肠及邻近结肠为主，呈穿壁性炎症，多为节段性、非对称性分布，临床主要表现为腹痛、腹泻、腹部肿块、梗阻、肠瘘、肛门病变，以及发热、贫血、体质下降、发育迟缓等全身症状。

本病需与肠结核及溃疡性结肠炎相鉴别。

肠结核：本病与肠结核较难鉴别，往往需要根据病理检查方能确定。肠结核绝大多数继发于肠外结核，大多有开放性肺结核。病变虽也累及回肠末端，但同时多累及盲肠、升结肠，无节段性分布，溃疡多为横行，浅表且不规则。结核菌素试验阳性，抗结核药物治疗有效。组织学检查可见淋巴结内干酪性肉芽肿，抗酸杆菌染色阳性。

溃疡性结肠炎：溃疡性结肠炎主要累及结肠、直肠，以腹泻、黏液脓血便为主要表现，腹痛症状较轻，一般无肛周病变，病变呈连续性、弥漫性分布，肠壁炎症局限于黏膜层或延伸到黏膜下层，较少达肌层。

自古至今中医未能用一个病名概括克罗恩病全过程的特点与规律，其疾病特点是反复发作，不同阶段的临床表现不一。有的患者初起发病是以肛周脓肿为主，直到数年之后才发现肠道内有溃疡，此时，中医诊断为"肛痈"较为合适。肛痈溃后，余毒未尽，疮口不合，日久成瘘，可诊断为"肛瘘"。大多患者是以腹痛为主症，多以右下腹痛及脐周痛为主，可诊断为"腹痛"。当然，诊断腹痛也是比较局限的，如果结合肠道内的溃疡、脓性分泌物，尤其是病变在回肠末端，可诊断为"肠痈"，也称"内痈"。《素问·厥论》曰："少阳厥逆……发肠痈不可治，惊者死。"《金匮要略》总结了肠痈辨证论治的基本规律，推出了大黄牡丹皮汤等有效方剂，至今仍在临床应用。如果腹痛反复发作伴有排黏液脓血便、里急后重，病变在结肠远端，似溃疡性结肠炎，可诊断为"久痢"。而由于CD大多病变除分布于大肠以外，还见于小肠、胃、食道等全消化道，所以腹泻也成为主要症状，而无黏液脓血便，"泄泻"的诊断也可成立。随着病情的进展，腹部出现包块，可诊断为"积聚"；病情进一步发展，肠道狭窄，肠道阻塞不通，气血运行不畅，表现出"痛、吐、胀、闭"四大症状，即腹痛、呕吐、腹胀、便秘，此时可诊断为"肠结"。如果患者以排血便为主症，可诊断为"便血"。由于长期反复发作，各脏器功能均受损，而致疲倦乏力、消瘦等，可诊断为"虚劳"。总之，仅仅用一个中医病名来概括CD的发病全过程的特点与规律是不可能的，因此，根据CD的不同阶段所表现出的不同特点以诊断相对应的中医病名较为客观。

（二）病因病机

中医认为克罗恩病的发生与感受外邪、饮食所伤、情志失调、病后体虚、禀赋不足密切相关。外邪之中，以湿邪最为多见；湿易困脾，运化失常，清浊不分；恣食肥甘辛辣，致湿热内蕴，或恣食生冷，寒气伤中，脾运失职，升降失调；忧郁恼怒，横逆犯脾，忧思伤脾，土虚木乘；久病失治，脾胃受损，日久伤肾，脾失温煦；先天不足，禀赋虚弱均可致病。如《素问·生气通天论》记载："因于露风，乃生寒热。是以春伤于风，邪气留连，乃为洞泄。"《素问·举痛论》曰："怒则气逆，甚则呕血及飧泄。"《景岳全书·杂证谟·泄泻》曰："若饮食失节，器具不洁，以致脾胃受伤，则水反为湿，谷反为滞，精华之气不能输化，乃至合污下降而泄痢作矣。"

CD多由饮食不节，感受外邪，情志不畅及久病体虚所致，湿邪内蕴、气血壅滞、脾肾亏虚是CD的病机关键，本虚标实、虚实夹杂是其共同特点，本虚责之脾肾气虚或阳虚，标实责之湿热壅滞、肝气郁结或气滞血瘀。脾胃为病变中心，脾胃升降反作，清浊相混，清气在下则为飧泄，土虚木乘则为腹痛。

（三）治法

克罗恩病的病因病机总体属本虚标实。多在禀赋不足，脾虚湿盛的基础上感受外邪或饮食不洁（节）、情志失调，致肠道功能失司而发病，因此本病的发生发展与饮食生活习惯息息相关。患者要保持乐观积极的心态，注意保暖，避免受寒，饮食宜清淡易消化，忌辛辣、生冷、油腻、海鲜、烟酒等，切忌暴饮暴食；另外要适当进行锻炼，如散步、太极拳等，可增强机体免疫力，提高抗病能力。本病属于慢性病，患者应当引起重视，坚持治疗并定期复查肠镜，切不可症状好转便停止治疗。

目前大部分学者认为克罗恩病是由多种细胞因子、炎症介质介导所致的一种免疫异常的非特异性炎症。美沙拉嗪可抑制自然杀伤细胞活性，促进激活的T淋巴细胞的凋亡，抑制抗体、白三烯及前列腺素样物质生成，以及清除氧自由基等，能起到抑制炎症、促进黏膜修复的疗效，所以在服用中药的同时配以小剂量的美沙拉嗪能够增强疗效。

CD肛瘘的治疗策略是在保护肛门功能的基础上治愈肛瘘或减轻局部症状，合并有肠道CD的患者结合内科药物治疗是必需的。肠道炎症的控制影响CD肛瘘的活动程度和治愈率，肠道炎症处于相对静止期时为处理肛周病变提供了良好的条件，所以必须采用药物治疗与局部外科手术相结合。

由于CD是一种慢性、透壁性炎症疾病，疾病自身的进行性发展可导致内外括约肌和会阴体的损害，直肠炎症导致直肠顺应性降低，即使是中等程度的括约肌功能下降，也可能会因为结肠吸收水分障碍、直肠容积及顺应性下降，最终形成肛门失禁，而且多数肛门失禁是由于过度的外科手术所致。克罗恩病肛瘘手术与肛腺性肛瘘相比，更应注重肛门功能的保护，我们在传统挂线疗法基础上摒弃了慢性勒割作用，而保留了炎性刺激和引流的作用。该术式的特点：①尽最大可能保护括约肌的完整性，避免勒割性挂线对括约肌的损伤；②不仅彻底清除原发病灶，而且引流充分。

在保留括约肌挂线法的基础上联合药物治疗克罗恩病肛瘘,遵循了"损伤最小化"的微创原则,达到了在保护肛门功能基础上治愈肛瘘或减轻局部症状的目的。

由于克罗恩病在我国发病率低,尚无大样本的统计数据,中医辨证尚无统一的标准。王氏认为该病应首辨虚、实、寒、热和证候特点。病程短,脘腹胀满,腹痛拒按者,多属实证;病程较长,腹痛不甚且喜按者,多属虚证;粪质清稀如水,腹痛喜按,完谷不化者,多属寒湿之证;粪质黄臭,泄下急迫,肛门灼热,多属湿热之证;久病迁延不愈,倦怠乏力,饮食不当或劳倦过度即复发,多以脾虚为主;反复不愈,每因情志不遂而复发,多为肝郁克脾之证;五更泄泻,完谷不化,腰酸肢冷,多为肾阳不足。综上所述,王氏倾向于将本病分为湿热内蕴证、寒湿困脾证、脾肾阳虚证、肝郁脾虚证和气滞血瘀证五个证型。

本病的治疗以运脾化湿、疏肝健脾为治疗大法,湿盛为主,重在化湿,佐以分利,再根据寒湿和湿热的不同,分别采用温化寒湿与清化湿热之法。若肝郁脾虚者应疏肝健脾;肾阳虚衰者当以温肾健脾;中气下陷者宜健脾升提;久泄不止者当固涩为主,不可分利太过,以防竭其阴液;暴泄者不可骤用补涩,以免关门留寇。总之,应根据病情随证而施治。故《医宗必读·泄泻》曰:"治法有九:一曰淡渗……一曰升提……一曰清凉……一曰疏利……一曰甘缓……一曰酸收……一曰燥脾……一曰温肾……一曰固涩。"其使用价值亦为现代临床所证实。

王氏根据其多年临床经验,认为克罗恩病湿热内蕴证应当清热化湿,调气行血,方药用芍药汤(《素问病机气宜保命集》)加减。寒湿困脾证应当除湿散寒,理气温中,方药用胃苓汤(《丹溪心法》)加减。脾肾阳虚证应当健脾温肾,固涩止泻,方药用参苓白术散(《太平惠民和局剂方》)合四神丸(《证治准绳》)加减。肝郁脾虚证应当活血化瘀,行气消积,方药用少腹逐瘀汤(《医林改错》)加减。气滞血瘀证应当疏肝理气,健脾和中,方药用痛泻要方(《医学正传》)合四逆散(《伤寒论》)加减。

王氏认为本病病机虽复杂,但其基本病机变化为脾胃受损,湿困脾土,肠道功能失司,病位在肠,脾失健运是关键,同时与肝、肾关系密切。脾主运化,喜燥恶湿,大小肠司泌浊、传导;肝主疏泄,调节脾运;肾主命门之火,能暖脾助运,腐熟水谷。故《景岳全书》曰:"肾虚弱之辈,但犯生冷极易作痢。"《症因脉治·内伤泄泻》曰:"脾虚泄之因,脾气素虚。"《医宗必读·痢疾》曰："是知在脾者病浅，在肾者病深。肾为胃关，开窍于二阴，未有久痢而肾不损者。"

（四）临证医案

1. 克罗恩病案一（湿热内蕴证）

许某，女，17 岁，湖南省长沙市浏阳市，学生。2016 年 7 月 25 日就诊。

主诉：患者因肛周反复溃破流脓半年伴腹痛 1 个月入院。

入院症见：肛周溃破流脓，右下腹痛拒按，食欲差，大便溏泄，3～4 次/日，带黏液，无便血，伴里急后重、肛门坠胀；平素喜食辛辣油腻，常不吃早餐，饥饱失常。舌红，苔黄腻，脉数。

检查：患者于 2016 年 7 月 27 日在本院行肠镜示：回肠末端及盲肠可见节段性黏膜炎症呈鹅卵石样改变，并可见散在溃疡面，考虑克罗恩病，取炎症组织行病检。病检回报：可见裂隙性溃疡穿透整个肠壁，固有膜内可见淋巴细胞浸润，未见肉芽肿，隐窝结构正常，杯状细胞无减少。

专科检查：视诊：截石位 7 点位距肛门 3cm 处可见一瘘口，瘘口处有黄色分泌物流出。指诊：瘘口皮下可扪及管道通向肛内，齿线 7 点位可扪及一凹陷性硬结，考虑为内口，指套退出染有少许脓液。镜检：直肠黏膜充血明显，肠腔内黏液较多。肛周 MRI 回报：截石位 7 点位可见炎性瘘管，经括约肌达齿线 7 点位，符合肛瘘，Parks 分型：经括约肌型。

诊断：中医诊断：肛漏（湿热内蕴证）。

西医诊断：克罗恩病（合并肛瘘）。

整体治疗：清热化湿，调气行血。芍药汤加减。

处方：白芍 30g，黄芩 9g，黄连 5g，秦皮 10g，炒白术 15g，黄芪 10g，党参 10g，茯苓 10g，当归 10g，木香 5g，广藿香 10g，炒麦芽 10g，炒鸡内金 10g，延胡索 10g。

10 剂，水煎，每日 1 剂，分 2 次温服。

手术治疗：

1）患者取侧卧位，采取腰麻使肛周无痛，括约肌松弛；

2）麻醉满意后，常规消毒铺巾。根据术前肛周 MRI 检查结果，以软质圆头探针从肛瘘的外口轻轻地经瘘管通入内口，用右手食指伸入肛门内引导，切忌操作粗暴造成假道。

3）用探针自外口探通内口后再以内口为中心，切开内口和部分内括约肌，并搔刮原发感染灶。

4）将探针引出内口2~3cm后折弯，拉出肛门外，在探针末端缚一橡皮筋。

5）将探针自肛门内完全拉出，使橡皮筋经瘘管外口进入瘘管，又从内口引出丝线和橡皮筋。

6）剪除橡皮筋与探针相连的丝线，固定松弛挂入的橡皮筋。

7）充分止血后，以九华膏纱条压迫创口，敷料包扎。

术后情况：①术后当天控制大便；②术后第二天起保持大便通畅，便后坐浴；③每天以参黄洗液冲洗手术创面；④手术创面冲洗后用象皮生肌膏换药；⑤予以口服美沙拉嗪肠溶片，每次1g，3次/日，10天。

术后情况：当晚肛门坠胀，稍感疼痛，未予止痛药，小便自解。翌日腹痛明显减轻，食欲尚可，大便1次/日，偏稀，量少，无里急后重，手术创面引流通畅，无水肿、无明显渗血。

术后第10日，中药服用完后腹痛已完全缓解，食欲佳，大便1~2次/日，成形，无黏液，手术创面肉芽组织红润，生长旺盛，无脓性分泌物，继续予以中药内服。

术后14日后肛瘘伤口缩小至橡皮筋直径大小，换药时瘘管无脓性分泌物，无腹痛，予以拆除橡皮筋，继续口服中药芍药汤。术后25日创面愈合，瘘管闭合。

3个月后随访无复发。

【按语】患者饮食不节，过食辛辣炙煿之品，又饥饱失常，而致脾失健运，湿浊内生，郁而化热，致湿热内蕴，发为本病。姿食肥甘厚腻辛辣之品，湿热积滞，蕴结肠胃，损伤脾胃，气机失调，腑气通降不利，则腹痛；湿热内阻，下注大肠，蕴阻肛门，肛门破溃染毒，致经络阻塞，气血凝滞而致肛漏；湿热积滞，蕴结肠胃，损伤脾胃，食入不消，清浊不分，注入有伏邪积垢之肠道，则见大便稀夹有黏液。

本案采用清热化湿、调气行血的芍药汤。方中重用苦酸微寒之白芍，安中止痛，敛阴养血，是治腹痛、里急后重之要药，为君药；黄芩、黄连清热燥湿，厚肠止痢，共为臣药；秦皮既助君臣清热燥湿，又能收涩止痢；白术益气健脾，燥湿利水，炒用更可增强其补气健脾止泻作用；党参、黄芪为补中益气要药，与白术配伍更能增强其补气健脾止泻的作用；

茯苓利水渗湿，健脾，与白术合用共奏健脾渗湿止泻之功；木香善行大肠之滞气，破结消积以排除积滞，为治湿热泻痢里急后重之要药；延胡索活血化瘀止痛；当归温而行之，助白芍养血益阴，行血和血；广藿香芳香化湿和中，既可助芩、连燥湿止泻，又可助白术、党参、黄芪益气健脾；本证多夹食滞，故用炒麦芽、炒鸡内金消食导滞，除积泄热。本方集苦寒清热燥湿药于一方，清解中兼以健脾、渗湿、导滞、凉血，使热清湿化，气行血活，积滞得下，诸症自解。

现代药理研究表明，白芍水煎剂能促进小鼠腹腔巨噬细胞的吞噬功能，可使处于低下状态的细胞免疫功能恢复正常，白芍提取物对大鼠蛋清性急性炎症水肿有明显抑制作用，对棉球肉芽肿有抑制增生作用；黄芩、黄连不仅对多种致病菌均有较强的抗菌作用，还具有抑制肠管蠕动、抗腹泻、抗溃疡的作用；党参、黄芪、白术、茯苓均能调节机体免疫功能，增强免疫力；秦皮、藿香均具有较强的抗菌能力，对胃肠有解痉作用，能够缓解腹痛；木香对胃肠道有兴奋和抑制的双向调节作用，还能促进创面、溃疡愈合。全方合用，可减轻肠黏膜炎症反应，减少出血，提高机体免疫力，从而达到治疗本病的目的。

2. 克罗恩病案二（肝郁脾虚证）

郑某，男，16 岁，湖南省株洲市，学生。2016 年 5 月 18 日就诊。

主诉：患者因反复脐周痛半年，伴肛周红肿疼痛 1 周入院。

入院症见：肛周红肿疼痛，低热，体温 37.8℃。自诉半年来反复脐周痛，呈阵发性痉挛痛，腹痛即泻，泻后痛减，大便稀烂，3～4 次/日。伴食少腹胀，矢气较频。患者性格内向，平素沉默寡言，郁郁寡欢。舌质淡红，苔薄白，脉弦。

检查：患者于 2016 年 5 月 20 日在本院行肠镜示：回肠末端及盲肠可见多发纵行溃疡，考虑克罗恩病，取溃疡组织行病检。病检回报：可见裂隙性溃疡穿透整个肠壁，结节病样非干酪性肉芽肿，固有膜内可见淋巴细胞浸润，隐窝结构正常，杯状细胞无减少。

专科检查：视诊：截石位 9 点位距肛门 2cm 处皮肤红肿，约 2cm×3cm 大小。指诊：皮肤红肿处质软，压痛轻，按压有波动感，齿线 9 点位可扪及一凹陷性硬结，考虑为内口，指套退出染有少许脓液。镜检：直肠黏膜充血明显，肠腔内黏液较多。肛周 MRI 回报：截石位 9 点位可见炎性包块，经括约肌间隙达齿线 9 点位，符合肛周脓肿。

诊断：中医诊断：肛痈（肝郁脾虚证）。

西医诊断：克罗恩病（合并肛周脓肿）。

整体治疗：疏肝理气，健脾和中。痛泻要方合四逆散加减。

处方：炒白术 30g，白芍 15g，黄芪 10g，党参 10g，茯苓 10g，陈皮 10g，防风 10g，柴胡 10g，枳实 6g，黄连 5g，木香 5g，炒麦芽 10g，炒鸡内金 10g。

10 剂，水煎，每日 1 剂，分 2 次温服。

手术治疗：

1）患者取侧卧位，采取腰麻使肛周无痛，括约肌松弛。

2）麻醉满意后，常规消毒铺巾。于肛缘 1.5cm 以外脓肿波动感最明显处做放射状切口，即见脓液流出。

3）以食指伸入脓腔，分离纤维隔，使引流通畅，清除脓腔内坏死组织。

4）根据术前肛周 MRI 检查结果，以软质圆头探针从切口轻轻地伸入脓腔探查内口，用右手食指伸入肛门内引导，切忌操作粗暴，避免造成假道。

5）用探针自外口探通内口后，再以内口为中心，切开内口和部分内括约肌，并搔刮原发感染灶。

6）将探针引出内口 2~3cm 后折弯，拉出肛门外，在探针末端缚一橡皮筋。

7）将探针自肛门内完全拉出，使橡皮筋经瘘管外口进入瘘管，又从内口引出丝线和橡皮筋。

8）剪除橡皮筋与探针相连的丝线，固定松弛挂入的橡皮筋。

9）修剪切口皮瓣使引流通畅，填甲硝唑引流纱条包扎。

医嘱：①术后当天控制大便；②术后第二天起保持大便通畅，便后坐浴；③每天以参黄洗液冲洗手术创面；④手术创面冲洗后用象皮生肌膏换药；⑤予以口服美沙拉嗪肠溶片，每次 1g，3 次/日，10 天。

术后情况：患者当晚稍感伤口疼痛，小便自解，翌日腹痛明显减轻，腹胀较前减轻，食欲尚可，矢气正常，手术创面稍感疼痛，大便 1 次/日，偏稀，量少，手术创面引流通畅，脓液清稀，无水肿，无明显渗血。

术后 10 日，中药服用完后，腹痛、腹胀完全缓解，食欲佳，大便 1 次/日，质软成形，无黏液及便血，手术创面肉芽组织红润，生长旺盛，无脓性分泌物,继续予以中药内服。

术后 20 日,手术创面缩小至橡皮筋直径大小,换药时创面无脓性分泌物,大便 1 次/日,成形,无黏液,无腹痛,食欲佳。予以拆除橡皮筋,继续口服中药。

术后 36 日,创面愈合,脓腔闭合。

3 个月后随访无复发。

【按语】患者性格内向,平素沉默少言,郁郁寡欢,情志抑郁,导致肝气郁结,横逆犯脾,脾失健运,气机郁滞,妨碍血行则气滞血瘀,累及大肠而致病。肝主疏泄,脾主运化,肝脾协调,则气机调畅,运化自如。若脾气虚弱,肝气郁结,脾受肝制,运化不及,升降失常,可致腹痛腹泻。气机不畅,肠内阻塞,食积痰凝,瘀积化热,下注大肠,蕴阻肛门,致经络阻塞,气血凝滞而致肛痈。吴昆所著《医方考》云:"泻责之脾,痛责之肝;肝责之实,脾责之虚,脾虚肝实,故令痛泻。"肝经郁滞,脾滞不运,则见食少、腹痛、腹胀、泄利下重,脉弦也为肝气不和之征。

本证病机为肝强郁结,脾弱运化不及,清阳不升。治宜敛肝柔肝,补脾助运,兼行疏调气机,升阳止泻,故用疏肝理气、健脾和中的痛泻要方合四逆散加减。痛泻之证,系由土虚木乘,肝脾不和,脾受肝制,运化失常所致。其特点是泻必腹痛。治宜补脾柔肝,祛湿止泻。

方中白术苦甘而温,补脾燥湿以治土虚,柴胡入肝胆经,升发阳气,疏肝解郁,透邪外出,共为君药。白芍酸寒,敛阴养血柔肝,醒脾和胃,与柴胡合用,以敛阴合阳,条达肝气,且可使柴胡升散而无耗阴伤血之弊。黄芪、党参、茯苓大补脾气,配合白术益气健脾,共为臣药。佐以枳实理气解郁,泄热破结,与柴胡为伍,一升一降,加强舒畅气机之功,并奏升清降浊之效;与白芍相配,又能理气和血,使气血调和。防风具升散之性,与术、芍相伍,辛能散肝郁,香能舒脾气,且有胜湿以助止泻之功,又为脾经引经之药,故兼具佐使之用。陈皮理气和胃,使诸药补而不滞。黄连清热燥湿止泻。木香辛苦而温,归脾胃、大肠经,善行大肠之滞气,破结消积以排除积滞。本证多夹食滞,故用炒麦芽、炒鸡内金消食导滞,除积泄热。诸药合用,补脾胜湿而止泻,柔肝理气而止痛,使脾健肝和,邪去郁解,气血调畅,痛泻自止,共奏透邪解郁,疏肝理脾之效。

现代药理研究表明,柴胡既具有兴奋肠平滑肌的作用,又能增强机体免疫功能;白术能够增强网状内皮系统吞噬功能,提高淋巴细胞转化率,促进细胞免疫功能，并有升高白细胞的作用，且能明显地增加 IgG 的含量；白芍水煎剂能促进小鼠腹腔巨噬细胞的吞噬功能，可使处于低下状态的细胞免疫功能恢复正常，白芍提取物对大鼠蛋清性急性炎症水肿有明显抑制作用，对棉球肉芽肿有抑制增生作用；黄芪能提高机体免疫功能，提高患者红细胞内 SOD 的活力；党参能调节机体免疫功能，增强免疫力；防风能使病变局部肠黏膜充血、出血水肿消失，促进溃疡愈合，有显著止泻和抗过敏作用；黄连不仅对多种致病菌均有较强的抗菌作用，还具有抑制肠管蠕动、抗腹泻、抗溃疡的作用；木香对胃肠道有兴奋和抑制的双向调节作用，还能促进创面、溃疡愈合。全方合用，以此减轻肠黏膜炎症反应，减少出血和提高机体免疫力，从而达到治疗本病的目的。

CD 肛周脓肿的治疗策略与 CD 肛瘘基本相同，均是在保护肛门功能的基础上治愈或减轻局部症状，合并有肠道 CD 的患者须结合内科药物治疗。肠道炎症的控制影响 CD 肛周脓肿的活动程度和治愈率，肠道炎症处于相对静止期时为处理肛周病变提供了良好的条件，所以必须药物治疗与局部外科手术相结合。药物治疗方面可以在服用中药的同时服用低剂量的美沙拉嗪来增强疗效。

由于 CD 是一种慢性、透壁性炎症疾病，疾病自身的进行性发展可导致内外括约肌和会阴体的损害，即使是中等程度的括约肌功能下降，也可能会形成肛门失禁。克罗恩病肛周脓肿手术与肛腺性肛周脓肿相比，更应注重肛门功能的保护，我们在传统肛周脓肿切开挂线术的基础上摒弃了慢性勒割作用，而保留了炎性刺激和引流的作用。术中适当切开齿线处内口的内括约肌，以此减压，有利于愈合。CD 肛周脓肿低位部分可直接切开，但王氏推荐非勒割性松弛挂线引流，保留正常皮桥组织，以防术后瘢痕形成而影响肛门功能。术中刮除脓腔内坏死物质，防止上皮碎屑感染造成的复发。克罗恩病肛周脓肿移除挂线后，其复发率高达 39%。故准确把握拆线时机极为重要。

王氏团队经验：当瘘管管径缩小至引流橡皮筋直径且克罗恩病处于临床缓解期时，可及时拆线，因为长期挂线引流导致的管壁上皮化，常使瘘管难以闭合。总之，在保留括约肌挂线法的基础上联合药物治疗克罗恩病肛瘘，遵循了"损伤最小化"的微创原则，达到了在保护肛门功能基础上治愈肛瘘或减轻局部症状的目的。

第五节　功能性便秘医案

一、概述

现代医学将便秘分为原发性便秘和继发性便秘，其中原发性便秘又称为功能性便秘。便秘是多种疾病病理过程中的一个症状，但并不是单纯指大便干燥，而是指大便不顺利的状态或排便时伴有的特殊症状。2013 年 5 月在湖北武汉召开的便秘诊治标准研讨会上，中华医学会对便秘的概念作了暂时规定和修改：便秘不是一个病，而是多种疾病的一个症状，不同的患者有不同的含义，其中包括：①大便量太少、太硬，排出困难；②排便困难合并一些特殊症状群，如长期用力排便（捯便）、直肠胀感、下坠感、便不尽或需手法帮助排便；③7 天内排便次数少于 2 ~ 3 次。据流行病学调查分析认为，本病与年龄、性别、饮食、职业、遗传、文化程度、家庭收入、地理分布、居住区域，以及种族、性格等因素有关。美国国立卫生咨询调查机构调查显示，便秘的患病率为 2%，我国患病率为 4% ~ 6%。随着年龄增长而升高，60 岁以上人群慢性便秘患病率可高达 22%。由于便秘患病率高、病情反复缠绵，严重影响患者生活质量，已对当今人类健康事业构成了极大的威胁。

目前临床上将功能性便秘分为以下三类：

1. 结肠慢传输型便秘（slow transit constipation，STC）

此型较少见，症状主要表现为腹痛、腹胀、无便意、排便时间延长、需服用泻剂协助排便等。直肠指诊无出口梗阻现象。肛肠动力学检查显示结肠传输时间显著延长。同时综合其他检查排除结肠、直肠器质性病变及出口梗阻后可确定诊断。

2. 出口梗阻型便秘（outlet obstructed constipation，OOC）

此型亦可称功能性出口梗阻，是指那些只在排粪过程中才表现出来一系列功能性异常的便秘。主要包括：①耻骨直肠肌痉挛、肥厚、粘连；②肛管内括约肌痉挛、肥厚；③直肠黏膜脱垂内套叠；④直肠前突；⑤盆底及会阴异常下降；⑥小肠或乙状结肠内疝。患者常存在排便费力、便意不尽、肛门部疼痛，有时需手术协助排便等症状。

3. 混合型便秘（结肠慢传输型和出口梗阻型便秘）

该类便秘为既有结肠传输功能障碍，又存在功能性出口梗阻。两者互为因果，临床上可具有双重表现。在诊断便秘时，要充分考虑到存在此型便秘的可能性。全面的肛肠动力学检查是诊断该型便秘的重要手段。

内经称便秘为"后不利""大便难"，认为与脾胃受寒、肠中有热等有关。如《素问·厥论》曰："太阴之厥，则腹满膜胀，后不利。"《素问·举痛论》曰："热气留于小肠，肠中痛，瘅热焦渴，则坚干不得出，故痛而闭不通矣。"汉代张仲景则称便秘为"脾约""闭""阴结""阳结"，认为其病与寒、热、气滞有关。《诸病源候论·大便病诸候·大便难候》曰："大便难者，由五脏不调，阴阳偏有虚实，谓三焦不和则冷热并结故也。"又云："邪在肾亦令大便难……渴利之家，大便亦难。"指出引起便秘的原因很多，与五脏不调、阴阳虚实寒热均有关系。《丹溪心法·燥结》则认为便秘是由于血少，或肠胃受风，涸燥秘涩所致。明代张景岳按仲景之法把便秘分为阴结、阳结两类，认为有火为阳结，无火是阴结。《景岳全书·杂证谟·秘结》云："大便秘结一证，在古方书有虚秘、风秘、气秘、寒秘、湿秘等说，而东垣又有热燥、风燥、阳结、阴结之说，此其立名太烦，又无确据，不得其要，而徒滋疑惑，不无为临证之害也。不知此证之当辨者惟二，则曰阴结、阳结而尽之矣。"清代《石室秘录·大便秘结》曰："大便秘结者，人以为大肠燥甚，谁知是肺气燥乎？肺燥则清肃之气不能下行于大肠。"《杂病源流犀烛·大便秘结源流》则强调："大便秘结，肾病也。"以上指出大便秘结与肺、肾均有密切关系。

饮食入胃，经过脾胃运化其精微，吸收其精华后，所剩糟粕由大肠传送而出，成为大便。正如《灵枢·营卫生会》曰："故水谷者，常并居于胃中，成糟粕而俱下于大肠。"《素问·灵兰秘典论》曰："大肠者，传道之官，变化出焉。"

二、病因病机

便秘病因不外热、实、冷、虚四个方面，胃肠积热者发为热秘，气机郁滞者发为实秘，阴寒积滞者发为冷秘，气血阴阳不足者发为虚秘。便秘的病位主要在大肠，病机为大肠传导功能失常，与肺、脾、肾关系密切。

肺与大肠相表里，肺燥肺热移于大肠，导致大肠传导失职而形成便秘；脾主运化，脾虚运化失常，糟粕内停而致便秘；肾主五液，司二便，肾精亏耗则肠道干涩，肾阳不足，命门火衰则阴寒凝结，传导失常亦形成便秘。可见便秘虽属大肠传导失职，但与其他脏腑之功能亦密切相关。

三、治法

便秘的治疗，临床常以热秘、寒秘、气秘、虚秘、风秘分型论治。但王氏在临床治疗中发现，病变往往寒热虚实错杂，若执一法一方，常不能获得预期疗效。王氏认为，肝郁脾虚、肠失濡润是本病病机的核心。盖大肠为传导之官，以通降为用，而脾胃中枢的升降功能正常，肝升肺降气化活动的正常是其保证。一旦此升降气化功能失调，则导致便秘的发生。有研究发现，饮食结构的改变、精神心理和社会因素的影响是慢性功能性便秘发病率逐渐上升的主要原因。《素问·灵兰秘典论》曰："肝者，将军之官，谋虑出焉。"临床上由于情志不遂常可引起肝气郁结，饥饱失常、劳役思虑过度也往往会导致脾虚的发生。肝郁脾虚，脾不散精于肺，肺之肃降失调，肺与脾胃俱困而便不能下。故疏肝健脾、宣肺通降是慢性功能性便秘的治疗大法。

王氏认为本病病位在大肠，但内应五脏，与肺、脾、肾三脏关系密切。肺为华盖，主一身之气，主宣发肃降，为水之上源，与大肠互为表里；脾居中焦，为气机升降之枢纽，气血生化之源；肾司二便，为胃行其津液。肺气虚则气机宣降失职，津液不能正常输布，而致津液亏少；脾气虚则气血津液无以生化，肠道津血枯燥，而成无水行舟之候；肾气虚则开合失司，肠道津枯失于传导。故肺脾肾气虚、津血亏乏是本病发病的主要病机。

四、临证医案

1. 功能性便秘案一（肺脾气虚证）

张某，女，68岁，湖南省新化县，农民。于2016年6月25日初诊。

主诉：大便解出困难3年，加重1年。

病史：患者3年前劳累后出现大便解出困难，无明显便意，2～3日解

1 次，解出费力，无便血及黏液，稍感腹胀，无腹痛。近 1 年上述症状加重，4～5 日仍无便意，伴腹胀明显，常自服"芦荟胶囊"才可解出少量稀便，无黏液及出血，无腹痛、恶心等不适。3 年来上述症状逐渐加重，伴腹胀、神疲乏力、汗出、少气懒言。舌质淡红，苔白，脉弱。

检查：2016 年 6 月 25 日行肛管直肠测压：直肠感觉功能减退。排粪造影：未见异常。患者于 2016 年 6 月 29 日在湖南省人民医院行结肠传输试验：结肠排空时间显著延长。

诊断：中医诊断：便秘（肺脾气虚证）。

西医诊断：功能性便秘（结肠慢传输型）。

整体治疗：补肺健脾，通便润肠。黄芪汤加味。

处方：黄芪 20g，白术 15g，党参 15g，火麻仁 15g，酒黄精 15g，陈皮 10g，苦杏仁 10g，枳实 10g，葛根 10g，百合 10g，大腹皮 10g，泽泻 10g，槟榔 10g。

10 剂。水煎，每日 1 剂，分 2 次温服。

医嘱：①多吃粗粮、蔬菜、水果，多饮水，勿食辛辣，忌酒；②多活动，每日晨起、餐后中速步行 3000～6000 步；③定时排便，大便前按摩腹部 10～20 分钟；④保持心情舒畅；⑤必要时予以 0.9% 生理盐水清洁灌肠。

二诊（2016 年 7 月 5 日）：患者便秘较前缓解，大便 2 日 1 次，解出较顺畅，质软成形，腹胀完全缓解，乏力减轻。舌质淡红，苔薄白，脉缓。原方再予 10 剂。

三诊（2016 年 7 月 15 日）：患者大便 1～2 日 1 次，质软成形，无黏液及出血。纳食可，精神状态良好，无乏力。

【按语】《素问·阴阳应象大论》云："年四十，而阴气自半也，起居衰矣。"又提出五十"肝血渐衰"，六十"心气始衰"，七十"脾气虚"，八十"肺气虚"，九十"肾气焦，四肢经脉空虚"。由此可见，随着年龄的增长，人体脏腑功能日渐减退，气血阴阳，日渐虚馁。患者 68 岁，年老体衰，气血阴阳日渐虚衰，再加劳累过度，劳倦伤气，致脾肺气虚，发为本病。

《素问·经脉别论》云："饮入于胃，游溢精气，上输于脾；脾气散精，上归于肺。"肺脾在饮食运化过程中密切相关。肺脾气虚，运化失职，大肠传导无力，故无便意，临厕努挣乏力，难以排出，伴腹胀；肺气虚，故汗出，少气懒言；脾气虚，化源不足，故神疲乏力。舌淡红，苔白，脉弱均为气虚之证。

黄芪汤出自清代名医尤怡的《金匮翼》，重在益气润下，方中黄芪峻补肺脾之气，为君药；白术健脾益气，党参益气补血，酒黄精补脾益肺，百合养肺润燥，葛根生津润燥，苦杏仁降肺气又兼润肠，火麻仁润肠通便，助黄芪补肺健脾，益气润肠，均为臣药；方中加入和胃理气之品如陈皮、枳实、泽泻、槟榔、大腹皮，可理气导滞，使诸药补而不滞，共为佐药。诸药合用，使脾气内充，运化复常，肺气充盈，大肠传导正常，则诸症自解。

现代药理研究表明，火麻仁中含有脂肪油，可润滑肠道，且在肠中遇见碱性肠液可产生脂肪酸，刺激肠壁，致肠蠕动增强；白术对肠管活动有双向调节作用，当肠管兴奋时呈抑制作用；党参既能调节胃肠运动，又能增强机体免疫功能；槟榔碱有拟胆碱作用，兴奋胆碱受体，促进肠蠕动；大腹皮有兴奋胃肠道平滑肌、促进胃肠动力作用；枳实对肠壁的平滑肌具有兴奋作用，其提取物能增强肠管的自主运动；黄芪、黄精能显著增强机体免疫力。全方合用，以此促进胃肠蠕动，能润滑缓泻和提高机体免疫力，从而达到治愈本病的目的。

患者年老，气血亏虚，肠道干涩，导致大便干结，排出困难，而且发病 3 年，病情顽固，所以在服用汤剂的同时予以 0.9% 生理盐水清洁灌肠，可使肠道荣润，大便解出顺畅。芦荟胶囊属于蒽醌类泻药，长期服用会导致结肠黑变病，加重便秘，所以必须停用。嘱患者排便前温水坐浴可促进肛门直肠局部血液循环，松弛肛门括约肌，降低排便阻力，同时温度刺激可促进肠蠕动而促进排便。患者排便困难，如厕久蹲努挣，极易形成痔疮，在肛门部使用熊胆消痔灵既可以润滑肛管直肠而促进排便，又可以防治痔疮。配合使用益生菌制剂"思连康"，可补充肠道益生菌，恢复肠道微生态，调节肠运动。以上辅助治疗方法既可以濡润肠道、调节肠道微环境、促进肠蠕动，又可以降低排便阻力，在服用汤剂的基础上配合上述辅助治疗将从根本上治愈便秘，符合中医学"治病求本，标本兼治"的思想。

饮食起居等生活习惯对便秘的影响至关重要，凡是便秘患者必须嘱其多饮水，多食膳食纤维高的食物，如蔬菜、水果、粗粮等，膳食纤维既能有效促进胃肠蠕动，又能减少粪便中的水分被吸收。多饮水可有效缓解肠道干涩，防止大便干结。同时还需嘱患者多运动，晨起、餐后中速步行至少3000步以上，脾主四肢肌肉，运动有助于脾胃运化，脾胃运化正常则大肠传导有力，糟粕得下。现代研究表明，适当的运动可以促进胃肠消化道的活动而促进排便。另外，排便前按摩腹部亦能促进肠蠕动而辅助排便。

2. 功能性便秘案二（脾肾阳虚证）

邓某，女，27岁，湖南省长沙市，职员。于2016年3月10日初诊。

主诉：大便干结2年余。

病史：患者2年前分娩后出现大便干结，解出困难，2~3日1次，干燥球形便，无黏液及出血，自服"大黄胶囊"后大便2~3次/日，质稀不成形，停药后又出现大便干结，解出困难。2年来患者反复服用"大黄胶囊"通便，症状愈发加重，并伴畏冷，四肢不温，腹痛，拘急拒按，小便清长。舌质淡红，苔白，脉沉迟。

检查：2016年3月10日行肛管直肠测压：直肠感觉功能减退。肛门指诊：无出口梗阻。排粪造影：未见异常。2016年3月13日行肠镜检查：乙状结肠、直肠黏膜充血水肿。

诊断：中医诊断：便秘（脾肾阳虚证）。

西医诊断：功能性便秘（结肠慢传输型）。

整体治疗：温阳通便。济川煎加减。

处方：肉苁蓉20g，附片10g，巴戟天10g，白术20g，熟地黄10g，当归10g，牛膝6g，火麻仁20g，酒黄精20g，川芎10g，泽泻5g，升麻5g，枳实10g。

10剂。水煎，每日1剂，分2次温服。

医嘱：①多吃粗粮、蔬菜、水果，多饮水，勿食辛辣、生冷，忌酒；②多活动，每日晨起、餐后中速步行3000~6000步；③定时排便，大便前按摩腹部10~20分钟；④保持心情舒畅。

二诊（2016年3月24日）：患者便秘较前缓解，大便2日1次，解出较顺畅，质软成形，畏冷、腹痛减轻，小便正常。舌质淡红，苔薄白，脉沉缓。原方再予10剂。

三诊（2016年4月4日）：患者大便1日1次，质软成形，无黏液及出血，解出顺畅。畏冷、腹痛完全缓解，小便正常。

【按语】患者产后体弱，气血亏虚，肾精亏耗，真阳不足，又长期服用"大黄胶囊"，过用苦寒药物，伐伤阳气，而致命门火衰，脾肾阳虚。

脾肾阳气虚弱，温煦无权，不能蒸化津液，使之阴寒内结，糟粕不行，凝结肠道而成冷秘。《景岳全书·杂证谟·秘结》曰："凡下焦阳虚，则阳气不行，阳气不行，则不能传送，而阴凝于下，此阳虚而阴结也。"

便秘虽属大肠传导功能失常，但与脾、胃、肾的关系甚为密切。肾主五液，司二便，肾精亏耗则肠道干涩，肾阳不足，命门火衰则阴寒凝结，传导失常，故大便干结不通；肾阳虚弱，气化无力，津液不布，故小便清长。脾肾阳虚，温煦无权，则畏冷、四肢不温；阳虚则寒，寒主凝敛收引，故腹中冷痛，拘急拒按。舌质淡红，苔白，脉沉迟，均为阳虚内寒之象。因虚便秘，断不可以硝黄攻下，只宜温肾通阳，润肠通便。

济川煎出自张景岳的《景岳全书》，方中肉苁蓉为肾经专药，咸温润降，既温肾助阳，又益精润肠，为阳虚便秘之要药，用以为君。附子大辛大热，温补脾肾；巴戟天辛温，补肾助阳；当归养血润肠；熟地黄补血滋润以防燥烈太过，合君药温补脾肾，补血益精；牛膝补肝肾，善于下行；白术健脾益气；酒黄精滋肾补脾，共为臣药。火麻仁润肠通便；枳实下气宽肠，以助君药通便下行；泽泻甘淡渗湿，祛除肾浊；川芎活血行气，合君药使补而不滞；更用少量升麻，轻宣升阳，使清阳升而浊阴自降，有"欲降先升"之妙，共为佐使。诸药合用，有温润通便之功。

现代药理研究表明，肉苁蓉具有明显的促进排便的作用，还可显著提高小肠推进程度，增强肠蠕动，改善肠肌运动功能；火麻仁中含有脂肪油，可润滑肠道，且在肠中遇见碱性肠液可产生脂肪酸，刺激肠壁，致肠蠕动增强；白术对肠管活动有双向调节作用，当肠管兴奋时呈抑制作用，当肠管抑制时呈兴奋作用；牛膝对豚鼠肠管有加强收缩作用；枳实对肠壁的平滑肌具有兴奋作用，其提取物能增强肠管的自主运动；黄精能显著增强机体免疫力。全方合用，能促进胃肠蠕动，润滑缓泻，提高机体免疫力，从而达到治愈本病的目的。

3. 功能性便秘案三（肝郁气滞证）

张某，女，50岁，湖南省长沙市，教师。于2016年4月17日初诊。

主诉：腹胀伴大便干结1年余。

病史：患者1年前绝经后出现腹胀伴大便干结，2~3日1次，解出费力，伴排不尽感，无黏液及出血，自服"润肠茶"可每日解出1次稀便，停止服用则症状加重，1年来腹胀、大便干结反复发作，伴食欲不振，嗳气频作，肠鸣矢气，郁郁寡欢。舌质淡红，苔薄白，脉弦缓。

检查：2016年4月17日行肛门指诊：无出口梗阻。2016年4月19日行肠镜：乙状结肠、直肠黏膜充血水肿。

诊断：中医诊断：便秘（肝郁气滞证）。

西医诊断：功能性便秘（结肠慢传输型）。

整体治疗：疏肝解郁，行气通便。柴胡疏肝散合逍遥散加减。

处方：柴胡10g，党参15g，白术20g，当归10g，白芍20g，陈皮10g，川芎10g，香附10g，槟榔10g，枳实10g，火麻仁20g，薄荷5g。

10剂。水煎，每日1剂，分2次温服。

医嘱：①多吃粗粮、蔬菜、水果，多饮水，勿食辛辣，忌酒；②多活动，每日晨起、餐后中速步行3000~6000步；③定时排便，大便前按摩腹部10~20分钟；④保持心情舒畅。

二诊（2016年4月30日）：患者便秘较前缓解，大便2日1次，解出较顺畅，稍干燥，腹胀较前减轻，食欲尚可，偶有嗳气、肠鸣矢气，情志平和。舌质淡红，苔薄白，脉弦。原方去香附，加白扁豆10g，再予10剂。

三诊（2016年5月10日）：患者大便1日1次，解出顺畅，质软成形，无黏液及出血。腹胀完全缓解，食欲佳，无嗳气、肠鸣矢气，情志舒畅，舌质淡红，苔薄白，脉缓。

【按语】患者50岁经断前后，肾气由盛渐衰，天癸由少渐至衰竭，冲任二脉气血也随之而衰少，在此生理转折时期，易受内外环境的影响而情志抑郁，忧愁思虑过度，情志失和，肝气郁结，腑气不通，导致大肠气机郁滞，传导失职，糟粕内停而形成气秘，如《金匮翼·便秘》云："气秘者，气内滞，而物不行也。"

肝气郁结，大肠传导失常，故大便干结，欲便不出，腹中胀满；腑气不通，则气不下行而上逆，故腹部胀满、嗳气频作；糟粕内停，脾气不运，故肠鸣矢气，食欲不振。肝气郁结，失于疏泄，故情志抑郁，则郁郁寡欢。舌质淡红，苔薄白，脉弦缓，均是肝气郁结，大肠气滞之证。

柴胡疏肝散出自《医学统旨》，逍遥散出自《太平惠民和剂局方》，两者主要用于调理肝脾，行气解郁。方中柴胡苦辛凉，主入肝胆，功擅条达肝气而疏郁结，用为君药。白芍滋阴柔肝；当归养血活血，二味相合，养肝体以助肝用，兼制柴胡疏泄太过；香附苦辛而平，专入肝经，长于疏肝理气；川芎味辛气雄，主入肝胆，能疏肝开郁，行气活血，二药相合，共助柴胡以解肝经之郁滞，同为臣药。陈皮理气行滞和胃，助君臣入肝脾以解郁调气；槟榔、枳实破积下气，协助君臣，则行气之中寓有降气之功，一则疏肝畅中而消痞满，二则下气降逆而通下导滞；破气之品虽行滞散结之力彰，然易攻伐正气，故又佐以白术、党参健脾益气扶正；火麻仁既可润肠通便，又可理气除胀；薄荷辛凉，入肝经，能助柴胡疏肝解郁行气，共为佐药。本方行气与降气同用，以行气开郁为主，破气与补气相合，行降逆气而不伤正，可使郁畅滞行，则腹胀、便秘、嗳气诸症得解。

现代药理研究表明，柴胡既具有兴奋肠平滑肌的作用，又能增强机体免疫功能；火麻仁中含有脂肪油，可润滑肠道，且在肠中遇见碱性肠液可产生脂肪酸，刺激肠壁，致肠蠕动增强；白术对肠管活动有双向调节作用，当肠管兴奋时呈抑制作用，当肠管抑制时呈兴奋作用；党参既能调节胃肠运动，又能增强机体免疫功能；槟榔碱有拟胆碱作用，兴奋胆碱受体，促进肠蠕动；枳实对肠壁的平滑肌具有兴奋作用，其提取物能增强肠管的自主运动。全方合用，以此促进胃肠蠕动，润滑缓泻，提高机体免疫力，从而达到治愈本病的目的。

4. 功能性便秘案四（津血亏虚证）

赵某，女，58 岁，湖南省祁阳县，农民。2015 年 9 月 20 日就诊。

主诉：患者因反复大便秘结 20 年，加重 6 年入院。

病史：患者 20 年前生产后开始出现大便秘结，1 次/日，解出困难，临厕努挣才可解出少量大便，质软扁形，无出血及黏液，伴肛门、会阴下坠感，未予重视。近 6 年来上述症状逐渐加重，如厕时间逐渐延长至 40 分钟，排便需将手指伸入直肠内挖出粪块。伴口干少津，乏力眩晕。生育 1 儿 1 女，有会阴产伤史。舌红少苔，脉弱。

检查：直肠指诊：肛管上端的直肠前壁有一卵圆形突向阴道的薄弱区，嘱患者做排便动作则该突出更明显。肛门直肠测压：直肠感觉、动力功能基本正常。球囊逼出试验：球囊逼出时间延长。排粪造影：直肠前壁向前突出约 3.2cm，呈囊袋状，边缘光滑，钡剂通过肛管困难，囊袋内有钡剂滞留。

诊断：中医诊断：便秘（津亏血少证）。

西医诊断：出口梗阻型便秘（直肠前突）。

手术治疗：

术前准备：①术前 2 日进软食，手术当日禁食；②术前晚洗肠 1 次，术晨清洁灌肠；③术晨予阿托品 0.5mg，苯巴比妥钠 0.1g，肌注。

手术步骤：

1）麻醉：术前准备完毕，采取腰硬联合麻醉使肛周无痛，括约肌松弛。

2）消毒方法：患者俯卧位，予以络合碘常规消毒臀部、肛门、阴道三遍，然后肛内消毒三遍，铺无菌孔巾。

3）手术

①体位：俯卧位。

②荷包缝合：使用肛管扩肛器进行扩肛，待肛门松弛后将肛镜透明缝合器固定于肛管内，分别在齿线上 5cm、6cm 直肠黏膜层及黏膜下层处行荷包缝合。

③击发吻合器：置入 PPH 吻合器，收紧荷包线并打结，取下保险栓后击发吻合器，维持加压 1 分钟。

④退出吻合器：取出吻合器，吻合口无出血，吻合器内切除的直肠黏膜完整呈环形。

⑤修补直肠阴道隔：手术者将左手食指置入患者阴道内，探查直肠阴道隔的薄弱部位，探查到后食指固定以做标示，用弯止血钳在直肠内标示处纵形钳夹约 2.5cm 长的直肠黏膜，再用 3 - 0 可吸收圆针缝合线自下而上连续缝合弯钳下直肠黏膜、黏膜下层及部分肌层组织（注意不可穿透阴道黏膜），直到耻骨联合处。

⑥术后检查伤口无出血后予云南白药、凡士林纱条填塞，丁字带包扎。

术后情况：术后禁食 3 天，第 4 天开始进流质饮食，逐渐恢复普通饮食。当晚肛门坠胀，尚可忍耐，未用止痛药，可自行解小便，翌日换药肛门无明显渗血，少许渗液，静脉滴注头孢硫脒 7 日，术后第 5 日灌肠后解便，换药后患者未诉特殊不适，肛门渗液较前稍减少，继续每日换药治疗。2 周后，大便解出顺畅，肛门无渗血、渗液，予以出院。

出院医嘱：①多食粗粮、蔬菜、水果，多饮水，勿食辛辣、寒凉生冷，忌酒；②生活起居避免久坐少动，宜多活动；③定时排便，大便困难时，忌长期依赖刺激性泻剂帮助排便；④保持心情舒畅；⑤保持肛门局部清洁卫生，便毕予以温水坐浴肛门；⑥休息 1 个月，避免过早负重劳动。

3 个月后随诊无异常。

【按语】患者为多产妇女，并有会阴产伤史，而发直肠前突。直肠前突多见于会阴产伤及多产妇女。它并非是一个独立存在的疾病，而是盆底松弛综合征的表现之一，病情严重者会导致直肠功能障碍，形成梗阻性便秘。

对于直肠前突的手术方式选择，过去临床多采用经阴道或经直肠行开放式修补，如 Block 术、Sehapayak 术和 Khubcandani 术等。但这些手术方式创伤大、恢复慢、伤口易感染，而且许多直肠前突患者往往合并存在一定程度的直肠松弛、脱垂，传统手术只能纠正直肠前突或直肠套叠脱垂其中一种解剖异常，因而疗效不佳，故存在很大的局限性。

意大利学者 Longo 经过科学研究后证实对于直肠前突所致的梗阻性便秘，切除直肠突出部分可有效改善患者排便费力、不尽感等相关症状。PPH 术是近年来根据"肛垫下移学说"衍生的治疗痔的新式式，其不仅可以有效解决内痔脱出的问题，而且对直肠前突也能起到治疗作用。PPH 术切除直肠前突部分的黏膜和黏膜下层，可以有效提高直肠前壁的张力，同时吻合口愈合过程中与周围肠黏膜组织粘连形成瘢痕，可有效增强直肠前壁的强度并降低直肠的顺应性，使得患者的排便状况得到极大的改善。但需要指出的是，PPH 术只切除了直肠黏膜和黏膜下层，并没有切除直肠全层，切除深度不够，所以单纯使用 PPH 术治疗重度直肠前突效果并不理想。

PPH 联合直肠黏膜柱状缝合术：在 PPH 术的基础上对直肠前壁行柱状缝合术，将直肠阴道隔肌层缝合固定，从根本上弥补了直肠前壁的解剖薄弱部位，使得患者的直肠前突症状得到改善。该术式需要注意的是：修补直肠阴道隔时应保持所缝合的直肠黏膜肌层呈柱状，并与直肠纵轴平行。缝针必须穿过直肠黏膜下层和肌层，但勿穿过阴道黏膜，否则易形成直肠阴道瘘。缝合时应做到每缝合 1 针前用络合碘消毒 1 次，以防感染。缝合时应下宽上窄，以免在上端形成黏膜瓣影响排便，同时术者左手食指应伸入阴道内作引导，以防缝针穿透阴道黏膜。缝合后直肠前壁黏膜恢复张力并呈柱状。术中可根据病情程度选择 2~3 处部位行柱状缝合，但需要注意的是每个缝合部位须在 PPH 吻合口与齿线之间，且需间隔 1cm。另外直肠前突患者往往合并有直肠内脱垂、内痔脱出等，联合使用这两种术式可以同时解决这些并发症，而且该术式视野清楚，操作简单方便，恢复快，患者易于接受。

5. 功能性便秘案五（肺脾气虚证）

邓某，男，42 岁，湖南省衡山县，个体户。2015 年 6 月 10 日就诊。

主诉：患者因大便排出困难 2 年，加重半年入院。

病史：患者 2 年前劳累后出现大便排出困难，排便需用力，大汗淋漓，排便时间延长，每次需半小时至 1 小时，便次频繁，2～3 次/日，每次解出少量软便，伴排便不畅，肛门及骶骨后坠胀不适。2 年来上述症状逐渐加重，近半年需服用泻药或灌肠才可解出，否则无法解出大便，伴腹胀、神疲乏力、汗出、少气懒言，舌质淡红，苔白，脉弱。

检查：直肠指诊：肛管紧张度增高，做排便动作时，肛管及盆底肌不放松反而收缩，肛管直肠环肥厚、僵硬，呈"搁板"状，直肠壶腹后方扩大，停止排便动作时肛管松弛。肛门直肠测压：肛管静息压及收缩压均增高。球囊逼出试验：球囊排出时间超过 10 分钟。盆底肌电图显示静息时电活动正常，做排便动作时电活动增加，有反常点活动。排粪造影：排便动作时，肛直角不增大，反而更小；钡剂排出少，排出时间延长。

诊断：中医诊断：便秘（肺脾气虚证）。

西医诊断：出口梗阻型便秘（盆底失弛缓综合征——耻骨直肠肌综合征）。

手术治疗：

术前准备：①术前 2 日进软食，手术当日禁食；②术前晚洗肠 1 次，术晨清洁灌肠；③术晨予阿托品 0.5mg，苯巴比妥钠 0.1g，肌注。

手术步骤：

1）麻醉：术前准备完毕，采取腰硬联合麻醉使肛周无痛，括约肌松弛。

2）消毒方法：患者侧卧位，予以络合碘常规消毒臀部、肛门三遍，然后肛内消毒三遍，铺无菌孔巾。

3）手术

①体位：侧卧位。

②扩肛：采用指法扩肛，以进肛管 3～4 指为度。

③游离耻骨直肠肌：经肛门指诊确定肥厚的耻骨直肠肌位置，自肛门缘至齿线上 0.5cm 作纵向切口，显露耻骨直肠肌，用血管钳钝性分离肥厚的耻骨直肠肌下段宽约 1.5cm 的耻骨直肠肌肌束，向左右钝性分离约 1.5cm。

④挂线：用圆头探针从肥厚耻骨直肠肌下方引一根橡皮筋穿过，收紧橡皮筋予以结扎。指诊创面引流通畅，检查无出血，放置引流纱条。

⑤肛门内括约肌侧切：确定肛门左侧内括约肌间沟，在左侧肛门缘外约2cm处皮肤行长约1.5cm的放射性切口，深达皮下。将左手食指伸入肛管内作引导，用弯止血钳从切口沿肛管皮下分离至齿线，然后退出止血钳至内外括约肌间沟位置，再从内括约肌下缘外侧向齿线方向分离，然后在伸入肛管内食指引导下顶起内括约肌下部从切口挑出并切断，彻底止血后垂直褥式缝合切口。

⑥术后检查伤口无出血后肛内予云南白药、凡士林纱条填塞，内括约肌侧切伤口予以乙醇棉球覆盖，丁字带包扎。

术后情况：术后禁食3天，第4天开始进流质饮食，逐渐恢复普通饮食。当晚肛门伤口疼痛，尚可忍耐，未用止痛药，可自行解小便，翌日换药伤口无明显渗血，少许渗液，橡皮筋固定在位，静脉滴注头孢硫脒7日。

术后第5日，拆除内括约肌侧切的缝合线，灌肠后解便，换药后患者未诉特殊不适，肛门渗液较前稍减少，继续每日换药治疗。

术后第10日，橡皮筋脱落，大便解出顺畅，肛门无渗血、渗液，予以出院。

出院医嘱：①多食粗粮、蔬菜、水果，多饮水，勿食辛辣、寒凉生冷，忌酒；②生活起居避免久坐少动，宜多活动；③定时排便，解大便时注意力要集中，避免过分努挣排便，大便困难时，忌长期依赖刺激性泻剂帮助排便，保持肛门局部清洁卫生，便毕予以温水坐浴肛门；④保持心情舒畅；⑤休息1个月，避免过早负重劳动。

3个月后随诊无异常。

【按语】患者所患盆底失弛缓综合征（UPS）是临床最常见的一种出口梗阻型便秘，目前以手术治疗为主，最常用且疗效较明确的术式是经骶尾入路耻骨直肠肌部分肌束切断术。但该术式切口深，对组织损伤大，在解除临床症状的同时存在术后创面疼痛明显、易感染、肛门功能减退、易复发等缺点。

UPS是指盆底相关肌肉在患者静息状态时处于持续性收缩状态，而在排大便时反射性弛缓功能异常，引起肛门括约肌及耻骨直肠肌异常收缩，进而导致粪便不能顺利排出的一种症候群。UPS的病理变化是耻直肌痉挛、肥大，引起排大便时耻直肌无法松弛或异常收缩，用力排便时肛直角无法扩大，甚至异常缩小，出现"搁架征"，进而导致肛管长度增加，张力变大，最终表现为出口梗阻型排便障碍。

UPS多合并有内括约肌肥厚。"耻骨直肠肌综合征"和"盆底痉挛综合征"是UPS不同阶段的表现，而耻骨直肠肌综合征的特征性病理变化是由耻骨直肠肌的异常收缩、肥厚、纤维化及瘢痕形成，因此通过手术处理异常的耻骨直肠肌及肛门括约肌可有效解决本病，但具体的手术方式各有不同。

文献研究发现，采用耻直肌部分切除联合肛门内括约肌多点切开术治疗UPS可有效缓解术后排便困难；采用挂线疗法治疗盆底失弛缓综合征，通过橡皮筋钝性勒断耻骨直肠肌、部分内括约肌等组织，使排便顺应性恢复，可取得良好的临床效果。经肛门耻骨直肠肌部分挂线联合肛门内括约肌侧切术，由于手术部位更接近肥厚的耻骨直肠肌，可有效把握手术范围，恰当处理肥厚的耻骨直肠肌；挂线疗法以线代刀，通过橡皮筋的慢性切割作用，在组织被慢性切开的同时，底部组织生长，两端组织粘连并固定，从而维持张力，避免了手术瞬间切断耻骨直肠肌而导致的肛门失禁，具有损伤小、利于引流、术后疼痛概率低的优势，既保护了肛管的完整性及自制功能，又切除了异常的括约肌。

术中需要注意的是：游离耻骨直肠肌是该手术的关键，游离时注意不要损伤直肠后壁周围组织；橡皮筋张力要适度，控制在7~10天挂断耻骨直肠肌较佳；术中操作要细致，止血要彻底。由于直肠黏膜具有一定的免疫功能，因而经肛门入路较经骶尾入路具有更好的抗感染能力；经肛门直肌部分挂线联合肛门内括约肌侧切解除了内括约肌肥厚，扩大了肛管的横径，增强了出口的通畅性，进一步提高了疗效。

6. 功能性便秘案六（脾虚气陷证）

郭某，女，63岁，湖南省郴州市，退休。2016年1月5日就诊。

主诉：患者因反复大便困难5年，加重1年入院。

病史：患者5年前负重登山后出现大便排出困难，临厕努挣才可解出少量大便，质软扁形，无出血及黏液，伴肛门阻塞及排不尽感，用力越大，阻塞感越强。5年来上述症状逐渐加重，近1年排便需将手指伸入直肠内挖出粪块或灌肠才可解出。伴食欲不振，神疲乏力，头晕。舌质淡红，苔薄白，脉沉无力。

检查：直肠指诊：直肠腔扩大、肠腔内黏膜堆积，嘱患者做排便动作可扪及折叠的顶端如宫颈样。肛门镜检查：直肠黏膜松弛下垂，黏膜充血、糜烂。肛门直肠测压：直肠感觉、动力功能基本正常。球囊逼出试验：球囊逼出时间延长。排粪造影：直肠黏膜脱垂，堆积于肛管上缘呈漏斗状。

诊断：中医诊断：便秘（脾虚气陷证）。

西医诊断：出口梗阻型便秘（直肠内脱垂）。

手术治疗：

术前准备：①术前 2 日进软食，手术当日禁食；②术前晚洗肠 1 次，术晨清洁灌肠；③术晨予阿托品 0.5mg，苯巴比妥钠 0.1g，肌注。

手术步骤：

1）麻醉：术前准备完毕，采取腰硬联合麻醉使肛周无痛，括约肌松弛。

2）消毒方法：患者膀胱截石位，予以络合碘常规消毒臀部、肛门三遍，然后肛内消毒三遍，铺无菌孔巾。

3）手术：以两把组织（Allis）钳于齿线上 3cm 水平，3 点、6 点及 9 点位少量钳夹直肠黏膜后，拉出肛缘。用 2 - 0 的 Vicryl 线间断纵行缝合黏膜数针，进出针顺直肠长轴方向自上而下，缝合宽度 1.5～2.5cm，针距 0.8～1cm。其缝针高度依据术前排粪造影 X 光显示套叠长度而定，一般为 3～6cm。然后在缝扎点周围黏膜下注射 1：1 的消痔灵，以加强固定的效果，总量为 10～20mL。术后检查伤口无出血后予云南白药、凡士林纱条填塞，丁字带包扎，留置导尿。

术后情况：嘱患者术后当天静卧，控制大便 4 天，术后禁食 3 天，第 4 天开始进流质饮食，逐渐恢复普通饮食。当晚肛门坠胀不适，尚可忍耐，未用止痛药，导尿管引流通畅。翌日换药肛门无明显渗血，少许渗液，静脉滴注头孢硫脒 7 日。

术后第 5 日，灌肠后解便，换药后患者未诉特殊不适，肛门渗液较前稍减少，继续每日换药治疗。2 周后，大便解出顺畅，肛门无渗血、渗液，予以出院。

出院医嘱：①饮食清淡，多饮水，勿食辛辣、寒凉生冷，忌酒；②生活起居避免久坐少动，宜多活动；③定时排便，解大便时注意力要集中，避免过分努挣排便，大便困难时，忌长期依赖刺激性泻剂帮助排便，保持肛门局部清洁卫生，便毕予以温水坐浴肛门；④保持心情舒畅；⑤休息 1

个月，每日行提肛锻炼，避免过早负重劳动。

3个月后随诊无异常。

【按语】患者所患直肠黏膜内脱垂（internal rectal prolapse）又称不完全性直肠脱垂、隐性直肠脱垂、直肠黏膜内套叠、黏膜脱垂等。是指排便过程中近心侧直肠壁全层或单纯黏膜层折入远心侧肠腔或肛管，不超出肛门外缘，并在粪块排出后持续存在者。是出口梗阻型便秘中的常见类型之一。本病因腹内压增大、长期排便努挣而使局部组织软弱松弛失去支持固定作用，使黏膜与肌层分离而造成脱垂。

目前临床非保守治疗直肠黏膜内脱垂，以注射疗法和手术治疗最为普遍。注射疗法作用机制为向黏膜下注射硬化剂使之产生无菌性炎症，局部纤维化，从而造成黏膜层、黏膜下层与肌层的粘连而达到固定直肠黏膜的目的。注射疗法本身无法改变直肠腔容积及直肠腔径，且加强支持力量较弱。

王氏在注射治疗的基础上加用间断纵行缝扎直肠黏膜，并使缝合达到一定的高度、宽度，将注射与手术的优点结合起来。术中需要注意的是：术中严格无菌操作，以防感染；缝合时勿反复穿刺，进针勿穿透过深；缝合时应做到每缝合1针前用络合碘消毒1次，以防感染。间断纵行缝扎直肠黏膜，可以使已经松弛、脱垂的直肠黏膜得以提拉、悬吊，同时也可改变直肠腔径，使之有效地增大。注射造成的炎症粘连能使缝合的作用得到保证，能加强直肠黏膜的紧缩，也有效避免了因线结脱落而造成的出血。两相协同，使直肠内黏膜得以紧缩，直肠肠腔空间扩大，提高了直肠的张力和顺应性，消除用力排便时的套叠梗阻，从而改善了排便功能，也有效地缓解了排便不净、便意频繁等主观症状。

中医学认为，防病优于治病，有病应防变、防传，治病应求本。直肠内脱垂与便秘关系甚密，便秘是引起本病的重要因素，且互为因果。多数来求诊的患者，因不堪便秘之苦已数年，往往直肠黏膜内脱垂的程度已经无法用保守治疗使其恢复。为了寻找一种小创伤、低成本，又行之有效的方法来治疗直肠黏膜内脱垂，具有十分重要的临床意义。

直肠黏膜内脱垂，属中医"便秘"中的"气虚下陷"范畴。《素问·至真要大论》云："下者举之。"根据中医"酸可收敛，涩可固脱"的理论，历代医书介绍了许多理法方药，如《古今图书集成》："五倍子末三钱，白矾一块，煎汤，先熏洗再取末掺肛托入。"故我们采用以五倍子、明矾为主药的消痔灵注射液，正是取其"下者举之""酸敛固脱"的原理。在黏膜内脱垂的阶段正确及时地治疗，同时治疗后应辅以饮食、药物治疗，养成良好的排便习惯，加强体育锻炼，坚持多饮水、多运动、多食粗纤维的三多原则。这些是提高和巩固疗效、减少复发的重要因素，也达到了"无病防病""有病防传"与"治病求本"的目的。

第六节　直肠恶性肿瘤医案

一、概述

直肠癌是指齿状线至乙状结肠直肠交界处之间的恶性肿瘤，是消化道最常见的恶性肿瘤之一。我国以低位直肠癌为主，约占整个直肠癌的75%～80%左右。绝大多数直肠癌在直肠指诊时可触及，其发病约占整个大肠癌的60%～75%。

中医学认为本病属于"锁肛痔""脏毒""肠覃""癥瘕""积聚""下痢"范畴。《外科大成》云："锁肛痔，肛门内外如竹节锁紧，形如海蜇，里急后重，便粪细而带匾，时流臭水。"《血证论》曰："脏毒者，肛门肿硬，疼痛流水。"《灵枢·刺节真邪》云："有所结，气归之，卫气留之，不得反，津液久留，合而为肠瘤，久则数岁乃成。"《灵枢·水胀》曰："寒气客于肠外，与卫气相搏，气不得营，因有所系，癖而内著，恶气乃起，瘜肉乃生。"《诸病源候论·瘕病诸候》曰："癥者，由寒温失节，致脏腑之气虚弱，而饮食不消，聚结在内，渐染生长，块盘牢不移动者，是癥也。"《景岳全书》曰："凡脾胃不足及虚弱失调之人多有积聚之病。"

二、病因病机

古代医家对直肠癌的病因病机多有记载，远在春秋战国时期的医学著作中已有描述。关于直肠癌的病因，中医学认为主要有以下几个方面的原因。

1. 饮食不节

宋代严用和在其著作《济生方》中记载："过餐五味，鱼腥乳酪，强食生冷果菜，停蓄胃脘……久则积结为癥瘕。"元代罗天益所著《卫生宝鉴》曰："凡人脾胃虚弱或饮食过常，或生冷过度，不能克化，致成积聚结块。"明代张景岳也在《景岳全书·杂证谟·痢疾》提出："饮食之滞，留蓄于中，或结聚成块，或胀满硬痛，不化不行，有所阻隔者，乃为之积。"由此可见，饮食不节乃是导致直肠癌的一个重要因素。

2. 感受外邪

《灵枢·百病始生》记载："积之始生，得寒乃生，厥乃成积也。"《丹溪心法》曰："因外有寒，血脉凝涩，汁沫与血相搏则气聚而成积矣。"指出寒邪是导致积病的重要原因。《素问·风论》曰："久风入中，则为肠风飧泄。"孙思邈所著《千金要方》指出："春伤于风，夏为脓血，凡下多滞下也。"宋代医书《圣济总录》也提出："肠风下血者，由肠胃有风……故令下血，故以为名。"宋代许叔微提出便血有肠风、脏毒之不同，并对各自临床特点做了说明："如下清血色鲜者，肠风也；血浊而色黯者，脏毒也。"指出风邪是导致肠风便血的重要因素。由此可见，风邪、寒邪均与直肠癌的发生有重要关系。

3. 起居不慎

《灵枢·百病始生》曰："起居不节，用力过度，则脉络伤……肠外有寒汁沫与血相搏，则并合凝聚不得散而积成矣。"《证治汇补》记载："积之始生，因起居不时，忧患过度，饮食失节，脾胃亏损，邪正相搏，结于腹中，或因内伤外感气郁误补而致。"因此，起居不慎与直肠癌的发生也有一定关系。

4. 情志不畅

所谓气血冲和，万病不生，一有怫郁，诸病生焉。人身诸病多与情志因素有关。张子和曾提出："积之始成也，或因暴怒喜悲思恐之气。"说明情志因素是直肠癌的重要诱因。

5. 正气亏虚

《素问·刺法论》曰："正气存内，邪不可干。"《素问·评热病论》曰："邪之所凑，其气必虚。"指出人体发病与正气亏虚有重要关系。《灵枢·百病始生》曰："风雨寒热，不得虚邪，不能独伤人……是故虚邪之中人也……留而不去，传舍于肠胃之外、募原之间，留着于脉，稽留而不去，息而成积。"朱丹溪也提出："肠胃不虚，邪气无从而入。"指出直肠癌的发生与人体正气亏虚密切相关。

6. 综合因素

人类居于天地之间，与世间万物构成一个有机整体，任何可能导致内外环境发生变化的因素都可能对人体造成影响。人体疾病的发生，不单单是某单一致病因素的影响。因此人体疾病的发生多是内外多种因素共同作用的结果。《灵枢·百病始生》曰："卒然外中于寒，若内伤于忧怒……着而不去，而积皆成矣。"隋代巢元方提出："积聚痼结者，是五脏六腑之气已积聚于内，重因饮食不节，寒温不调，邪气重沓，牢病盘结者也。若久即成癥。"同时他还指出："积聚者，由阴阳不和，脏腑虚弱，受于风邪，搏于腑脏之气所为也。"朱丹溪则认为："由阴阳不和，脏腑虚弱，四气七情常失，所以为积聚也。久则为痕成块。"

综合古代医学典籍对直肠癌病因病机的描述，我们可以发现，直肠癌多因饮食不节、过食辛辣或久泻久痢致湿热内蕴；或忧思抑郁，内伤七情，致气血瘀滞；或寒热痰湿、气滞、血瘀等邪毒郁积，久聚成块，积聚于直肠，使正气亏虚而发病。

现代中医则将直肠癌的病因病机概括为气滞血瘀学说、热毒学说、湿聚学说、正气亏虚学说等。其中气滞血瘀学说认为情志抑郁、痰饮、湿浊、瘀血、宿食等原因均可影响气的正常运行，引起气滞，日久不解，气滞血瘀，长期蕴结不散，蓄结日久，聚结成肿块。

热毒学说则认为因暴饮暴食，醇酒厚味，或误食不洁之品损伤脾胃，运化失司，湿热内生，热毒蕴结于脏腑，火热注于肛门，浸润流注肠道，毒结日久不化，逐渐蕴结成肿块。

湿聚学说则认为因饮食不节，醉饮无时，恣食肥腻；或久坐湿地，或寒温失节，湿邪侵入；或情志失调，脾胃不和以致湿邪留滞肠道，湿毒凝聚，反复发作，形成肿瘤。

正气亏虚学说则认为由于患者素体不足，或后天失养，或长期患慢性肠道疾病，久治不愈，脾胃损伤，运化失司，正气虚弱，火毒、湿邪、瘀血、气滞等邪气相互交结，留而不化，日久成为肠癌。

王爱华认为，癌毒内生、人体的正气不足是发生大肠癌的内因。癌毒内生的原因又可分为情志失调、饮食内伤、虫毒入侵等，而正气不足则不能及时祛邪外出。癌毒内生致浊邪长期停滞体内，逐渐变生肿瘤。

三、治法

（一）名医经验

各临床医家对直肠癌的辨证分型各有不同，如上海中医药大学刘嘉湘根据其临床经验将大肠癌（包括结肠癌和直肠癌）分为湿热蕴结、瘀毒内阻、脾虚气滞、脾肾阳虚、肝肾阴虚5个证型。其中湿热蕴结型，以腹胀腹痛，里急后重，下迫灼热，大便黏滞恶臭或黏液血便，舌红，苔黄腻，脉滑数为主症。瘀毒内阻型，以腹胀腹痛拒按，腹部扪及包块，里急后重，便下黏液脓血，舌紫黯有瘀斑，苔薄黄，脉弦或涩或主症。脾虚气滞型，以腹胀肠鸣，腹部窜痛，纳呆，神疲乏力，面色萎黄，大便溏薄，舌淡红，苔薄腻，脉濡滑为主症。脾肾阳虚型，以腹痛绵绵，喜温喜按，消瘦乏力，面色少华，畏寒肢冷，胃纳减少，大便溏薄，次数频多，或五更泄泻，舌淡，苔薄白，脉沉细为主症。肝肾阴虚型，以五心烦热，头晕目眩，低热盗汗，口苦咽干，腰酸腿软，便秘，舌红，少苔或无苔，脉细弦或细数为主症。

中国中医科学院广安门医院肿瘤科孙桂芝将直肠癌辨证分为脾肾两虚、脾胃不和、心脾两虚等型。福建省肿瘤医院陈乃杰则将本病辨证分为湿热下注型、瘀毒内结型、肝胃阴虚型、气血亏虚型、脾肾阳虚型、肝肾阴虚型。

浙江省中医院吴良村则认为肠癌属本虚标实之病证，痰湿、热毒、瘀滞为病之标，正气不足为病之本。吴老重视整体，在积聚病程中的初中末三期中，认为初期病邪初起，正气尚强，邪气尚浅，多见湿热、血瘀、痰浊、热毒蕴结之证。中期受病渐，邪气较深，正气较弱，多见湿热蕴结与脾胃虚衰。末期病魔经久，正气消残，重视益气养阴、健脾和胃、养肝益肾、气血双补、滋阴壮阳、培本固元。

而河南中医药大学刘佃温则将本病分为气滞血瘀型、湿热蕴结型、气血虚衰型、脾肾阳虚型、肝肾阴虚型五型。北京医院米逸颖在总结其对肠癌的临床辨证时强调证型以脾虚湿蕴证居多，其次是脾虚肝郁，再次为脾肾两虚，故而治疗肠癌时多从脾、胃、肝三脏辨证，从气、血、阴论治，以健脾化湿、益气补血、养阴和胃、疏肝解郁等法扶正固本。

浙江中医药大学郭勇则另辟蹊径，主张将辨病和辨证相结合，在辨病的基础上辨证，同病因不同阶段而异治，同阶段因不同体质、不同证候而异治，病证并重；由于大肠属六腑，而六腑以通为用，因此大肠癌多见脾虚兼湿热瘀滞，易造成腑气不通，并提出湿热证是大肠癌的重要临床证型，清热化湿是大肠癌的重要治则。

上海龙华医院杨金坤对结、直肠癌分别辨证，将结肠癌分为湿热内蕴、瘀毒内结、脾虚湿滞、气血两虚、脾肾阳虚、肝肾阴虚6个证型，把直肠癌分为气滞血瘀、湿热蕴结、气血两虚、脾肾阳虚、阴虚内热5个证型。

广州中医药大学赵宗辉、赵先明通过对120例大肠癌患者手术前后的中医辨证分型分布特征及演变规律分析，发现术前以湿热型及瘀毒内阻型为主，共占59.21%，而气血两虚型占20.82%，脾肾阳虚型占15.83%；而术后则以肝肾阴虚型为主，占65%，脾胃气虚型占30%，从而说明大肠癌术前以实证为主，术后以虚证为主，大体上反映了大肠癌术前及术后证型由"实"到"虚"的过程。

（二）文献研究

现代医家通过技术手段收集和分析大肠癌文献资料，得出了不同的结论，如司春富收集1979年1月至2010年10月中国知网（CNKI）收录的中医诊治大肠癌的相关文献，总结出大肠癌可分为湿热内蕴、脾肾阳虚、肝肾阴虚、气血双亏、瘀毒内阻、脾虚湿困、气滞血瘀7个证型，并以湿热内蕴、脾肾阳虚、肝肾阴虚为常见证型，占63.03%。

上海中医药大学附属龙华医院肿瘤科赵桂侠等通过统计分析1998年至2008年国内医学期刊发表的中医药及中西医结合治疗大肠癌并明确提出辨证分型的49篇文献，发现单纯虚证及实证较虚实夹杂证为多，证型主要有脾肾阳虚、脾虚夹杂、湿热下注、肝肾阴虚、气虚血亏、瘀毒内结、脾虚型、气滞血瘀、湿热蕴毒9个证型，临床以脾肾阳虚、脾虚夹杂、湿热下注较气滞血瘀、湿热蕴毒更为常见。

浙江中医药大学邵梅等在2012年对近10年国内公开发表并明确提出大肠癌的中医辨证分型的41篇文献进行统计学分析，发现湿热蕴结、瘀毒内结、气血两虚、肝肾阴虚、脾肾阳虚为大肠癌临床常见的中医证型，同时她还以长江为界对南方和北方的中医证型进行比较，结果发现，南北地区的中医证型分型情况存在一定差异性，南方多以湿热蕴结、瘀毒内结为主，而北方多以脾肾阳虚、气血两虚、肝肾阴虚为主，这与《素问·五运行大论》所说"南方生热，热生火；北方生寒，寒生水"的观点不谋而合，同时也显示了中医辨证"因地制宜"的特点。江西肿瘤医院陈黎莉与江西中医药大学附属医院江一平研究发现，中医辨证分型与进展期及末期的肠癌的病理特征有一定的相关性，中低分化腺癌多对应脾肾阳虚证，而低分化腺癌多对应肝肾阴虚证。

国家中医药管理局重点专科（专病）项目协作组对大肠癌的诊疗方案中，按照大肠癌有瘤、无瘤状态分别辨证，有瘤状态分为脾虚血亏、肝肾阴虚、脾胃虚寒、脾虚下陷、湿热内蕴、瘀毒内结6个证型；无瘤状态分为肝脾不调、脾虚气滞、脾肾阳虚、肝肾阴虚、气血两虚、痰湿瘀滞、余毒内伏7个证型。

而目前直肠癌较权威的辨证分型来自2008年版《中华中医药学会标准：肿瘤中医诊疗指南》和2012年版《中医肛肠科常见病诊疗指南》，中华中医药学会则将大肠癌分为脾虚气滞、湿热蕴结、瘀毒内阻、脾肾阳虚、肝肾阴虚、气血两虚6个证型来辨证施治。《中医肛肠科常见病诊疗指南》则将直肠癌分为湿热蕴结证、肠道瘀滞证、气血两虚证、肝肾阴虚证、脾肾阳虚证。

广州中医药大学曹洋将直肠癌分为湿热蕴结、瘀毒内阻、脾肾亏虚、气血亏虚4个证型，并给出了相应的治法方药。湿热蕴结型以里急后重、肛门灼热为主，舌红，苔黄，脉滑，治以清热利湿，解毒散结，方剂以白头翁汤加减；瘀毒内阻型以腹痛固定，腹部可触及肿块，脓血便，大便溏或大便扁平、变细为主，治以活血祛瘀，解毒散结为主，方以膈下逐瘀汤加减；脾肾亏虚型主症为肿块大，脓血腥臭便，乏力，纳呆，形神俱衰，治以健脾益肾，益气活血，方以理中丸合四神丸加减；气血两虚型以腹部隐痛、大便黏液腥臭、面色苍白、气短乏力、纳呆、便溏为主，舌淡，苔薄白，脉细无力，治以补气养血，扶正固本，方以八珍汤加减。

中国中医科学院广安门医院孙桂芝和朴炳奎则根据各自的临床经历对大肠癌的中医治疗提出了自己的经验。孙桂芝将直肠癌分为湿热蕴结、脾虚蕴湿、脾肾阳虚、肝肾阴虚、气血双亏5个证型。其中湿热蕴结、下迫大肠者，予清热利湿，解毒抗癌，处方以槐花地榆汤加味或芍药汤加味；脾虚蕴湿、毒结大肠者，予健脾化湿，解毒抗癌，处方以参苓白术散或黄芪建中汤加味；脾肾阳虚、寒邪客肠者，则治以温补脾肾，祛邪抗癌，方以四君子汤合四神丸加味；肝肾阴虚、津亏肠燥者，治以滋阴清热，益水涵木，处方予六味地黄丸加味；正虚邪实、气血双亏者，治以益气养血，解毒抗癌，处方予八珍汤加味。

而朴炳奎则认为，治疗大肠癌早期或手术前的基本原则当以攻邪为主、扶正为辅，用药上大致遵照攻邪药与扶正药比例约为7：3。祛邪常用清热解毒药如白花蛇舌草、龙葵、半枝莲、半边莲等；行气调中药如炒山楂、炒神曲、炒麦芽、陈皮、豆蔻、砂仁等；软坚散结药如夏枯草、浙贝母、猫爪草、山慈菇等；活血化瘀药如当归、莪术、丹参、鸡血藤、槐花等；清热祛湿药如薏苡仁、土茯苓、苦参等；扶正常用健脾益肾药如黄芪、太子参、白术、山药、枸杞子、女贞子等。而病至中期则当以攻补兼施为主，用药比例上祛邪药与扶正药相当。至后期或手术及放疗、化疗后多以扶正为主，少辅抗癌祛邪之品，用药上攻邪药与扶正药比例约为3：7。其中，手术后期以益气，活血，解毒为主，以提高免疫功能，减少复发转移；化疗期间以补气养血，健脾和胃，滋补肝肾为主，以减少化疗毒性，提高化疗完成率，提高化疗疗效；放疗期间以养阴生津，活血解毒，凉补气血为主，以减少放疗毒性；对不适宜手术、放疗、化疗和晚期的患者，治疗以益气养血，解毒散结为主。

《中医证候诊断标准》则将直肠癌分为湿热蕴结证、肠道瘀滞证、气阴两虚证，分别辨证如下：

1. 湿热蕴结证

临床表现：肿瘤破溃流脓水，渗液腥臭，溃而难收，里急后重，便次增多，便细而扁；腹部不适，胃纳不佳。舌红，苔黄腻，脉滑数。

治法：清热利湿。

方药：槐角地榆丸加味。

2. 气滞血瘀证

临床表现：肛门肿物隆起，触之坚硬如石，直肠肛门下坠，大便排出困难或排不干净，或便时带血，色紫暗，里急后重；脘腹或骶尾部胀满，小便涩痛。舌暗红，边有紫斑，苔白，脉涩。

治法：祛瘀攻积，清热解毒。

方药：桃红四物汤合失笑散加减。

3. 气阴两虚证

临床表现：便溏，或排便困难，便中带血，色泽紫暗，肛门坠胀；面色无华，消瘦乏力，或伴心烦口干，夜间盗汗。舌红或绛，苔少，脉细弱或细数。

治法：益气养阴，清热解毒。

方药：四君子汤合增液汤加减。

四、中医治则治法

中医学在直肠癌的治疗方面积累了丰富的经验，根据"正气存内，邪不可干；邪之所凑，其气必虚"的原则，通过整体辨证与局部辨证相结合，扶正祛邪并重而达到治疗目的。在治疗上，中医学不但注重调节脏腑功能，同时还根据病情寒热虚实的不同，分别采用寒热温凉不同药性的方药，辨证论治，并结合具有抗癌作用的中草药，对直肠癌的治疗收到了良好的疗效。直肠癌早期，病情轻，肿瘤尚无转移，脏腑气血尚耐功伐，正盛邪实，治疗上以攻邪为主，扶正为辅；直肠癌中期，病情较重，肿瘤发展较大，邪实正虚，但全身情况尚可，此时当攻补兼施；直肠癌后期，病情危重，正气大亏，全身多有恶病质，此时宜扶正为主。

临床上，根据直肠癌的局部表现和全身表现，同时结合舌苔脉象，将直肠癌分为实证、虚证、虚实夹杂证，实证包括湿热蕴结型和气滞血瘀型，虚证包括气血两虚型、脾肾阳虚型、肝肾阴虚型等，根据不同的分型而分别采用不同的治法。

（一）王氏对直肠癌病因病机及治则方药的经验总结

王氏根据《黄帝内经》"正气存内，邪不可干；邪之所凑，其气必虚"的阐述，结合自身几十年的临床经验，认为直肠癌是一种以局部病变为主的全身性疾病，有"湿、热、瘀、毒、虚"的病机特点，在发生发展过程中正气亏损及邪气侵袭贯穿整个疾病过程，因此在治疗上特别注重扶正祛邪，通过恢复自身正气，以促进邪气的祛除。王氏认为，在直肠癌"湿、热、瘀、毒、虚"的病机特点中，毒邪为主要致病因素，瘀邪始终存在，而机体正气亏虚则贯穿疾病的始终。

"毒"是一个含义多样、应用广泛的概念，就病因而言，引起直肠癌的"毒"是一种特殊的毒邪，系由外感六淫、内伤七情、饮食劳倦等各种病因长期作用于机体，使经脉阻滞，气血失和，脏腑失调，浊邪积聚，进而产生肿瘤的一种强烈致病物质。而"瘀毒、食毒、外来毒邪"是直肠癌发生的主要病因。瘀毒致病是因忧思惊恐而导致气血运行紊乱，脏腑功能失调，气滞血瘀，瘀积日久，毒从内生而恶变致癌；食毒瘀积，多为饮食不节或不洁、饮食失衡，致食毒内聚，久伤脾胃，中气亏损，痰湿内生，郁结成病；外来毒邪，如化学污染、环境浊气、射线等毒邪侵袭人体，致毒邪内结。直肠癌的发病多为毒邪损伤肠络，痰瘀凝聚肠道所致。

王氏认为"瘀"存在于直肠癌病程的始终，既是一个病因，也是重要的病理产物，"瘀"是恶性肿瘤发生和转移的重要原因，局部的疼痛、肿块、皮色青紫、出血、舌紫瘀斑、脉沉涩等都是"瘀"之征象。肠道因寒、湿、热邪蕴结，浊毒结聚，阻滞气血运行，终致气滞血瘀，久而凝聚成块，形成肿瘤，积瘀不散而凝结，则可形成肿块，触之坚硬不移；便血乃瘀血阻塞脉络，血液不能循经运行，溢出脉外之故；瘀血内积，气血运行受阻，不通则痛，则表现为腹痛；瘀阻脉络，血行障碍，全身得不到气血的温煦濡养，故可见面色黝黑，口唇、舌体、指甲青紫色暗。

同时王氏认为，直肠癌的发展过程中都会出现机体的正气亏虚，正气亏虚对直肠癌的发病、进展、预后都有重要影响。正如《景岳全书·杂证谟·积聚》曰："脾肾不足及虚弱失调之人，多有积聚之病。"明代李中梓所著《医宗必读》曰："积之成也，正气不足，而后邪气居之。"正气虚弱导致肿瘤有几个方面的因素。首先，正气虚弱，抵御外邪的能力低下，外邪侵入人体，变生多种疾病，也为肿瘤的发生打下基础。其次，正气虚弱，机体脏腑功能失常，气血运行失调，可致痰浊瘀血内生，日久发生肿瘤。《诸病源候论》云："虚劳之人。阴阳伤损，血气凝涩，不能宣通经络。故积聚于内。"最后，正气虚弱，机体的脏腑组织得不到气血正常的濡养和温煦，脉道及各种水谷通道干涩，机体修复能力降低，容易留邪不去，产生肿瘤。肿瘤发生后，肿瘤组织细胞由于快速增生，消耗大量营养物质。同时，由于肿瘤对机体的损害，导致发热、疼痛、呕吐、泄泻等症状，这些都会导致机体摄入营养的减少，而消耗增多。如此种种致使机体营养不良，正气虚弱。

根据直肠癌"湿、热、瘀、毒、虚"的特点，结合自身多年临床经验，王氏在治疗过程中确立了"扶正为主，祛邪为辅，攻补兼施"和"辨证与辨病相结合"的基本治疗原则。

首先，王氏认为，直肠癌是以正气虚损、外邪侵袭为主要发病原因，因此在治疗上，补虚和祛邪并用是一个基本原则。特别是因直肠癌早期症状较为隐匿，对于大多数直肠癌患者而言，发现和确诊时一般已是中晚期，此时正气的虚损较为严重，同时由于疾病的进展而耗伤正气，使得正虚成为这一阶段的主要矛盾，治疗时当以扶正为主。此时培补正气，不仅可以有效缓解患者的症状，延长患者生命，提高生存质量，亦可以有利于邪毒的祛除。

其次，辅助的攻邪治疗同样是必要的，因为毒邪的存在始终耗伤着正气，而某些症状如疼痛等，主要是由于邪毒的存在而产生的，攻邪治疗可以减轻部分症状，并在一定意义上有利于正气的恢复。总之，扶正与祛邪在直肠癌的治疗中是相辅相成的，二者虽有主次之分，但是不可或缺。在扶正祛邪治疗的时候，要尤其注意防止扶正留邪、祛邪伤正的弊端，因此在扶正时尽量选用通补、清补之品，并常佐以理气之品，当必须使用熟地黄、天冬等较滋腻的药物时，多选白扁豆、白术、薏苡仁等以防滋腻碍胃。在攻邪时，多采用缓功之药，尽量避免使用剧毒或大苦大寒、大辛大热之品，在一旦出现伤正的表现时，即时停药调补。

最后，根据直肠癌的特点，除了在扶正为主、祛邪为辅的治疗原则上辨证施治外，还应适当予以辨病治疗以取得更好的疗效。直肠癌辨病治疗是指选用根据经验或实验所得出的具有一定抗肿瘤作用的药物，如白花蛇舌草、三棱、莪术、穿山甲、土茯苓、半夏、半枝莲、斑蝥、海藻、昆布、夏枯草等。当然这些攻邪之剂往往是有毒或苦寒之品，在运用时当谨守攻邪不伤正的原则。另外，若在直肠癌的发展过程中出现了较为急迫的急症，如便血、疼痛等，又当根据中医"急则治其标"的原则，选用可以缓解急性症状的药物，如便血时，适当予以地榆、槐花、三七、白茅根、仙鹤草等止血药物；疼痛时根据虚实寒热、气滞血瘀的不同，分别予以理气止痛、活血止痛、散寒止痛等治疗，可选用陈皮、延胡索、三棱、莪术、血竭等。

综合王氏多年的临床经验，在具体的治疗上，王氏特别注意保护好脾胃功能，遵循"脾胃为后天之本""有胃气则生，无胃气则死"的原则，在调理脾胃的基础上结合其他治法，调整机体内环境，改善患者的营养状况，改善精神、体力，增强机体的免疫功能，提高患者的抗病能力和对抗肿瘤损伤的耐受力。王氏认为健脾是重要的扶正方法，脾胃之气的强弱在人体功能的恢复过程中发挥着重要的作用。首先，药物都必须经过脾胃的运化才能被吸收，如果脾气虚弱，虽有补益之剂，也不能吸收生效。其次，脾虚是多种虚证发生的根源，补益脾胃，能益气、生血、祛湿化痰，能避免因脾虚而影响其他脏腑，起到"先安未受邪之地"的作用。

王氏在临床中非常注重健脾，术后气血大伤虚弱的患者及放化疗期间的患者，应用健脾中药可以益气养血扶正，提高机体免疫力，可以减轻放化疗的毒副反应，可以提高化疗疗效，即养正积自除。在治疗中应用健脾益气法，可以促进脾胃功能恢复，还能增强患者细胞免疫功能，调节内分泌环境，调动和增强机体内在抗癌能力，改善体力，提高患者的生活质量。

王氏还认为，调理脾胃应贯穿肿瘤治疗之始终。因为直肠癌患者常出现疲乏、面色少华、纳呆、腹胀、便溏、腹泻、舌淡、苔薄、脉细等脾胃虚弱之候，严重影响了患者的生存质量。根据中医治病求本、虚则补之的原则，予益气健脾和胃之剂，可改善症状。

另外王氏根据邪气与正气的辨证关系，认为在直肠癌初期，正气亏损不甚，疾病以邪实为主，正气可耐功伐，因此，此时的治疗应重在祛邪，兼以扶正，在活血化瘀、清热解毒、化痰散结的同时，予以益气健脾之剂，固护正气，祛邪外出；病至中期，正气亏虚进一步加重，邪实亦较明显，此时应扶正祛邪同时进行；病至晚期，脾胃之气衰败，正气虚衰，治疗重在扶正。这也是王氏处方用药的一个重要原则和思路。

（二）现代医学治疗概括

1. 直肠癌的西医病因及分型

西医学认为，本病主要与遗传因素、饮食因素、良性肿瘤恶变、慢性炎症性疾病、免疫功能异常、病毒感染有关。现代医学将直肠癌按照病理改变分为三型，即隆起型（又称菜花型）、溃疡型、浸润型；按照组织学分型，又分为腺癌、黏液腺癌、未分化癌、腺鳞癌、其他（包括鳞状细胞癌、嗜银细胞癌、恶性黑色素瘤等），其中以腺癌最常见，约占整个直肠癌的90%。

2. 直肠癌的西医治疗

西医学对直肠癌的治疗主要有手术治疗和非手术治疗两大类，手术治疗包括根治性手术治疗和姑息性手术两大类。非手术治疗包括放疗、化疗、靶向治疗等，近年来液氮冷冻治疗因其副作用小也逐渐受到临床医师的青睐。

（1）手术治疗

手术治疗包括根治性手术治疗和姑息性手术治疗两大类。其中根治性手术治疗的原则是将直肠和直肠以上的部分肠管、直肠周围组织和有可能转移的淋巴引流区一并切除以达到根治的目的，其主要适用于局限于肠壁，未转移或仅有局部淋巴结转移的直肠肿瘤。常用的根治性手术方法有腹会阴联合切除术（Miles 手术），经腹直肠切除吻合术（又称直肠前切除术、Dixon 手术），经腹直肠癌切除、近端造口、远端封闭手术（Hartmann 手术），直肠全系膜切除术（TME 手术）。

手术治疗方案中，肿瘤已广泛侵及远处脏器者或患者一般情况差不能耐受根治手术者，可行姑息性手术治疗，手术以切除局部肿瘤、恢复肠道连续性为主要目的，包括直肠癌经会阴部切除术、腹部人工肛门术、直肠癌经阴道会阴切除术、直肠癌电凝治疗和冷冻疗法等。其中直肠癌电凝治疗主要是通过电灼器产生的局部高热，利用癌细胞不耐高热的原理来使癌细胞坏死脱落；冷冻疗法是利用癌细胞不耐低温的原理，使癌组织局部缺血坏死，以达到杀灭癌细胞的目的。

（2）放疗

直肠癌放射治疗包括术前放疗、术中放疗、术后放疗、腔内放疗、根治性外照射、姑息性放疗等。

①术前放疗：较术后放疗有一定优势，因为未行手术的组织结构血供丰富，肿瘤对放射治疗敏感，通过术前放疗使肿瘤降期，可提高肿瘤的手术切除率及保肛率，同时术前放疗还可降低肿瘤术中播散的机会。德国一项针对术前术后化疗的临床研究（即 CAO/ARO/AIO－94 研究）堪称是目前最经典的研究之一，该研究共有 799 例Ⅱ、Ⅲ期直肠癌患者入组，分别接受术前同步放化疗或术后同步放化疗，手术均采用 TME。该研究结果指出，术前同步放化疗不仅可获得与术后同步放化疗相似的总生存率及无疾病生存率，并且可进一步降低局部复发率及提高患者的保肛率，而其不良反应却明显低于术后同步放化疗组。

目前术前放疗主要有两种方式：短程大分割放疗（25Gy，每次 5Gy，1 周后手术）和常规分割的长程放疗（45.0～50.4Gy，每次 1.8Gy，4～8

周后手术）。虽然术前新辅助放疗已成为局部进展期直肠癌的标准治疗方案，但是术前究竟采用何种放疗方式仍未达成共识。短程大分割放疗优点是不延误手术时机，近期不良反应发生率低，耐受性强，但由于其在放疗后1周内进行手术，因此肿瘤退缩率不明显，不能较好地提高手术切除率和保肛率；而常规分割的长程放疗在治疗后4~8周手术，可以使肿瘤明显退缩和降期，其中部分肿瘤可以达到完全退缩即病理完全缓解。同时，常规分割放疗可以更好地与化疗药物及靶向药物联合，从而可以进一步提高疗效。

②术中放疗：术中放射治疗可进一步杀灭术中残存的肿瘤细胞，减少局部复发，提高生存率和减少正常组织的放射性损伤。术中运用加速器产生的电子束对肿瘤区域一次照射10~20Gy来达到消灭残留病灶和癌组织的目的。

③术后放疗：术后放疗是辅助性放疗，是对手术治疗很重要的一种补充治疗手段。术后放疗效果常不如术前，是因为手术破坏了盆腔的正常结构，局部组织因纤维化而使血运受到了破坏，细胞含氧量下降。同时术后放疗可以消灭根治性切除术可能残存的亚临床病灶，可对非根治性切除者的残留病灶进行补充治疗。一般总剂量为50Gy/5周，宜多野照射。

④腔内放疗：具有局部剂量高、周围剂量低的特点，能有效地控制和消灭局部病灶，是体外放疗的有效补充治疗。适用于：早期直肠癌（直径<3cm，高分化腺癌）；骶前切除或超低位吻合术的病例；直肠癌术后，直肠内或阴道复发病例；体外放疗后补充放疗。

⑤根治性外照射：单纯根治性外照射主要适用于少数早期患者及细胞类型特别敏感的患者，也可用于肿瘤体积较小、活动，但由于严重心脑血管疾病，属于手术禁忌证的病例。采取多野前后照射，总照射量为50Gy/5~6周。

⑥姑息性放疗：对因全身情况差等原因而不能耐受手术治疗者，可应用放射治疗作为姑息性治疗的手段，从而达到减轻症状甚至延长生存时间的目的。放疗技术同术前放疗。

（3）化疗

化疗是化学药物治疗的简称，化疗作为根治性手术的辅助治疗，可提高五年生存率，主要用于手术切除后预防复发和治疗未切尽的残余癌。给药途径有动脉灌注、门静脉给药、静脉给药、术后腹腔置管灌注给药及温热灌注化疗等。常用的化疗药物为5-氟尿嘧啶（5-FU）。5-FU通过抑制胸腺嘧啶合成酶而抑制肿瘤细胞DNA的合成，醛氢叶酸和5-FU联合给药可以加强5-FU与胸腺嘧啶合成酶的结合，从而增强5-FU的作用。5-FU常见的化疗毒副作用是中性粒细胞减少、胃肠道反应和手-足感觉障碍。

其他常用的化疗药物还有伊立替康、奥沙利铂等。伊立替康通过抑制拓扑异构酶发挥细胞毒作用，拓扑异构酶在细胞DNA复制和转录过程中解开DNA链并使单链DNA断裂，但这种断裂是暂时的和可修复的，喜树碱干扰了复制过程，导致DNA破碎细胞死亡。伊立替康被肝脏羧酸酯酶水解为活性代谢产物SN-38，SN-38经尿苷二磷酸葡醛酸转移酶（UGT1A1）解毒为非活性的葡萄糖醛酸化物，继而由尿液和胆汁排泄。伊立替康的毒副作用包括骨髓抑制和胃肠道反应。

奥沙利铂是铂的第三代衍生物，它不仅本身可以诱导结肠癌细胞凋亡，而且可以与氟尿嘧啶协同作用。奥沙利铂的毒副作用与顺铂及卡铂不同，其肾功能不全、脱发和耳毒性等毒副作用的发生较为少见，但神经毒性更为常见。多数患者会有短暂的感觉障碍，例如手、足及口唇的麻木或针刺感。随着药物剂量的累积，在用药间期，患者会持续有外周感觉障碍和感觉异常，直至治疗停止后才逐渐消失。

化疗方案因药物不同而有不同的方案，但一个总的原则是争取疗效的最大化和毒副作用的最小化。目前5-FU常用的化疗方案有每周给药一次方案和负荷剂量方案两种。

每周给药一次方案：5-FU每次用量500~750mg，缓慢静脉注射，每周1次，可持续6~12个月。

负荷剂量方案：5-FU每次用量10~12mg/kg，缓慢静脉注射，连续5天，以后剂量减半，隔天1次，直至出现毒副反应。

另外还有联合用药方案，如临床上常用的5-FU/左旋咪唑方案、5-FU/LV方案、FOLFOX方案、FOLFIRI方案等。

（4）冷冻治疗

冷冻治疗分为根治性冷冻和姑息性冷冻两大类。

根治性冷冻：应选择直肠内肿块上缘距肛缘8cm，不超过肠壁1/2直径，肿块基底可以活动或肠内B超显示基底与基层无固定。

姑息性冷冻：是指超过上述范围的冷冻，它仅能改善症状，没有长期存活的记录。

目前一般采用根治性冷冻治疗。术前需准备肠道，经腰椎麻醉或连续硬膜外麻醉下施行，以充分松弛肛门，以利显露。根据病变部位，患者取截石位或俯卧位，肿块位于直肠前壁者以选用俯卧位为佳，充分扩肛后，用专制肛门直肠窥镜显露，选用合适制冷头，采用接触法冷冻，持续时间为1.5~3分钟，3个冻融周期，测温针的温度应控制在−3℃左右。一般于一月后重复冷冻一次。当完成一次制冷后，制冷器不能贸然拔除，以免撕裂肠壁引起出血。冷冻治疗具有方法简单、操作方便、治疗痛苦少、术后反应小、并发症少、费用低廉、住院时间短等优点，它最大限制地保留了肛门及其功能，术后控便、排便能力及性活动完全不受影响，保证了术后患者的生存质量。直肠癌手术效果与局部切除相比，疗效相近，局部复发率远低于局部切除手术后的复发率。

五、临证医案

1. 直肠癌案一

李某，男，44岁，汉族。2016年5月5日初诊。

主诉：肛门坠胀伴腹痛1年，加重半月。

病史：患者1年前开始出现肛门坠胀，便中带血，腹部间有疼痛，当时未予以重视，半月前症状加重，肛门坠胀感明显，伴有里急后重感，肛门灼热，腹部疼痛明显，便中带暗红色血液，遂到湘雅医院住院治疗，在直肠下端扪及一质硬肿物，遂予以取肿块组织做病理切片检查，病检回报提示中分化腺癌，患者拒绝手术治疗，遂来我院寻求中医治疗。既往体健，有家族性息肉病病史。舌红，苔黄稍腻，脉数。

专科检查：视诊：肛门见少许赘皮隆起，皮肤无破溃。指诊：直肠后方距离肛门口约3~4cm处可扪及质硬肿物，表面凹凸不平，活动度差，齿线处有多个质韧肿物，指套退出染有暗红色血。镜检：直肠内可见多个息肉样肿块，直肠后方肿块呈暗红色，表面糜烂，凹凸不平。

检查：腹部CT平扫增强示：未见明显异常（2016年4月，外院）。结肠镜提示：所见大肠有成千个形态、大小不一的隆起，表面光滑或是充血，较大者为1.5cm×1.8cm~2.0cm×1.5cm，较小者为0.3~0.5cm，距离肛门2~8cm处可见巨大不规则溃疡凹陷，约占肠腔的1/2，表面覆盖大量污苔，周围黏膜充血水肿（2016年5月5日，本院）。

中医诊断：脏毒（热毒蕴结证）。

整体治疗：清热解毒，消瘀散结。经验方加减。

处方：黄连10g，黄柏10g，龙胆草10g，黄芪20g，夏枯草10g，半枝莲10g，灵芝20g，桃仁10g，红花10g，白花蛇舌草10g。

10剂。水煎，每日1剂，分2次温服。

医嘱：①适当休息，提高身体抵抗力；②清淡饮食，忌食辛辣肥甘厚味。

二诊（2016年5月16日）：腹痛减轻，肛门坠胀及里急后重感减轻，便中血性物减少，继续服原方10剂。

三诊（2016年5月26日）：腹痛明显减轻，肛门坠胀及里急后重感均有明显缓解，便中血性物减少，继续服原方10剂，巩固疗效。

【按语】结合患者症状及体征、脉象，辨证为脏毒之热毒蕴结证。方中黄连大苦大寒，泄中焦之火，为君药；龙胆草泄肝经及下焦湿热之火；黄柏泄下焦之火；夏枯草、半边莲清热解毒，与以上诸药相合，共奏清热泻火解毒之功效；桃仁、红花活血化瘀，尤适合瘀血所致腹痛者；灵芝、黄芪鼓舞正气生长，可提高抗病能力；白花蛇舌草具有抗癌功效。诸药相合，共奏清热解毒，消瘀散结之功。

2. 直肠癌案二

袁某，男，39岁，汉族。2016年7月4日初诊。

主诉：直肠癌术后2个月，恶心、乏力伴肛门坠胀10余天。

病史：患者2个月前因直肠癌曾在外院行手术治疗，术后予以化疗，但10多天前行化疗后恶心、乏力明显，精神状态差，大便日行10余次，肛门坠胀感明显，时欲大便，如厕频繁，食纳欠佳。遂停止化疗来我院就诊。就诊时：精神状态较差，倦怠乏力，面色苍白，头晕，恶心不适，肛门坠胀，大便次数多，日行10余次，呈稀水样便。舌淡，苔薄白，脉细无力。

检查：血常规提示：血红蛋白59g/L，白细胞1.7×10^9/L。

诊断：中医诊断：脏毒（气血亏虚证）。

西医诊断：直肠癌术后。

整体治疗：气血双补，祛邪抗癌。人参养荣汤加减。

处方：黄芪30g，党参15g，白术15g，白花蛇舌草15g，白芍15g，熟地黄 10g，醋乳香 10g，醋没药 10g，当归 10g，甘草 6g，薏苡仁 30g，马齿苋 20g。

10 剂。水煎，每日 1 剂，分 2 次温服。

医嘱：①适当休息，提高身体抵抗力；②清淡饮食，忌食辛辣肥甘厚味。

二诊（2016 年 7 月 14 日）：坠胀感减轻，大便减少至 4~5 次/日，神疲乏力有所好转，食纳好转，恶心明显减轻，精神状态好转。遂继续服原方 10 剂。

三诊（2016 年 7 月 24 日）：肛门坠胀感已不明显，大便基本恢复正常，1~2 次/日，质基本成形，自觉乏力感明显减轻，精神状态明显好转，已无恶心之感。查血常规：血红蛋白 80g/L，白细胞 3.5×10^9/L。遂去马齿苋、乳香、没药，继续服原方调理月余。

【按语】本案患者证属气血亏虚，邪毒未尽，故予人参养荣汤以气血双补，祛邪抗癌。人参养荣汤是由八珍汤化裁而来，具有补气养血的作用，主治气血两虚证。其中黄芪甘温纯阳，善补后天之气，具有补气健脾，升阳举陷的功效，为君药；党参、白术健脾益气，与黄芪相配合补气之力更强；白芍、熟地黄、当归养血敛阴；醋乳香、醋没药具有消肿化瘀的功效；白花蛇舌草具有抗癌作用；薏苡仁祛湿消肿，健脾止泻；马齿苋具有解毒利肠之功；甘草调和诸药。诸药相合，具有双补气血，消肿化瘀的功效，尤适合于因直肠癌手术或放化疗而导致气血亏虚的患者。

3. 直肠癌案三

廖某，男性，58 岁，汉族。2015 年 5 月 12 日就诊。

主诉：大便次数增多伴黏液脓血便 1 年。

病史：患者 1 年前无明显诱因出现大便次数增多，日 7~8 次，质时干时稀，便时带黏液脓血便，里急后重，左下腹部少许疼痛及腹胀，反复发作，夜寐欠安，小便可。既往有冠心病病史，有腰椎间盘突出、慢性支气管炎病史。舌苔黄腻，脉细滑。

专科检查：视诊：肛缘可见少许赘皮隆起，表面无破损。指诊：肛内直肠后壁距离肛缘约 5cm 处可触及一肿物，质硬，活动度差，表面不平，环绕直肠约半圈，退指可见指套染脓血。镜检：肠腔内可见少许大便残留，直肠后壁可见一暗红色肿物凸起，表面糜烂，痔区黏膜充血、水肿、隆起，以膀胱截石位（KC）3、7、11 点为甚。

检查结果：入院后完善相关检查并在肛门镜下取活检，2015年5月18日活检回报：直肠高－中分化腺癌。血常规：白细胞 $9.8 \times 10^9/L$，红细胞 $3.9 \times 10^{12}/L$，血红蛋白浓度 107g/L，余基本正常。凝血常规正常；肝肾功能、血糖、电解质正常；输血前四项正常。胸片：①慢性支气管疾患并双下肺炎性病灶；②胸椎侧弯，T8、T9、T11椎体楔形变，考虑陈旧性压缩性骨折。全腹部CT：①直肠壁不均匀增厚，直肠癌可能，建议进一步检查；②肝脏多发囊肿；③L1、T11椎体压缩性骨折，脊柱侧弯，骨质疏松。心电图：大致正常。

诊断：中医诊断：锁肛痔（湿热蕴结证）。

西医诊断：①直肠高－中分化腺癌；②冠心病；③慢性支气管炎；④腰椎间盘突出；⑤多发性肝囊肿；⑥胸椎压缩性骨折（陈旧性）。

治疗方案：自拟方，结合直肠癌靶向冷冻治疗。

2015年5月15日中药处方：黄芪20g，党参20g，槐花10g，当归10g，白芍10g，黄芩9g，枳壳9g，槟榔9g，黄连6g，厚朴10g，木香5g，白花蛇舌草10g，陈皮9g，薏苡仁30g。

7剂。水煎，每日1剂，分2次温服。

靶向冷冻治疗方法：

1）术前准备

①皮肤准备：将备皮区的毛全部剔除，注意不要损伤皮肤。会阴部及肛门部冲洗干净。

②肠道准备：手术前一天晚上进流质饮食，温盐水1000mL灌肠，排除积粪，手术当日早上禁食。

2）麻醉：术前准备完毕，采取肛周局部浸润麻醉。

3）消毒方法：术中取左侧卧位，络合碘棉球于肛门手术区从外向内消毒三次，再肛内消毒三次，铺无菌巾。

4）手术

体位：左侧卧位。

手术经过：麻醉满意后，插入扩肛镜，充分扩肛，明确冷冻部位为距离肛门4～7cm处直肠后侧肠黏膜，充分暴露手术部位后，开启冷冻模式，待探头出现结晶球后，再用探头接触冷冻部位，待冷冻部位呈现结晶球后关闭冷冻模式；待探头再次出现结晶球后第二次接触冷冻部位，持续时间为90秒，冷冻部位再次出现结晶球，关闭冷冻模式，待术区结晶融化后转移出探头。

术毕：探查术区无活动性出血，九华膏加云南白药纱条填塞伤口，无菌纱布塔形加压包扎。

术后情况：予以卧床休息，半流质饮食，并予以抗感染、护胃、护心、能量支持等治疗。

2015年5月21日：经中药口服及靶向冷冻治疗7天后，患者便血量较前明显减少，大便亦减少为4~5次/天，里急后重感减轻，腹痛频率明显降低，黄腻舌苔已逐渐退去。结合患者舌苔、脉象，辨证仍属湿热蕴结证，故继续予以前方7剂，口服。

2015年5月28日：患者已口服中药2周，便时仅少许血性物，大便2~3次/日，里急后重感已基本缓解，腹痛明显减轻，舌苔正常，肛门指诊提示肿块较入院时明显缩小，此时湿热征象已不明显，故原方去黄连、黄芩、枳壳、槟榔、厚朴、木香，加麦芽10g、鸡内金10g、太子参10g，继续服用10剂。同时办理出院，出院后患者继续门诊服中药调理。

随访情况：术后6个月回访，患者便中仅偶有少许血丝，大便约1~2次/日，且基本成形，里急后重感已消失，腹痛已不明显，精神状态也明显好转。

【按语】王氏认为，患者1年来反复便脓血、大便次数多，里急后重，舌苔黄腻，乃因湿热蕴结肠道所致，故辨证为湿热蕴结、气血阻滞之证。患者便中有脓血，里急后重，故当以清利湿热、行气导滞为法，即所谓"行血则便脓自愈，调气则后重自除"。方中黄芩、黄连清热利湿；枳壳、厚朴、槟榔、木香、陈皮行气导滞；当归行血；槐花凉血止血；黄芪、党参、白芍、薏苡仁健脾，固护脾胃，诸药合用可达到攻补兼施的效果；最后再加入有抗癌作用的白花蛇舌草，共收清利湿热、行气导滞、抗癌之功。同时结合直肠癌靶向冷冻治疗，超低温冷冻治疗通过反复而迅速的冻结和融解使癌组织损伤，造成癌组织毛细血管的血流障碍，进而对癌组织的血管进行栓塞，从而使癌组织发生坏死、脱落，达到局部"切除"的目的。该法具有操作简单、痛苦小、可重复进行的优势，可明显减轻直肠癌出血、疼痛、大便次数增多等症状，能改善患者的生活质量。

患者经过中药口服和直肠癌靶向冷冻治疗7天后，湿热征象虽逐渐减轻，但仍以湿热蕴结为主，故继续予以前方清利湿热、行气导滞。服药2周后，患者湿热征象已不明显，邪气已去，正气亏虚，故去黄连、黄芩、枳壳、槟榔、厚朴、木香等清热利湿行气之品，而留用黄芪、党参等补气健脾之品，同时加麦芽、鸡内金、太子参以助运化，促进机体正气的恢复。

4. 直肠癌案四

陈某，男，68岁，汉族。2015年8月19日就诊。

主诉：肛门坠胀疼痛伴便血3月余。

病史：患者3个月前开始出现肛门坠胀不适，时欲大便，伴疼痛，便中带暗红色血液，曾在外院行病理切片检查，病检回报提示中分化腺癌。平日饮食欠佳，倦怠乏力，完谷不化。患者及家属拒绝手术治疗，为求中医治疗，遂到我院就诊。既往有高血压、冠心病、慢性支气管炎、肺气肿病史。舌淡胖，苔白稍腻，脉濡。

专科检查：视诊：肛周未见结缔组织增生，未见肿物脱出，外观正常。指诊：肛内膀胱截石位2~5点距离肛缘约5cm处可扪及一质硬肿物，推之不可移动，退指可见指套染暗红色血液。镜检：直肠下端可见一暗红色肿物凸起，表面糜烂，痔区黏膜充血、水肿、隆起，以膀胱截石位3、7、11点为甚。

检查：直肠三维彩超提示：直肠声像改变，考虑直肠癌可能。心电图：①窦性心律；②陈旧性前壁心肌梗死；③Ptfv1负值增大；④T波改变。胸片：慢性支气管炎伴肺气肿，左上肺弧形状影，性质待定，主动脉硬化。全腹部CT提示：①直肠壁增厚并明显强化，考虑肿瘤可能，请结合临床；②前列腺内异常强化灶，建议进一步结合实验检查及病史；③肝内低密度灶，考虑囊肿；④胆囊内小结石。血常规、肝肾功能、血糖、凝血常规、输血前四项无明显异常。

诊断：中医诊断：锁肛痔（脾虚湿盛证）。

西医诊断：①直肠中分化腺癌；②高血压Ⅱ级，高危组；③冠心病（陈旧性心肌梗死型）；④慢性支气管炎并肺气肿缓解期。

治疗方案：参苓白术散加减，结合直肠癌靶向冷冻治疗。

2015年8月21日中药处方：党参20g，黄芪20g，白术15g，茯苓15g，莲肉10g，山药15g，白扁豆15g，白花蛇舌草10g，醋乳香10g，醋没药10g，砂仁10g，红枣10粒，鸡内金10g。

7剂。水煎，每日1剂，分2次温服。

靶向冷冻治疗方法：

1）麻醉：术前准备完毕，采取肛周局部浸润麻醉。

2）消毒方法：术中取左侧卧位，络合碘棉球于肛门手术区从外向内消毒三次，再肛内消毒三次，铺无菌巾。

3）手术

体位：左侧卧位

具体操作：麻醉满意后，插入扩肛镜，充分扩肛，明确冷冻部位为距离肛门4~7cm处直肠左侧肠黏膜，肛内暴露手术部位，开启冷冻模式，待探头出现结晶球后，再用探头接触冷冻部位，待冷冻部位呈现结晶球后关闭冷冻模式；待探头再次出现结晶球后第二次接触冷冻部位，持续时间为90秒，冷冻部位再次出现结晶球，关闭冷冻模式，待术区结晶融化后转移出探头。

术毕：探查术区无活动性出血，九华膏加云南白药纱条填塞伤口，无菌纱布塔形加压包扎。

术后情况：予以卧床休息，半流质饮食，并予以抗感染、护胃、护心、能量支持等治疗。

2015年8月28日：患者肛门坠胀缓解，时欲大便情况亦明显改善，便血减少，疼痛有所减轻，指诊肿物较前减小，仍感体倦乏力，食纳欠佳，舌淡胖，苔白稍腻，脉濡。辨证仍属脾虚湿盛之证，继续服原方7剂。

2015年9月4日：患者肛门坠胀感进一步减轻，疼痛减轻，已无便血，精神状态好转，食欲有所增强，体倦乏力感减轻，舌淡胖，苔薄白，脉濡。继续服原方7剂。同时办理出院，出院后继续门诊复查和调理。

随访情况：术后6个月回访，患者自出院后再无便血，肛门坠胀明显缓解，精神状态明显好转，食欲基本正常，完谷不化情况基本消失。

【按语】王氏认为，患者体倦乏力，饮食欠佳，完谷不化，舌淡胖，苔白稍腻，脉濡，辨证为脾虚湿盛证。结合患者病史，其正气亏虚明显，无力抗邪，当以补益正气为主，脾胃为后天之本，气血之源，当以健脾益气为主，故选用参苓白术散加减。因肿瘤是由正气亏虚，留滞客邪，气滞血瘀，邪毒积聚而成，故方中以党参、黄芪益气健脾为君；配伍白术、茯苓、山药、莲子肉助君药以增强其健脾益气之功效；脾喜燥恶湿，故佐以白扁豆健脾渗湿；砂仁行气化滞；鸡内金以助消化外；乳香、没药调气活血以化瘀；白花蛇舌草抗癌。综观全方，攻补兼施而以补正气为主，诸药相合使脾气健运而正气恢复，最终湿邪得去，气滞得通，瘀血得消，机体得以康复。除此以外，还配合靶向冷冻治疗以促进肿块的消失。患者经中药口服及靶向冷冻治疗后，症状大大缓解，但正气恢复非一日之功，邪气退却但仍需防范其再次复燃，故继续予以健脾益气祛湿方药治疗数月，同时予以调理情志、饮食，固护正气，最终正气得复，邪气消退，病情基本得到控制。

第七节　肠道其他功能性疾病医案

一、放射性肠炎

（一）概述

放射性肠炎是盆腹腔肿瘤放射治疗中最常见的并发症，以腹痛、腹泻、黏液血便为主要临床表现，临床中急性放射性肠炎发病率高达50% ~ 70%。放射性肠炎的发生不仅影响原发病的治疗，而且能引起肠道吸收不良，导致贫血、消瘦、抵抗力下降，严重者导致全身炎症反应或多器官功能衰竭，甚至造成死亡。文献中无放射性肠炎的记载，依据其腹痛、腹泻、里急后重、脓血便等症状及特点，本病可归属于中医学"泄泻""痢疾""便血"等范畴。随着病情进展，该病后期出现面色萎黄、疲劳、消瘦、食欲减退等症状，又可归属于中医"虚劳"范畴。

（二）病因病机

放射性肠炎主因是放射线，相关因素包括禀赋不足、感受外邪、饮食所伤、情志失调、病后体虚等。一般认为本病病机总属本虚标实，虚实夹杂，既存在正气亏虚之本，同时有癌毒结聚之实，加之外邪放射线——"热毒"侵犯，正如《素问·至真要大论》"病机十九条"所言："诸呕吐酸，暴注下迫，皆属于热。"故火热毒邪直犯脾胃，脾失健运，水湿内停，郁而化热，湿热搏结，下注大肠，故见腹泻、便溏、便带脓血黏液；湿热郁蒸肠道，阻滞气血，气机失调，不通则痛，故见腹痛频作、里急后重；火热毒邪窜入营血，营分热甚，熏灼脉络，迫血妄行，故见下痢便血、肛门灼热。正所谓"毒火注于大肠，有下恶垢者，有利清水者，有倾肠直注者，有完谷不化者，此邪热不杀谷"。王氏认为本病病因病机主要源于癌毒侵聚，邪盛正虚又加上放射线火毒重灼，脉伤络损，而见肠络下血、里急后重、肛门灼痛、神疲体倦等阴虚火旺之象。

（三）治法

王氏临床体会以脾胃亏虚、气血不足型，湿热蕴肠、瘀毒内结型，气阴亏虚、热毒壅盛型为多见。

1. 脾胃亏虚、气血不足型

临床表现：腹部隐痛，痢下稀薄或滑脱不禁，食少神疲，纳呆，乏力，气虚不足，面目浮肿，久泻脱肛，中气下陷，倦怠乏力，胀满。舌淡，苔薄白，脉沉细而弱。

治法：健脾补血，收涩固脱。

方药组成：参苓白术散加减。人参、茯苓、白术、甘草、怀山药、薏苡仁、白扁豆、黄芪、肉豆蔻、白芍、当归、木香、赤石脂、诃子。

2. 湿热蕴肠、瘀毒内结型

临床表现：泻下急迫，泻如水注，或泻而不爽，大便色黄而臭，伴腹痛，烦热口渴，小便短赤，肛门灼热。舌质红，苔黄腻，脉濡数或滑数。

治法：清热利湿，化瘀解毒。

方药组成：葛根芩连汤加减。葛根、黄芩、黄连、陈皮、木香、茯苓、白头翁、当归、赤芍、槟榔、大黄。

3. 气阴亏虚、热毒壅盛型

临床表现：腹痛，腹泻，脐下急痛，里急后重，痢下脓血黏稠或血便，肛门灼热，恶心呕吐，饮食纳呆，胸闷烦渴，五心烦热，迁延不愈。舌质红绛，苔黄腻，脉细数。

治法：益气滋阴，清热解毒。

方药组成：补中益气汤加减。黄芪、白术、太子参、茯苓、怀山药、生地黄、赤芍、白芍、黄连、木香、马齿苋、乌梅、当归。

（四）临证医案

1. 放射性肠炎案一

陈某，男，56岁，2006年11月13日初诊。

主诉：腹痛、腹泻、便脓血1个月。

病史：患者于2006年4月行直肠癌根治术（中分化腺癌），2006年6月术后放射治疗，患者自2006年10月出现腹痛，腹泻，便脓，便血，里急后重，肛门刺痛，大便时坠痛，大便每天10余次，严重时半小时1次，纳呆乏力，喜冷饮。舌淡，苔薄黄，脉滑数。

检查：纤维结肠镜结果：黏膜水肿、充血，伴局部出血灶、糜烂。病理报告提示慢性炎症。

诊断：中医诊断：泄泻（湿热蕴肠、瘀毒内结型）。

西医诊断：放射性肠炎伴溃疡出血。

整体治疗：清热利湿，化瘀解毒。葛根芩连汤合白头翁汤加减。

处方：葛根30g，黄芩10g，黄连10g，陈皮6g，木香10g，茯苓10g，白头翁10g，当归10g，赤芍10g，槟榔10g，大黄10g。

7剂。水煎，每日1剂，分2次温服。

局部治疗：党参15g，黄芪15g，生地黄20g，牡丹皮10g，紫草10g，白及10g，青黛10g，地骨皮10g，黄芩10g，地榆炭10g，水煎至100mL，睡前保留灌肠。

二诊（2006年11月20日）：诸症明显缓解，大便每天2~3次，仍有少量脓血，前方加槐花炭10g，地榆炭10g，继服7剂。继续前方睡前保留灌肠。

三诊（2006年11月28日）：脓血便消失，未见余症，上方再服7剂。继续前方睡前保留灌肠。

随访3个月，未见复发。

【按语】王氏指出，放射线为热毒之邪，热邪壅滞肠中，气机不利，传导失常，从而出现腹痛、里急后重；热毒熏灼肠道，脂络受伤，气血瘀滞，故有解黏液便或脓血便、肛门灼热等症状。所以治疗宜清热利湿，化瘀解毒，方可使脾气复荣、湿热清解、血络得通而症消痛止。本案中葛根芩连汤合白头翁汤能清泄里热，解毒化瘀；茯苓、陈皮健脾利湿以止泻；当归、赤芍养血凉血，行瘀止痛；木香、槟榔、大黄行气导滞，泻热通便。诸药合用，共达清热利湿，化瘀解毒之功效。

2. 放射性肠炎案二

李某，女，65岁，2015年6月26日初诊。

主诉：便血20天。

患者于 2014 年 8 月起无明显诱因出现阴道不规则出血,伴腰腹酸痛不适,进行性加重,在外院经宫颈切片病理诊断为:宫颈癌Ⅱb 期。遂行放射治疗,于 2014 年 11 月行末次化疗。2015 年 7 月起患者出现大量便血,呈暗红色血块或鲜血,日行 2 ~ 5 次,劳累时加重,曾多次门诊予中药口服、灌肠治疗,病情时有反复。就诊时患者乏力纳差,动则气短,下腹不适,轻度压痛,每日解血便 6 ~ 8 次,呈鲜红色血液及血块,大便尚成形,日 1 次。舌淡红,苔薄白,脉沉细。

检查:血常规:白细胞计数 2.0×10^9/L,中性粒细胞绝对值 1.7×10^9/L,红细胞计数 1.66×10^{12}/L,血红蛋白 80g/L。纤维结肠镜结果:直肠、乙状结肠黏膜水肿、充血,伴局部出血灶、糜烂。病理报告提示慢性炎症。

诊断:中医诊断:便血(脾胃亏虚、气血不足型)。

西医诊断:放射性肠炎伴溃疡出血。

整体治疗:健脾补血,收涩固脱。参苓白术散加减。

处方:人参 10g,茯苓 10g,白术 10g,甘草 6g,怀山药 30g,薏苡仁 20g,白扁豆 10g,黄芪 30g,肉豆蔻 10g,白芍 15g,当归 10g,木香 10g,赤石脂 10g,诃子 10g。

7 剂。水煎,每日 1 剂,分 2 次温服。

局部治疗:党参 15g,黄芪 15g,生地黄 20g,牡丹皮 10g,紫草 10g,白及 10g,青黛 10g,地骨皮 10g,黄芩 10g,地榆炭 10g,水煎至 100mL,睡前保留灌肠。

二诊(2015 年 7 月 3 日):诸症明显缓解,便血量明显减少,每日解血便 2 ~ 3 次,呈暗色血液,前方加仙鹤草 10g,地榆炭 10g,继服 7 剂。继续前方睡前保留灌肠。

三诊(2015 年 7 月 10 日):血便消失,未见余症,上方再服 7 剂。继续前方睡前保留灌肠。

随访 3 个月,未见复发。

【按语】王氏在临床中发现放射性肠炎多以正气不足、脾胃虚弱、热毒蕴结为主,故立法常以健脾益气、清热解毒为基础,从脾、从热论治,虚实兼顾,攻补同施,攻邪而不伤正,扶正而不助邪。组方多以参苓白术散加减。本方重用黄芪、怀山药、人参、茯苓、白术益气健脾;当归、白芍养血凉血止痛。薏苡仁利水渗湿,健脾;白扁豆、肉豆蔻补脾和中,化湿行气；木香健脾消食，行气止痛；赤石脂、诃子涩肠止泻，温中行气；甘草补脾益气，调和诸药；诸药合用，共奏益气滋阴，解毒清热之效。本案患者因得到准确及时的诊治，没有发展成危重症候而中断放射治疗，由于放射治疗后半年至数年仍有发生慢性放射性肠炎的可能，故该病患者需要长期随访。由此可见中医辨证论治不但可以有效治疗急性放射性肠炎，对预防慢性放射性肠炎亦有较好疗效。

二、肠易激综合征

（一）概述

肠易激综合征（IBS）属于现代医学病名，传统中医学多数以症状作为疾病的命名。从 IBS 临床特征及表现相对应入手，可归入中医"腹痛""泄泻""便秘""肠郁"等范畴。腹痛之名，最早见于《内经》，同时《内经》也对泄泻作了最早的记载，如《灵枢·邪气脏腑病形》："大肠病者，肠中切痛而鸣濯濯，冬日重感于寒即泄，当脐而痛，不能久立。"大多数医家认为 IBS 主病之脏属脾胃，与肝相关，可因情志过激导致肝疏泄失常，从而引起肝脾气机失调。根据《现代中医临床诊断学·疾病》对肠郁的定义，不难发现，肠郁的症状符合 IBS 的发病特点，即其症状出现或加重往往与精神情志因素相关，因此可把 IBS 归入肠郁范畴。

（二）病因病机

从古代文献对这些疾病病因的论述看，IBS 的病因主要有情志失调、外邪内侵、劳役禀赋、饮食不节等几个方面，其中情志失调尤为受到重视。《素问·生气通天论》曰："因于露风，乃生寒热。是以春伤于风，邪气留连，乃为洞泄。"《素问·举痛论》曰："寒气客于小肠，小肠不得成聚，故后泄腹痛矣。"说明风、寒等外邪内侵是 IBS 的病因之一。《景岳全书·杂证谟·秘结》云："气秘者，气内滞，而物不行也。"《素问·举痛论》指出："怒则气逆，甚则呕血及飧泄。"则说明情志失调亦可形成 IBS。《素问·太阴阳明论》指出："饮食不节，起居不时者，阴受之。阳受之则入六腑，阴受之则入五脏……入五脏则䐜满闭塞，下为飧泄。"《景岳全书·杂证谟·秘结》云："凡下焦阳虚，则阳气不行，阳气不行，则不能传送，而阴凝于下，此阳虚而阴结也。"表明饮食不节及素体阳虚均为 IBS 的致病因素。

王氏认为 IBS 的病位在肠腑，发病主要与肝胆的疏泄，脾胃的运化和升清降浊功能，以及肾的温熙、主司二便的功能失调有关，病机的重点是气机失调及传导失职。便秘型 IBS 与腹泻型 IBS 病机又略有不同，便秘型 IBS 病机多强调"虚"和"滞"，病机为肝气郁结，肝脾不和，气机郁滞，不能宣达，通降失常，传导失职，糟粕内停。腹泻型 IBS 病机则多为脾胃虚弱及情志失调导致肝木乘脾。

宋代陈无择在《三因极一病证方论》云："喜则散，怒则激，忧则聚，惊则动，脏气隔绝，精神夺散，以致溏泄。"认为情志失调可引起泄泻。中医七情，喜怒忧思悲恐惊，其中肝与情绪恼怒变化关系最为密切，《景岳全书·杂证谟·泄泻》云："凡遇怒气便作泄泻者，必先以怒时夹食，致伤脾胃，故但有所犯，即随触而发，此肝脾二脏病也。盖以肝木克土，脾气受伤使然。"《医方考》云："泻责之脾，痛责之肝，肝责之实，脾责之虚，脾虚肝实故令痛泻。"多数人认为其病在脾，其标在肠，其制在肝，肝郁脾虚是其主要的临床证型，病理性质为寒热错杂，正虚邪实，虚实夹杂。脾胃虚弱是导致 IBS 的另一主要病因病机。《素问·脏气法时论》曰："脾病者……虚则腹满肠鸣，飧泄食不化。"《素问·脉要精微论》曰："胃脉实则胀，虚则泄。"由于素体脾胃虚弱或形体劳役，思虑过度损伤脾胃，脾失健运，则可出现腹胀；脾虚湿滞，脾失统摄，则可出现腹泻。

王氏认为肝郁是本病致病的关键，而脾虚则是中心。脾虚一方面可使肝郁进一步加重，另一方面则可形成湿、热、瘀、痰等病理产物，同时脾虚进一步发展又可致脾肾阳虚。肝郁则主要是影响气机的调畅，最终使脾胃升降之枢失职，肠道传导失司而导致腹痛、腹泻、便秘诸症丛生。

（三）治法

在 2009 年第 21 届全国脾胃病学术会议上，将 IBS 分为脾虚湿阻证、肝郁脾虚证、脾肾阳虚证、脾胃湿热证、肝郁气滞证、肠道燥热证 6 个证型，并提出了相应的代表方药及详细的临床治疗路径，其中脾虚湿阻证、肝郁脾虚证、脾肾阳虚证、脾胃湿热证 4 个证型为腹泻型。王氏临床体会以脾虚湿阻证、肝郁脾虚证为多见。

1. 脾虚湿阻证

临床表现：大便时溏时泻，腹痛隐隐，劳累或受凉后发作或加重，神疲纳呆，四肢倦怠。舌淡，边有齿痕，苔白腻，脉虚弱。

治法：健脾益气，化湿消滞。

方药组成：参苓白术散（《太平惠民和剂局方》）加减。

药物：党参、白术、茯苓、桔梗、山药、砂仁、薏苡仁、莲肉。

2. 肝郁脾虚证

临床表现：腹痛即泻，泻后痛减，发作常和情绪有关，急躁易怒，善叹息，两胁胀满，纳少泛恶。舌淡胖，边有齿痕，脉弦细。

治法：抑肝扶脾。

方药组成：痛泻要方（《丹溪心法》）加味。

药物：党参、白术、炒白芍、防风、陈皮、郁金、佛手、茯苓。

3. 脾肾阳虚证

临床表现：晨起腹痛即泻，腹部冷痛，得温痛减，形寒肢冷，腰膝酸软，不思饮食。舌淡胖，苔白滑，脉沉细。

治法：温补脾肾。

方药组成：附子理中汤（《太平惠民和剂局方》）和四神丸（《内科摘要》）加减。

药物：党参、白术、茯苓、山药、五味子、补骨脂、肉豆蔻、吴茱萸。

4. 脾胃湿热证

临床表现：腹痛泄泻，泄下急迫或不爽，肛门灼热，胸闷不舒，烦渴引饮，口干口苦。舌红，苔黄腻，脉滑数。

治法：清热利湿。

方药组成：葛根芩连汤（《伤寒论》）加减。

药物：葛根、黄芩、黄连、甘草、苦参、秦皮、炒莱菔子、生薏苡仁。

5. 肝郁气滞证

临床表现：大便干结，腹痛腹胀，每于情志不畅时便秘加重，胸闷不舒，喜善太息，嗳气频作，心情不畅。舌淡红，苔薄白，脉弦。

治法：疏肝理气，行气导滞。

方药组成：六磨汤（《证治准绳》）加减。

药物：木香、乌药、沉香、枳实、槟榔、大黄、龙胆草、郁金。

6. 肠道燥热证

临床表现：大便硬结难下，少腹疼痛，按之胀痛，口干口臭。舌红，苔黄燥少津，脉数。

治法：泻热通便，润肠通便。

方药组成：麻子仁丸（《伤寒论》）加减。

药物：火麻仁、杏仁、白芍、大黄、厚朴、枳实。

（四）临证医案

1. 肠易激综合征案一（腹泻型）

张某，男，35 岁，2013 年 5 月 6 日诊。

主诉：腹痛、腹胀、腹泻 2 个月。

病史：2013 年 3 月患者因工作压力大后出现腹痛、腹胀、腹泻，以晨起为著，伴肠鸣，泻后痛减，大便质稀，夹少量黏液，甚或水样便，无脓血，无里急后重，曾于外院进行治疗（具体药物不详），无明显好转。现症见：腹痛、腹泻、腹胀、肠鸣，每日 4~5 次不等，夹有少量黏液，无里急后重，无脓血便。舌淡，苔薄白，脉弦缓。

检查：血、尿、便常规、细菌培养、便潜血均为阴性；肝、胆、胰腺B 超正常；肾功能、血糖正常；甲状腺功能测定正常；肠镜检查无阳性发现，结肠有激惹征象。

诊断：中医诊断：泄泻（肝郁脾虚，湿积气滞）。

西医诊断：肠易激综合征（腹泻型）。

整体治疗：抑肝扶脾，祛风除湿。痛泻要方合参苓白术散。

处方：党参 15g，炒白术 15g，茯苓 15g，柴胡 6g，炒白芍 12g，陈皮15g，防风 15g，羌活 6g，木香 12g，芡实 15g，乌梅 12g。

7 剂。水煎，每日 1 剂，分 2 次温服。

二诊（2013 年 5 月 13 日）：诸症明显缓解，每日大便减为 2 次，无黏液，腹痛、腹胀减轻，肠鸣减少。前方再服 7 剂。

三诊（2013 年 5 月 20 日）：上述症状基本消失，患者生活恢复正常。

【按语】肠易激综合征被认为是情绪性的胃肠不调，情绪与肝关系密切，因此王氏认为肠易激综合征与肝脾功能不能协调脱离不了关系，视其为主要发病原因。例如痛泻要方是治疗肝脾不和而致泄的名方，所治主症以痛泻为主，症状每因抑郁恼怒或情绪紧张而发作，发生腹痛泄泻。脾虚易致湿盛，常食后即腹痛泄泻，或是食后易腹胀满，不思饮食，神疲乏力。

方中炒白术、茯苓燥湿止泻；炒白芍柔肝缓急止痛；陈皮理气燥湿，醒脾和胃；柴胡、防风、羌活祛风除湿，升清止泻，防风入肝脾，王好古言防风能"搜肝气"，肝为风木之脏，腹泻用防风能散风，散风意即疏肝，具有散肝舒脾作用；木香行气止痛；党参补脾肺气；芡实健脾除湿；乌梅收敛止泻。诸药共奏补脾柔肝，祛湿止泻之功。作为医者还宜多予患者精神上的宽慰、鼓励，使其从情志上得以放松。

2. 肠易激综合征案二（便秘型）

李某，男，47岁，2012年9月10日初诊。

主诉：排便不畅、大便秘结2年。

病史：2010年8月患者因工作繁忙后出现排便不畅、大便秘结。大便3~4日1次，质干结，腹痛腹胀，每于情志不畅时便秘加重，胸闷不舒，嗳气频作，心情不畅。舌淡，苔薄白，脉弦。

检查：血、尿、便常规、细菌培养、便潜血均为阴性；肝、胆、胰腺B超正常；肾功能、血糖正常；甲状腺功能测定正常；肠镜检查无阳性发现，结肠有激惹征象。

诊断：中医诊断：便秘（肝郁气滞证）。

西医诊断：肠易激综合征（便秘型）。

整体治疗：疏肝健脾，行气导滞。六磨汤合枳术丸加减。

处方：柴胡12g，党参20g，白芍30g，白术15g，火麻仁15g，枳实10g，全瓜蒌10g，桔梗10g，槟榔10g，炙甘草10g，郁金10g，泽泻10g。

7剂。水煎，每日1剂，分2次温服。

二诊（2012年9月17日）：服上方7剂后便秘减轻，为每2日一次，排便仍感不畅，胁痛不适，上方加川楝子10g，继服7剂。

三诊（2012年9月24日）：药后效果明显，上述诸症消失，大便基本正常。继服上方7剂以巩固疗效。

【按语】肝气郁结，肠道气化不利而致传导滞涩，若肝郁化火，煎灼津液，肠道失于濡润，大便干结难下，此种情况多伴见全身性神经功能紊乱，治法与单纯性阴虚便秘不同，应注意全身调节，可选用滋水清肝饮，能调肝健脾益肾，又能行气滋阴。亦有因肝郁脾虚，而致痰浊内生，痰气交阻，聚于肠道，使大便硬结难下，数日一行，粪便如卵石状，并夹有黏液，治当疏肝健脾，行气导滞。

方中柴胡味疏肝解郁；党参健脾益气，功似人参而力弱，性质平和，不燥不腻，配伍槟榔，取其"降而不升，虽能散气，亦不甚升，但散邪而不散正"，故柴胡、党参两味为君药。白芍酸甘养阴，柔肝止痛；白术健脾益气，脾虚不能为胃行其津液，重用白术一味"运化脾阳"以行津液；枳实、火麻仁具有行气化滞通便之功用，与健脾益气白术同用以消补兼施，共同发挥健运脾胃，行气通便的作用；茯苓、泽泻利水渗湿；枳实导滞，使肠胃积滞得以下行；桔梗宣通，上通才能下行，与枳实的通下作用相辅；郁金、桔梗、全瓜蒌理气除痞化积，使腹部气机得顺，脾胃功能得复，使肠道得以润滑，便秘症状缓解；槟榔有解除气滞腹痛之功；炙甘草调和诸药。

三、慢性结肠炎

（一）概述

慢性结肠炎是一种病因复杂、反复发作的发生在结直肠部位的炎性疾病。它以大便次数增多或夹有脓血、便秘，或泄泻交替性发生，缠绵难愈，反复发作等为主要临床表现。中医学很早就认识到该病的存在，根据本病的临床表现，《内经》称"肠澼"，《难经·五十七难》称为"小肠泄"，《伤寒杂病论》称为"下利"，《诸病源候论》称为"休息痢"，《备急千金要方》称为"滞下"，以及后世称之为"泄泻""久泻""久痢"等。因此，本病在中医临床上分属泄泻、痢疾、便血、肠风、脏毒等范畴。

（二）病因病机

慢性结肠炎病位在大肠，病机为脾虚湿热兼及肝胃肺肾，主要病因是脾虚湿毒，因虚致实，因虚致瘀，毒邪深伏，胶结经络，肠络受损，滞气为病。脾虚是发病的关键，《素问·刺法论》曰："正气存内，邪不可干。"《素问·评热病论》曰："邪之所凑，其气必虚。"脾肾两虚，湿热阻滞与瘀血、痰饮、食积互为因果，渐积渐累，消残正气，损伤肠络，是毒邪深伏、久病不愈、遇感复作的主因。湿热之邪多由脾虚所致，盖肠道屈曲盘旋，乃脾胃运化水谷痰湿、气血生化流通之处，经络多气多血，易生郁气、痰饮、积滞、瘀血，病变表现为不通之证。

慢性结肠炎患者多脾气虚弱，饮食不节，嗜食辛热，易湿热内盛，积聚肠腑，阻滞气机，发为滞下。湿热不化，夹瘀夹滞，热盛肉腐则发为肠道溃疡；热伤血络，则肠道出血，便下赤白，脾虚不化，清浊不分，浊邪不降，发为滞下；湿热阻滞气机，肠络不通则痛，故患者自觉腹部不适或隐痛；湿郁热伏，时发时止，故腹痛时轻时重；久病脾虚及肾，湿热流连，气化不利，气、血、水同病，痰瘀交阻，则病势缠绵，正气暗耗，每因饮食不慎或感受湿邪而反复腹泻；若久病阴阳两虚，精血不足，则患者日渐消瘦，面色不荣，秽浊不明。便下黏冻红白，下腹隐痛或刺痛，此乃正邪胶结，邪气深伏胃肠，攻之则伤正，补之则碍邪，此时患者多有不同程度的心理障碍，有焦虑情绪，治疗上还须心理引导，才能提高疗效。王氏临证总结认为本病主要因起居失调，先天不足，脾失健运，而致湿邪内郁，清浊不分，完谷不化。

（三）治法

慢性结肠炎的病情比较复杂，容易反复发作，给临床治疗带来了极大的不便。1994年颁布的《中医病证诊断疗效标准》将慢性结肠炎分为寒湿困脾证、肠道湿热证、食滞胃肠证、肝气郁滞证、脾气亏虚证、肾阳亏虚证6个证型。2002年发布的《中药新药临床研究指导原则（试行）》将其分为湿热内蕴型、气滞血瘀型、肝郁脾虚型、脾胃虚弱型、脾肾阳虚型、阴血亏虚型6个证型。2003年由中国中医药出版社出版的《中医内科学》教材将慢性结肠炎分为寒湿内盛证、湿热伤中证、食滞胃肠证、脾胃虚弱证、肾阳虚衰证、肝气乘脾证6个证型。王氏在治疗慢性结肠炎的临床体会中总结了以下4种证型。

1. 脾虚湿热证

临床表现：腹泻腹痛，脘腹胀满，大便日行数次，有黏液脓血，肛门灼热，有排便不净感，乏力纳差，口渴欲饮，小便短赤。舌红，苔黄厚腻，脉弦数。

治法：清热利湿，益气健脾。

方药组成：香连丸加减。

药物：木香10g，黄连6g，党参15g，白术10g，黄柏10g，陈皮10g，焦三仙10g，砂仁6g，甘草10g。

2. 脾气虚弱证

临床表现：腹痛，大便溏薄，日行数次，伴有黏液或不消化饮食，进食生冷、油腻后症状加重，面色萎黄。舌淡红，苔薄白，脉弦细弱。

治法：益气健脾，利湿。

方药组成：参苓白术散加减。

药物：党参 15g，扁豆 10g，白术 15g，茯苓 12g，陈皮 10g，砂仁 10g，木香 10g，薏苡仁 15g，山药 12g，莲子肉 10g，焦三仙 10g，甘草 10g。

3. 脾肾阳虚证

临床表现：大便溏或水样，或五更泻，泻后痛减，每日数次，完谷不化，腰膝酸软，畏寒肢冷，精神疲惫。舌淡苔白，脉沉迟。

治法：温阳燥湿，醒脾。

方药组成：附子理中丸。

药物：附子 10g，党参 15g，白术 15g，干姜 10g，肉桂 3g，甘草 10g。

4. 肝脾不和证

临床表现：腹痛，腹胀，腹泻或便秘，大便日行 1 次或数次，带有黏液，便后痛减，尤以情绪失调时加重。舌淡红，苔薄白，脉弦。

治法：疏肝健脾。

方药组成：痛泻要方加减。

药物：炒白术 12g，白芍 10g，陈皮 10g，柴胡 6g，茯苓 10g，枳壳 10g，防风 10g，当归 10g，甘草 6g。

（四）临证医案

1. 慢性结肠炎案一

李某，男，50 岁，2011 年 6 月 4 日初诊。

主诉：反复腹痛、腹泻 2 年。

病史：2009 年 5 月 10 日患者食辛辣之品、饮酒后出现反复左下腹痛，为隐痛，大便最初每日 2~3 次，现在每日 5~6 次，稀便，黄色，偶有黏液，坠胀感，肛门灼热，口臭，小便黄赤，纳可。舌红，苔黄腻，脉滑数。

检查：肠镜检查：乙状结肠、直肠黏膜充血水肿，血管网模糊。

诊断：中医诊断：泄泻（脾虚湿热证）。

西医诊断：慢性结肠炎。

整体治疗：健脾理气，清热除湿。葛根芩连汤加减。

处方：葛根 10g，黄芩 10g，黄连 10g，木香 10g，党参 15g，白术 10g，

陈皮 10g，秦皮 10g，鸡内金 10g，湘曲 10g，砂仁 6g。

10 剂。水煎，每日 1 剂，分 2 次温服。

二诊（2011 年 6 月 14 日）：服用 7 剂后，患者腹痛明显减轻，大便每日 2～3 次，稀便，黄色，偶有黏液，口臭，小便黄赤稍减轻，纳可；舌淡，苔薄黄，脉数。前方减砂仁、黄芩，加蒲公英 10g，薏苡仁 15g，再服 10 剂。

三诊（2011 年 6 月 24 日）：患者大便每日 1～2 次，质软成形，无黏液，腹痛消失，口臭缓解，小便清；苔薄白，脉细。上药去秦皮、葛根，加怀山 10g，黄芪 10g，再服半月。患者病情未见反复。

【按语】王氏认为其病由长期反复慢性腹泻，导致脾胃虚弱，脾气不升，胃气不降，运化失司，气血生化无源，反过来又加重脾胃损伤，蕴生湿热，致湿热蕴结大肠。湿热、气滞、气虚都可导致血瘀，所以改善血瘀是恢复结肠功能的关键。在治疗上除清热除湿外，加重健脾补气、行气、活血的药物，如党参、黄芪、木香、赤芍、当归、延胡索等，此外，临床上辨证用药要处处照顾胃气，所谓"有胃气则生，无胃气则死"，因脾胃为后天之本，气血生化之源，常用药物如焦白术、焦三仙等。

2. 慢性结肠炎案二

宋某，女，45 岁，2015 年 11 月 3 日初诊。

主诉：反复腹泻 4 年，加重 1 个月。

病史：患者 2011 年 8 月因饮食等原因而出现腹泻，每天大便 3～4 次，质稀。经治疗后好转，每因进食生冷食物而复发，曾在多家医院服用中药（不详）治疗，始终未能痊愈。1 个月前症状加重，大便日行 3～6 次，质稀，无黏液脓血，稍食油腻、生冷食物则症状明显，伴乏力，腹胀，食欲欠佳，无腹痛、肛门坠胀感、呕吐、消瘦等，曾在外院服用"补脾益肠丸、思密达"等治疗，大便仍未成形，便次时多时少。舌质暗淡，边有齿印，舌苔白稍厚，脉细。

检查：肠镜检查示乙状结肠黏膜慢性炎性改变。

诊断：中医诊断：泄泻（脾虚夹湿证）。

西医诊断：慢性结肠炎。

整体治疗：益气健脾利湿。参苓白术散加减。

处方：党参 15g，黄芪 10g，扁豆 10g，白术 15g，茯苓 12g，陈皮 10g，砂仁 10g，薏苡仁 15g，木香 10g，藿香 10g，莲子肉 10g，鸡内金 10g，湘

曲 10g。

7剂。水煎，每日1剂，分2次温服。

二诊（2015年11月10日）：服药7剂后，大便逐渐成形，日1~2次，乏力，稍觉腹胀，食欲欠佳；舌质暗淡，边有齿印，舌苔薄白，脉细。前方加当归10g，厚朴10g，服10剂。

三诊（2015年11月20日）：服药10剂后，患者大便每日1~2次，质软成形，无腹胀，饮食正常；舌淡红，苔薄白，脉细。上方继服14剂，病情日趋好转，随访1个月未见复发。

【按语】王氏认为本案患者4年前即出现诸症，缘由饮食不节，损伤脾胃，日久导致脾胃虚弱，运化无权，受纳失职，水谷不化，清气下陷，清浊不分，水谷糟粕混杂而下，故见大便质稀，次数增多。脾胃功能失常，水液输布失常，湿浊内生，阻于中焦，气机不畅，故见腹胀，稍食油腻、生冷食物则加重；脾胃虚弱，且湿困脾胃，运化受纳功能失常，则食欲欠佳；水谷不化，气血乏源，肢体失养则见乏力；舌质暗淡，舌边有齿印，舌苔白稍厚，脉细为脾虚夹湿之象，故诊断为泄泻之脾虚夹湿证。本案辨治时应注意：一是患者久病伤正，正气不足；二是本虚标实，治疗上宜标本同治，治本宜健脾益气，治标宜渗湿止泻。

方中党参健脾补气；白术健脾益气，燥湿利水；茯苓健脾，利水渗湿；陈皮理气健脾燥湿；扁豆健脾化湿；怀山补脾益气；薏苡仁健脾渗湿；莲子肉补脾止泻；砂仁行气，化湿止泻；焦三仙健脾渗湿消食；黄芪健脾补中，升阳举陷；木香健脾消食，行气止痛；藿香化湿止呕；鸡内金、湘曲消食健胃。此方很好地切中了本病本虚标实的病机特点，故药到取效而病愈。

第八节　肛周其他疾病医案

一、肛周坏死性筋膜炎

（一）概述

坏死性筋膜炎是一种以广泛而迅速的皮下组织和筋膜坏死为特征的软

组织感染，常伴有全身中毒性休克。本病感染只损害皮下组织和筋膜，不累及感染部位的肌肉组织是其重要特征。坏死性筋膜炎常为多种细菌的混合感染，包括革兰氏阳性的溶血性链球菌、金黄葡萄球菌、革兰氏阴性菌和厌氧菌。随着厌氧菌培养技术的发展，已证实厌氧菌是一种重要的致病菌，坏死性筋膜炎常是需氧菌和厌氧菌协同作用的结果。

坏死性筋膜炎常伴有全身和局部组织的免疫功能损害，如继发于擦伤、挫伤、昆虫叮咬等皮肤轻度损伤，空腔脏器手术、肛周脓肿引流、拔牙、腹腔镜操作，甚至是注射后（多在注射毒品后）均可发生。长期使用皮质类固醇和免疫抑制剂者好发本病。中医学认为是热毒炽盛，破皮入血，伤津耗液成脓，脓毒入血，邪盛不虚所致。

坏死性筋膜炎的主要临床表现：

（1）皮肤红肿

皮肤红肿，疼痛，呈紫红色片状，边界不清，个别病例可起病缓慢，早期处于潜伏状态，受累皮肤发红或发白、水肿，触痛明显，病灶边界不清，呈弥漫性蜂窝织炎状，早期感染局部有剧烈疼痛，当病灶部位的感觉神经被破坏后，则剧烈疼痛可被麻木或麻痹所替代，这是本病的特征之一。

（2）血性水疱

由于营养血管被破坏和血管栓塞，皮肤的颜色逐渐发紫、发黑，出现含血性液体的水疱或大疱。

（3）奇臭的血性渗液

皮下脂肪和筋膜水肿、渗液发黏、混浊、发黑，最终液化坏死。渗出液为血性浆液性液体，有奇臭。坏死广泛扩散，呈潜行状，有时产生皮下气体，检查可发现捻发音。

（4）全身中毒症状

疾病早期，局部感染症状尚轻，但患者有畏寒、高热、厌食、脱水、意识障碍、低血压、贫血、黄疸等严重的全身性中毒症状。若未及时救治，可出现弥漫性血管内凝血和中毒性休克等。局部体征与全身症状的轻重不相称是本病的主要特征。

本病属于中医"阴疽""锐疽""悬痈""跨马痈"等范畴，《灵枢·痈疽》："发于尻，名曰锐疽，其状赤坚大，急治之，不治，三十日死矣。"《医宗金鉴·外科心法要诀》曰："此证一名锐疽，生于尻尾骨尖处，初肿形如鱼肫，色赤坚痛，溃破口若鹳嘴，属督脉经。"《疡医大全·卷二十三》曰："此乃三阴亏损，督脉之经浊气湿痰流结而成，其患发在尾闾之穴高骨尖上，初起形似鱼胞，久则突如鹳嘴，朝寒暮热，日轻夜重，溃后稀脓出而无禁，又或鲜血出而不停，凡发此者，壮年犹可，老者可危。"《景岳全书》曰："悬痈，谓疮生于玉茎之后，谷道之前，属足三阴亏损之证，轻则为漏，沥尽气血而亡，重则内溃而即殒，痛或发热者，清肝解毒，肿痛者，解毒为主。"

（二）病因病机

本病多因过食肥甘辛辣醇酒等物，湿浊不化，下注大肠，毒阻经络，瘀血凝滞，热盛肉腐成脓而发，外感疫毒，火毒炽盛，火毒内陷，亡阴亡阳，病至后期气血耗伤，气血不足。故《普济方》云："发于股阴者，名曰赤施，不急疗六十日死，在两股之内不可疗，一云六十日死。"《备急千金要方》曰："其状色稍黑有白斑，疮中溃有脓水流出，疮形大小如匙面者，忌沸热食物。"王氏认为其基本病机为热毒炽盛，下陷肌肤，内攻五脏，导致血气衰竭，筋骨肌肉皆死。

坏死性筋膜炎的诊断及鉴别诊断：

（1）诊断要点

①肛周皮下浅筋膜的广泛性坏死伴广泛潜行的坑道，向周围组织内扩散。

②中度至重度的全身中毒症状伴神志改变。

③未累及肌肉。

④肛周伤口、血培养未发现梭状芽孢杆菌。

⑤肛周无重要血管阻塞情况。

⑥清创组织病检发现有广泛白细胞浸润，筋膜和邻近组织灶性坏死和微血管栓塞。细菌学检查对诊断具有重要意义。培养取材最好采自进展性病变的边缘和水疱液，做涂片检查，并分别行需氧菌和厌氧菌培养，测定血中有无链球菌诱导产生的抗体，有助于诊断。

（2）鉴别诊断

①骨筋膜室综合征：由骨、骨间膜、肌间隔和深筋膜形成的骨筋膜室内肌肉和神经因急性缺血、缺氧而产生的一系列早期的症状和体征。

②蜂窝织炎：以葡萄球菌或链球菌为主引起的皮下组织、筋膜下、肌

间隙或深部结缔组织弥漫性化脓性炎症，炎症可由皮肤或软组织损伤后感染引起，亦可由局部化脓性感染灶直接扩散，经淋巴、血液传播而发生。中医称之为"痈"。

（三）治法

1. 辨证论治

（1）热毒炽盛证

病机：湿热下注肛门，气机不畅，气血壅滞，热盛肉腐，外感疫毒，火毒炽盛，火毒内陷，亡阴亡阳。

临床表现：寒战高热，会阴肛周及阴囊肿胀发黑，伴大量浆液渗出，恶臭，感觉消失，皮下捻发音。舌红，苔黄腻，脉数。

治法：凉血清热，解毒托毒。

方药：犀角地黄汤合透脓散加减。

（2）气血亏虚证

病机：外感疫毒，火毒炽盛，火毒内陷，亡阴亡阳。

临床表现：渗液多，神疲乏力，面色苍白，动则汗出。舌质淡，苔薄，脉细弱。

治法：益气养血，生肌收口。

方药：补中益气汤合四物汤加减。

2. 西医治疗

①抗生素；②清创引流；③支持治疗；④高压氧治疗；⑤并发症的观察治疗。

3. 手术治疗

予以彻底反复清创或切开挂线等。

（四）临证医案

1. 肛周坏死性筋膜炎案一

孙某，男，56岁，职员，湖南省长沙市天心区人。于2016年4月23日入院。

主诉：肛周肿痛3天，加重半天。

病史：患者3天前无明显诱因出现肛周肿痛，隐约不适感，会阴肛周及阴囊肿胀发黑，伴大量浆液渗出，恶臭，感觉消失，皮下捻发音，未引起重视，半天前肿痛加重，出现发热38.6℃，遂就诊于当地专科医院，予以抗感染、灌肠等对症处理，体温下降，肿痛未见明显改善。平时食欲欠佳，喜食肥甘厚味、煎炸烧烤之物，口干，形体消瘦，睡眠较差，大便秘结，小便微黄。既往体健，否认药物、食物过敏史。舌质红，苔黄腻，脉弦滑数。

专科检查：截石位，距肛周2cm右侧可见8cm×10cm大小皮肤隆起，波及会阴阴囊处，红肿不明显，触痛，波动感不明显，捻发感，跨齿线多点肿物隆起暗红，柔软，未扪及肿块。既往有肝硬化，肝炎长期口服恩替卡韦、茵栀黄颗粒。

辅助检查：血常规：白细胞$15×10^9$/L，中性粒细胞75%。磁共振：肛周右侧软组织炎性改变。二便常规、心电图、胸片、凝血常规未见明显异常。

诊断：中医诊断：①肛周烂疗（热毒炽盛证）；②痔（热毒炽盛证）。

西医诊断：①肛周坏死性筋膜炎；②混合痔。

整体治疗：凉血清热，解毒托毒。方用犀角地黄汤合透脓散加减。

处方：水牛角30g，生地黄24g，赤芍12g，牡丹皮9g，黄芪12g，穿山甲3g，川芎9g，当归6g，皂角刺6g，野菊花6g，黄连9g，黄柏6g，黄芩6g。

7剂。水煎服，每日1剂，分2次饭后服。

局部治疗：肛周坏死性筋膜炎清创引流术。

1）术前准备：术前做好肠道准备，清洁肠道，手术区备皮。

2）麻醉：椎管内麻醉。

3）体位：截石位。

4）手术步骤：麻醉满意及络合碘消毒后铺无菌孔巾，电刀于感染灶正中做一梭形切口，可见灰白色炎性坏死组织流出，浓稠，恶臭味，用吸引器吸干净流出黏稠液体，可见浅筋膜呈灰白色及黑色样坏死，坏死性筋膜炎诊断成立，弯钳伸入探查，发现感染灶向上波及会阴体阴囊下方，向下波及右后方，分别在此两处做梭形扩大切口形成引流，将坏死的筋膜组织彻底清除干净，各切口间保留皮桥，将皮桥下的坏死组织及筋膜也清除干净，直至看见正常肌层，清除中可见暗红色血液及细小血栓，分别在扩创的切口处继续探查清除，直至露出正常的筋膜组织。用甲硝唑、过氧化氢溶液（双氧水）反复冲洗各伤口，各切口间保持引流充分，然后各切口间虚挂橡皮筋引流，修剪切口，引流充分，九华膏纱条填塞伤口，无菌纱布固定包扎。

术后予以半流质饮食，予以抗生素 3~5 天，以及止痛止血对症处理，术后伤口每日予中药制剂坐浴熏洗及换药，并用过氧化氢溶液及甲硝唑每日冲洗伤口，及时清除不新鲜及再次感染的筋膜及坏死组织，辅以微波理疗，约 2~3 周后分期拆除引流橡皮筋。

医嘱：嘱患者调节饮食，忌辛辣刺激及肥甘厚腻之品；多食水果蔬菜，保持排便通畅及肛门清洁。

出院情况：术后 5 周伤口一期愈合出院，患者无肛周肿痛，无隐约不适感，睡眠较前改善，每日排便通畅，食欲可，口不干。患者自觉服中药后疗效可，要求出院后继续服中药 7 剂以巩固疗效。半年后随访无异常。

【按语】依据患者的症状及舌脉象综合辨证，属热毒炽盛证，故用犀角地黄汤合透脓散加减。方中水牛角凉血清心解毒；生地黄凉血滋阴生津，既可助水牛角清热凉血止血，又能恢复已失之阴血；赤芍、牡丹皮清热凉血，活血散瘀；黄芪益气托毒，鼓动血行；当归和血补血，除积血内塞；川芎活血补血，养新血而破积宿血，畅血中之元气；穿山甲贯彻经络而搜风，并能治癥瘕积聚与周身麻痹；皂角刺搜风化痰，引药上行，与穿山甲共助黄芪消散穿透，软坚溃脓，以达消散脉络中之积，祛除陈腐之气之功；野菊花清热解毒；黄连、黄柏、黄芩清热燥湿，泻火解毒。

2. 肛周坏死性筋膜炎案二

朱某，男，54 岁，工人，湖南省郴州市安仁县人。于 2016 年 3 月 3 日入院。

主诉：肛周臀部肿胀痛 1 个月，溃破流脓水 2 天。

病史：患者 1 个月前无明显诱因出现肛周肿胀痛，隐约不适感，渗液多，未引起重视。2 天前肿痛加重，局部溃破流脓水，发热，精神状态欠佳，疲劳状。平时食欲欠佳，喜食肥甘厚味、煎炸烧烤之物，口干，形体消瘦，神疲乏力，面色苍白，动则汗出，睡眠较差，大便干，小便少。既往体弱，有糖尿病病史，间断口服降糖药阿卡波糖，否认食物过敏史。舌质淡，苔薄，脉细弱。

专科检查：截石位，距肛周臀部右侧可见 8cm×10cm 大小皮肤隆起，左侧可见 6cm×10cm 大小皮肤隆起，捻发感，左侧可见一溃破口，流出黑灰色炎性组织样黏稠液体，恶臭，腐尸味，阴囊红肿明显，触痛，可见青紫暗红色斑块，水肿明显，跨齿线多点肿物隆起暗红，柔软，未扪及肿块。

辅助检查：白蛋白 21g/L。血常规：血红蛋白 87g/L，白细胞 16.8 × 10^9/L，中性粒细胞 75.7%。磁共振：肛周右侧软组织炎性改变，累及局部筋膜。二便常规、心电图、胸片、凝血常规未见明显异常。

诊断：中医诊断：①肛周烂疗（气血亏虚证）；②痔（气血亏虚证）；③消渴（气血亏虚证）。

西医诊断：①肛周坏死性筋膜炎；②混合痔；③2 型糖尿病；④低蛋白血症。

整体治疗：益气养血，生肌收口。方用补中益气汤合四物汤加减。

处方：黄芪 18g，太子参 9g，白术 9g，陈皮 6g，当归 3g，升麻 6g，甘草 9g，熟地黄 15g，赤芍 9g，川芎 6g，柴胡 6g，黄连 12g，野菊花 9g，黄柏 6g，黄芩 6g，蒲公英 6g。

7 剂。水煎服，每日 1 剂，分 2 次饭后服。

局部治疗：肛周坏死性筋膜炎清创开窗挂线引流术。

1）术前准备：术前做好肠道准备，清洁肠道，手术区备皮。

2）麻醉：椎管内麻醉。

3）体位：截石位。

4）手术步骤：麻醉满意及络合碘消毒后铺无菌孔巾，将左侧溃破口扩大，弯钳探查，发现感染坏死灶向上往会阴体处行走，向下往肛管后方行走，走向右侧和右侧感染灶贯穿。先将左侧扩大切开处坏死组织筋膜彻底清除干净直至正常组织，于右后做一扩大梭形切口，两切口间保留后方皮桥，将皮桥下及开窗切口处坏死筋膜组织清除干净，直至露出正常组织。弯钳从右后侧切口处探查，感染灶同样向会阴处蔓延，在右前做一扩大梭形切口，先将右前右后切口间皮桥下坏死筋膜清除干净，再清除右前坏死筋膜，边清除边探查，发现此处筋膜完全坏死直达会阴体和左侧切口可以贯穿连通，设计好左前保留的皮桥，将整个会阴处切开，彻底清除感染坏死的筋膜组织，发现坏死筋膜蔓延至整个阴囊，将阴囊切开，睾丸外包覆筋膜同样感染坏死呈灰黑色，切除部分阴囊袋皮肤，将整个部位的坏死筋膜清除干净，睾丸暴露，继续探查未见感染向深部行走。用甲硝唑、过氧化氢溶液反复冲洗各伤口，各切口间保持引流充分，然后各切口间虚挂橡皮筋引流，修剪切口，引流充分，九华膏纱条填塞伤口，无菌纱布固定包扎。

术后予以半流质饮食，予以强效广谱抗生素，直至血象正常，予止痛止血对症处理，积极控制血糖，纠正低蛋白血症，嘱患者加强营养，配合中药口服，术后伤口每日予中药制剂坐浴熏洗，并用过氧化氢溶液及甲硝唑每日冲洗伤口，及时清除不新鲜及再次感染的筋膜及坏死组织，积极换药，辅以微波理疗，约3周后分期拆除引流橡皮筋，7周后伤口基本愈合，转入烧伤科植皮及重造阴囊。

医嘱：嘱患者调节饮食，忌辛辣刺激及肥甘厚腻之品；多食水果蔬菜，保持排便通畅及肛门清洁。

出院情况：术后7天患者伤口一期愈合出院，患者肛周肿胀痛及隐约不适感明显改善，睡眠较前改善，每日排便通畅，食欲可，口不干。患者自觉服中药后疗效可，要求出院后继续服中药7剂以巩固疗效。3周后来我科复诊，伤口完全愈合。半年后随访无异常。

【按语】王氏认为本病治疗的关键在于早期诊断，及时切开扩创，彻底清除坏死筋膜并保持引流通畅，予以全身整体综合支持治疗。以上两则医案便充分体现了王氏的治疗观点，患者入院后立刻作出精确的早期诊断，确诊后尽快予以手术，手术当中彻底清除感染坏死的筋膜及组织，不留残余，各切口间悬挂引流条确保引流。

除了手术的彻底性，王氏认为围术期应注意以下几点：

①术后抗感染：选择强效广谱抗生素，往往合用硝基类，二联甚至三联用药，尽早控制感染，用药过程随时复查血常规、血培养、伤口分泌物培养，依据培养结果选择敏感抗生素，还要防治真菌感染。

②由于本病多发生于免疫功能低下患者，且筋膜组织广泛坏死、渗出，对机体消耗极大，加之毒素吸收往往伴随出血、贫血、低蛋白血症、电解质酸碱平衡紊乱，应积极治疗基础疾病，积极补充血液、蛋白、胶体、电解质、营养能量及液体。

③术中清创即使非常彻底，也存在术后再次感染、复发的可能，需要多次反复清创；术后一旦发现细微感染灶应及时予以清除，防止感染迅速扩大蔓延。

④术后换药坐浴熏洗至关重要，术后伤口用过氧化氢溶液、甲硝唑、络合碘反复冲洗，不能局限，每日1~2次换药，一旦发现伤口渗液明显或

纱布潮湿，需及时换药清洗。并配合中药坐浴熏洗及中药制剂换药（初期用拔毒去腐药，待腐尽、伤口肉芽鲜活，用生肌收敛之剂，如九华膏、象皮生肌膏），可控制发作，减轻术后疼痛和伤口炎症，能促进伤口愈合。

⑤本病多为正气不足，外感邪毒，火毒内蕴，气血瘀滞所致，术后可予中药补气养血、清热解毒、活血化瘀以降低复发，加快愈合。

⑥由于大面积清创，皮肤损伤严重，很多患者往往需要植皮，一旦病情控制，伤口接近愈合，及时转相关科室植皮。

肛周坏死性筋膜炎患者平日防治应注意以下几点：①调节饮食；②避免食辛辣、刺激食物，多吃水果蔬菜，保持排便通畅及肛门周围清洁；③不能自行随意用药，应遵循医生处方；④控制血糖；⑤必要时给予全身药物支持以增加免疫力。

二、肛周化脓性汗腺炎

（一）概述

化脓性汗腺炎是大汗腺感染后在皮内和皮下组织形成的范围较广的炎性皮肤病症。肛周皮下组织是好发部位之一，多个汗腺感染、流脓、反复发作形成相通的皮下瘘管。但多数瘘管不与直肠相通，与齿线隐窝腺没有联系，也不通入括约肌间隙。临床表现：皮肤表面可见多处腺体，感染小脓疱，皮肤增厚，色素沉着和瘢痕形成。本病多见于20～40岁青壮年及出汗较多的肥胖人群。

初期在肛门周围皮肤可出现单个或多个与毛囊大小一致的小硬结、疖肿、脓疱，伴发红、肿胀，多自然破溃，流出黏稠有臭味的脓性分泌物。炎症时轻时重，反复发作，逐渐形成皮下溃疡、窦道和瘘管。窦道由一个发展到十余个不等，许多窦道皮下相通，融合成片，窦道一般围绕肛门达数厘米，瘘口也可达数十余个。病变仅位于皮下，不与直肠、肛隐窝相通，部分局部皮肤形成瘢痕。严重者往往伴有发热、头痛、不适、白细胞升高、食欲不振、淋巴结疼痛肿大、消瘦、贫血、低蛋白血症、内分泌和脂肪代谢紊乱等症状。如长期不愈有恶变的可能。

（二）病因病机

中医将本病患处未破时称为"痈"，溃破时称为"瘘"，属于"蜂窝瘘"或"串臀瘘"范畴。《灵枢·痈疽》曰："痈者,其皮上薄以泽。此其候也。"又曰："热盛则肉腐,肉腐则为脓,然不能陷于骨髓,骨髓不为焦枯,五脏不为伤,故命曰痈。"中医认为本病因外感六淫,过食膏粱厚味,内郁湿热火毒,致邪毒壅积皮肤之间,营卫不和,热腐肉烂,化脓成瘘。故《素问·生气通天论》云："营气不从,逆于肉理,乃生痈疽。"

肛周化脓性汗腺炎的诊断及鉴别诊断:

(1) 诊断要点

①多发于身体肥胖,皮肤汗腺油性分泌物旺盛,常有痤疮的人群。

②肛周皮肤大汗腺毛囊部数个发红脓疱,化脓后流出黏稠有臭味的分泌物。

③反复感染逐渐广泛蔓延,形成浅表的皮下窦道和瘘管,瘘管和肛管常无明显关系。

④病变部位皮肤呈褐色,皮肤变硬、变厚,部分组织瘢痕化。

⑤病理检查为慢性炎症。

(2) 鉴别诊断

①复杂性肛瘘:复杂性肛瘘在临床多见,窦道外口一般为2~5个,窦道条索状与周围组织界限清楚,窦道索条状通入肛门肛隐窝或直肠,多有肛门直肠脓肿病史,中医称之为"肛漏"。而肛周化脓性汗腺炎临床少见,窦道外口多至数十个,广泛蔓延,形成许多浅表的皮下脓肿、窦道及瘘管,窦道与肛门直肠无明显关系,其在大汗腺毛囊部多点感染脓疱。

②藏毛窦:窦道多见于肛门后方骶尾部,且在许多病例脓性分泌物中可见毛发。中医称之为"潜毛窦"。

③疖:毛囊性浸润明显,呈圆锥形,破溃后顶部有脓栓,病程短,无固定好发部位。中医称之为"疖"。

④畸胎瘤:瘘管窦道深,通常有明显脓腔。中医称之为"石瘕"。

(三) 治法

1. 内治法

(1) 辨证论治

1) 湿毒内蕴证

病机:发病初期,素体脾虚,脾失健运,水湿内停,加之外感毒邪,湿毒相结,蕴结肌肤。

临床表现：结节红肿，或溃破流脓，脓液味臭，反复发作，缠绵不断，伴胸闷纳呆，口干不渴。舌质胖，苔黄腻，脉濡数。

治法：解毒除湿。

方药：黄连解毒汤合龙胆泻肝汤加减。

2）气虚血瘀证

病机：体虚脾弱，气血生化无源，加之久病耗伤气血，致气血亏虚，日久则气虚血瘀。

临床表现：结节脓成溃破，脓液稀薄，皮肤串空成瘘，久病成疤，伴体倦乏力，面色不华。舌质暗，苔薄，脉虚无力。

治法：健脾益气，活血化瘀。

方药：四君子汤合桃红四物汤加减。

（2）西医治疗　①抗感染治疗；②抗雄激素治疗；③肾上腺皮质激素的应用。

2. 外治法

（1）熏洗法　中药汤剂温后坐浴。

（2）外敷法　金黄散或三黄洗剂湿敷。

（3）药捻法　丹药捻成条塞入窦道或管道。

（4）手术治疗　予以切除或切开挂线等。

（四）临证医案

1. 案一：肛周化脓性汗腺炎（病变范围 <3cm）

李某，男，24 岁，公务员，湖南省临湘市人。于 2016 年 3 月 28 日入院。

主诉：肛周臀部反复肿痛、流脓水 5 年。

病史：5 年来肛周臀部反复肿痛流脓水，脓液味臭，缠绵不断，伴胸闷纳呆。平时食欲欠佳，喜食肥甘厚味、煎炸烧烤之物，口干不渴，形体消瘦，睡眠较差，大便秘结，小便微黄。既往体健，否认药物、食物过敏史。舌质胖，苔黄腻，脉濡数。

专科检查：截石位，肛周左侧可见一 3cm×3cm 大小皮下硬结样肿物，局部轻微红肿，表面可见疖肿，顶端可见脓点，挤压流白色黏稠少许脓液，肿物散见瘢痕样改变，边界清，触痛。

辅助检查：血常规：白细胞 $10.5×10^9$/L，中性粒细胞 73%。肛周彩超：

肛周左侧炎性改变。二便常规、心电图、胸片、凝血常规未见明显异常。

诊断：中医诊断：串臀瘘（湿毒内蕴证）。

西医诊断：肛周化脓性汗腺炎。

整体治疗：解毒除湿。方用黄连解毒汤合龙胆泻肝汤加减。

处方：黄连 10g，黄柏 10g，栀子 10g，黄芩 10g，黄芪 15g，土茯苓 10g，牡丹皮 10g，生地黄 10g，当归 10g，木通 6g，泽泻 10g，车前子 10g，甘草 6g。

7 剂。水煎服，每日 1 剂，分 2 次饭后服。

局部治疗：切除缝合术。

1）术前准备：术前做好肠道准备，清洁肠道，手术区备皮。

2）麻醉：局麻（椎管内麻醉）。

3）体位：左侧卧位（也可取截石位）。

4）手术步骤：麻醉满意及络合碘消毒后铺无菌孔巾，用组织钳夹住感染的汗腺肿物组织，再用电刀将整个感染的汗腺组织完整地剥切干净，基底部达脂肪组织层，剥切过程注意保持皮肤的张力，应使切除后的切口皮肤可以拉拢。络合碘再次消毒，将伤口一期缝合，对皮后再次消毒，无菌纱布固定包扎。

术后予以流质饮食 3 天，控制排便，防止伤口撕裂。予以抗生素 3～5 天，以及止痛止血对症处理，术后每日予中药制剂换药，可辅以微波理疗，7 天后予以拆线。

医嘱：嘱患者调节饮食，忌辛辣刺激及肥甘厚腻之品；多食水果蔬菜，保持排便通畅及肛门清洁。

出院情况：术后 7 天患者伤口一期愈合出院，患者肛周臀部基本无肿痛，无流脓，睡眠较前改善，每日排便通畅，食欲可，口不干。患者自觉服中药后疗效可，要求出院后继续服中药 7 剂以巩固疗效。半年后随访无异常。

【按语】依据患者的症状及舌脉象综合辨证，属湿毒内蕴证，故用黄连解毒汤合龙胆泻肝汤加减。方中黄连、黄芩、黄柏清热解毒，泻三焦实火；栀子苦寒泻火，燥湿清热；泽泻、木通、车前子渗湿泄热，导热下行；实火所伤，损伤阴血，加当归、生地黄养血滋阴，使邪去而不伤阴血；黄芪健脾补中，升阳举陷；土茯苓解毒除湿；牡丹皮清热凉血，解毒；甘草调和诸药。两方合用祛邪而不伤正。

2. 案二：肛周化脓性汗腺炎（病变范围 >3cm）

陈某，男，41 岁，自由职业，湖南省湘潭市岳塘县人。于 2016 年 4 月 19 日入院。

主诉：肛周臀部反复溃破、流脓水 4 年。

病史：4 年来肛周臀部反复肿痛，自行溃破后流脓水，脓液稀薄，皮肤串空成瘘，久病成疤。平素食欲欠佳，进食辣椒或者上火之物后症状尤为明显，平时喜食肥甘厚味、火锅干锅、煎炸烧烤之物，容易体倦，乏力，面色不华，形体消瘦，睡眠差，大便干，小便清。既往体健，否认药物、食物过敏史。舌质暗，苔薄，脉虚无力。

专科检查：截石位，臀部左右侧均可见皮肤暗红区域（左侧 6cm × 8cm、右侧 10cm×12cm），表面多处可见疖肿脓头及溃破口，左侧臀部 3 个，右侧臀部 5 个，挤压流白色黏稠少许脓液，探针从溃口探入可见窦道瘘管，瘘管及窦道未明显走向肛管直肠。

辅助检查：血常规：白细胞 9.5×10^9/L，中性粒细胞 75%。肛周彩超：肛周软组织炎性改变，可见多发窦道。二便常规、心电图、胸片、凝血常规等未见明显异常。

诊断：中医诊断：串臀瘘（气虚血瘀证）。

西医诊断：肛周化脓性汗腺炎。

整体治疗：健脾益气，活血化瘀。方用四君子汤合桃红四物汤加减。

处方：党参 9g，茯苓 9g，白术 9g，甘草 6g，桃仁 9g，红花 6g，熟地黄 15g，当归 9g，赤芍 9g，川芎 6g。

7 剂。水煎服，每日 1 剂，分 2 次饭后服。

局部治疗：肛周化脓性汗腺炎切扩开窗对口引流挂线术。

1）术前准备：术前做好肠道准备，清洁肠道，手术区备皮。

2）麻醉：椎管内麻醉。

3）体位：截石位。

4）手术步骤：麻醉满意及络合碘消毒后铺无菌孔巾，用电刀将溃破口切开扩大，尽可能剔除皮下瘘管及窦道（如无法剔除则用刮匙处理管壁，尽可能刮干净），分别于各瘘管及窦道顶端做切口开窗（如有溃口尽可能取溃口开窗），各切口间保持充分引流，然后各切口间虚挂橡皮筋引流，修剪切口，切口呈倒 "V" 字形，再用九华膏纱条填塞伤口，无菌纱布固定包扎。

术后进流质饮食 3 天，控制排便，予以抗生素 3~5 天，以及止痛止血对症处理，术后伤口每日予中药制剂坐浴熏洗及换药，辅以微波理疗，约 2~3 周后分期拆除引流橡皮筋。

医嘱：嘱患者调节饮食，忌辛辣刺激及肥甘厚腻之品；多食水果蔬菜，保持排便通畅及肛门清洁。

出院情况：术后 5 周伤口一期愈合出院，患者肛周臀部基本无肿痛，无流脓，睡眠较前改善，每日排便通畅，食欲可，口不干。患者自觉服中药后疗效可，要求出院后继续服中药 7 剂以巩固疗效。半年后随访无异常。

【按语】王氏认为手术是根治本病的基本方法，病灶小者（范围 < 3cm）可将病灶完整切除，予以敞开或一期缝合；病灶广泛者（范围 > 3cm）手术的关键是通过扩创，使引流通畅，尽可能清除坏死组织和皮下瘘管窦道，各扩创的切口间尽可能保留皮桥，防止广泛瘢痕而形成粘连。以上两则病案分别代表了小病灶和大病灶的术式，具有一定的代表性。

王氏认为以下术后处理至关重要：

①术后预防感染：一般依据药敏培养选择敏感抗生素，局部可选择甲硝唑、庆大霉素类冲洗。

②术后予换药、坐浴熏洗，保持伤口引流通畅，创面清洁至关重要，条件允许者可用中药坐浴熏洗（选清热解毒祛湿、活血化瘀止痛类，如参黄洗剂）及中药制剂换药（初期拔毒去腐药，待腐尽伤口肉芽鲜活，用生肌收敛之剂，如九华膏、象皮生肌膏），可减轻术后疼痛和伤口炎症，能促进伤口愈合。

③本病多为正气不足，外感六淫，过食膏粱厚味，湿热火毒内蕴，气血瘀滞所致，术后可予中药补气养血、清热解毒祛湿、活血化瘀，以加快创面修复愈合。

肛周化脓性汗腺炎患者平日防治应注意以下几点：①调节饮食；②避免进食辛辣、刺激食物，多吃水果蔬菜，保持排便通畅及肛门周围清洁；③不能自行随意用药，应遵循医生处方。

三、肛门坠胀

（一）概述

肛门坠胀是指患者自觉肛门部下坠不适或有阻塞感，致使出现便意频繁、里急后重等，常有骶尾、大腿、臀部的放射感，伴有烦躁、精神不振等。近几年肛门坠胀的发病率呈上升趋势，有的病程长达数年，迁延难愈。目前肛门坠胀的发病机制尚不清楚，治疗上也无客观标准，患者自觉症状一般为肛门坠胀难忍，有时放射到腰骶臀部及大腿，可伴有腹泻、里急后重、便意频繁，反复发作，轻则数日，重则数月数年，久治难愈，严重影响了患者的生活质量。肛门坠胀常见于肛管直肠疾病，如直肠炎症、肛窦炎症、直肠内脱垂、肛管直肠恶性肿瘤、肛周脓肿；亦可见于妇科疾病（如子宫后位、慢性盆腔炎、盆腔瘀血症、直肠子宫内膜异位症）、泌尿系统疾病（如慢性前列腺炎）、骨科疾病（如腰椎间盘突出、骶部肿瘤）、精神类疾病（如肛门直肠神经官能症）等。

（二）病因病机

肛门坠胀在中医学中没有明确的病名，与"后重""肠胀"类同。大便排出不畅，肛门沉重下坠，且便后仍有大便未排净的感觉，称之为"后重"。《难经·五十七难》曰"大瘕泄者，里急后重，数至圊而不能便，茎中痛。"《灵枢·胀论》曰："六腑胀：胃胀者，腹满，胃脘痛，鼻闻焦臭，妨于食，大便难。大肠胀者，肠鸣而痛濯濯。"《景岳全书》曰："病在气分者，因气之滞，如气血之逆，食饮之逆，寒热风湿之逆，气虚不能运化之逆，但治节有不行者，悉由气分皆能作胀，有气虚而胀者，元气虚也；曰足太阴虚则鼓胀也，有气实而胀者，邪气实也。"

（三）治法

1. 内治法（辨证论治）

（1）脾胃虚弱证

病机：脾胃气虚导致中气下陷，气机升降失常。

临床表现：肛门直肠坠胀不适，排便乏力，面色少华，神疲乏力，少气懒言，头晕，食少。舌淡胖，苔薄白，脉细弱。

治法：补中益气，升阳举陷。

方药：补中益气汤加减。

（2）湿热下注证

病机：多为饮食不节，过食膏粱厚味和辛辣醇酒肥甘致使湿热内生，浊气下注，或虫积骚扰，湿热内生。

临床表现：肛门胀痛不适，可出现灼热刺痛感，便时加重，粪夹黏液，里急后重，肛门瘙痒，伴口干便秘。舌质红，苔黄腻，脉滑数。

治法：清热利湿，活血化瘀止痛。

方药：止痛如神汤加减。

（3）气滞血瘀证

病机：风热湿燥之邪侵袭人体，停留于肛门大肠，局部气血不和，经络阻滞，瘀血浊气结聚不散而成；术后气血运行不畅，气瘀血结。

临床表现：肛门坠胀不适，甚至隐隐作痛，肛管紧缩感，大便秘结，小便不畅。舌质暗红或有瘀斑，脉弦或涩。

治法：清热利湿，活血祛瘀止痛。

方药：活血散瘀汤加减。

2. 外治法

（1）熏洗法　湖南中医药大学第一附属医院自制参黄洗剂等。

（2）塞药法　湖南中医药大学第一附属医院自制九华膏、熊胆消痔灵等。

（3）灌肠法　王氏临床经验方。

（4）手术治疗　瘢痕粘连增生，保守治疗效果不佳者。

3. 其他治法

①针灸治疗；②穴位注射；③心理治疗；④生物反馈训练。

（四）临证医案

1. 案一：肛门瘢痕性狭窄

黄某，女，47岁，公务员，湖南省娄底市双峰县人。于2016年3月15日入院。

主诉：肛门坠胀2年。

病史：2年来自觉肛门坠胀不适，甚至隐隐作痛，肛管紧缩感，大便秘结，小便不畅。于2013年11月在当地行"混合痔手术"（具体术式不详），术后感肛门坠胀，伴排便费力，大便日1次，成形，便后肛门坠胀无明显缓解。平素食欲欠佳，口干，形体适中，睡眠较差，排便后乏力，少气懒言。既往体健，否认食物、药物过敏史。舌质暗红，苔薄白，脉细涩。

专科检查：截石位，肛缘尚平整。指诊：肛门可勉强通过1指，肛门瘢痕化明显，无弹性，未扪及明显肿物。

辅助检查：生化检查、血常规、二便常规、心电图、胸片、凝血常规等未见明显异常。

诊断：中医诊断：后重（气虚血瘀证）。

西医诊断：肛门瘢痕性狭窄。

整体治疗：益气养血，活血化瘀。方用补中益气汤合四物汤加减。

处方：黄芪30g，丹参10g，茯苓15g，白术15g，柴胡6g，木香6g，当归10g，升麻10g，陈皮6g，川芎6g，白芍10g，黄柏6g，甘草6g。

7剂。水煎，每日1剂，分2次饭后服。

局部治疗：

1）扩肛：扩肛前嘱患者放轻松，用食指按摩肛周，涂润滑油，先用手指扩肛，每日1次。1周后改为肛门镜扩肛，连续2周。操作过程注意动作轻柔。

2）外治：参黄洗液坐浴熏洗。

医嘱：嘱患者调节饮食，加强锻炼，保持排便通畅及肛门周围清洁。

出院情况：2周后肛门坠胀缓解出院，无肛门坠胀不适、隐隐作痛、肛管紧缩感，每日排便通畅，食欲可，口不渴。患者自觉服中药后疗效可，要求出院后继续服中药7剂以巩固疗效。3个月后随访病情无反复。

2. 案二：盆底失弛缓综合征

吴某，女，51岁，职员，湖南省常德市汉寿县人。于2016年4月18日入院。

主诉：反复肛门坠胀不适10年余。

病史：10年来自觉肛门坠胀，便后肛门有阻塞感，便意频繁。平时食欲欠佳，喜食辛辣食品，口干，形体适中，睡眠较差，大便干，小便少。既往体健，否认药物、食物过敏史。舌淡红，边有齿痕，苔薄白，脉细弱。

专科检查：截石位，肛缘平整，肛门指诊肛管紧张，嘱患者做排便动作，肛门放松不明显，反而收缩。排粪造影：肛直角<90°，静坐、力排、提肛时肛直角变化不大。肛管变长，造影剂排出少。

辅助检查：三大常规、生化检查、心电图、胸片、凝血常规等未见明显异常。

诊断：中医诊断：后重（气阴两虚证）。

西医诊断：盆底失弛缓综合征。

整体治疗：补中益气，滋阴生津。方用补中益气汤合增液汤加减。

处方：黄芪30g，升麻15g，白术10g，党参15g，陈皮10g，当归10g，麻仁20g，桃仁10g，槲寄生10g，沙参10g，枳壳10g，熟地黄15g，麦冬15g，玄参15g。

7剂。水煎服，每日1剂，分2次饭后服用。

局部治疗：生物反馈治疗，每日2次，2周为1个疗程。每日正确完成300个提肛动作。

医嘱：嘱患者调节饮食，加强提肛运动锻炼，保持排便通畅及肛门周围清洁。

出院情况：1个疗程后患者肛门坠胀较前缓解，2个疗程后肛门坠胀明显好转，已无频繁便意，患者睡眠较前改善，排便通畅，食欲可，口不干。患者自觉服中药后疗效可，要求出院后继续服中药7剂以巩固疗效。

【按语】肛门坠胀目前是肛肠科的疑难杂症之一，常见于多种肛肠科疾病，如肛窦炎、肛周脓肿、直肠黏膜脱垂、盆底失弛缓综合征等，也是肛肠科手术后常见的并发症之一。上述两则医案的病因在临床上较为常见。由于该病病因复杂，是多种因素共同作用的结果，所以治疗的难度较大。

从中医论，肛门坠胀多与气虚下陷、脏腑虚损等有关，《血证论》云："凡气实者则上干，气虚者则下陷。"脾气主升，气虚不升反陷，故患者多感肛门坠胀。脾气亏虚，脏腑功能不能各司其职，故出现排便不畅。脾病及肾，肾主前后二阴及下焦，肛门为后阴，大肠在下焦，肾气虚则肛肠乏力，功能受阻，大便不畅，故在补中益气的同时辅以健脾补肾。临床肛门坠胀的患者，多以补中益气汤加减，能取得良好的效果。但对于有器质性改变者如术后瘢痕增生、瘢痕狭窄形成等，中药内服效果欠佳。

从西医论，如炎症刺激、增生性疾病、脱垂、痉挛、压迫、手术刺激等，治疗多从改善炎症反应、消除良性增生性疾病、悬吊固定切除、解痉止痛、解除压迫等着手。但肛门坠胀常常不是由一种病因所致，从病因对症给予治疗，往往坠胀感并不能得到明显的改善。王氏在多年临床实践当中总结出，在治疗肛门坠胀的患者时，给予中药内服的同时，再加上局部治疗，效果显著。

上述两则医案中均运用补中益气汤加减以补中益气，升阳举陷。

案一中，患者痔术后瘢痕性狭窄的形成，多与气滞血瘀有关，久病则多归于气虚。方中重用黄芪以补气；以升麻、白术、甘草、陈皮健脾气，升举阳气；当归、丹参、川芎活血调血；柴胡疏肝理气；白芍缓急止痛；茯苓利水渗湿，健脾宁心；木香健脾消食，行气止痛；黄柏清热燥湿。肛门局部通过扩肛以改善肛门瘢痕性狭窄，再配合中药制剂坐浴，取得了良好的疗效。

案二中，盆底失弛缓综合征是由耻骨直肠肌肥厚痉挛而引起排便时肛门周围肌群的不协调运动。故在补中益气汤的基础上加熟地黄、槲寄生滋补肝肾；当归、枳壳调气活血；党参补脾生津；麻仁、桃仁润肠通便；沙参、麦冬、玄参养阴生津。并运用生物反馈治疗以引导患者正确排便，纠正排便时的不协调动作，从而改善盆底肌痉挛。

临床上对于痔瘘术后的患者，嘱其2~3个月内复查，应避免出现肛管直肠狭窄、瘢痕性刺激等引起肛门坠胀。此外，精神因素也是引起肛门坠胀的病因之一，所以治疗的同时，嘱患者平时要放松心情，转移注意力，以促进恢复。

肛门坠胀患者平日防治应注意以下几点：①调节饮食；②加强提肛运动锻炼；③避免食辛辣、刺激食物，多吃水果蔬菜，保持排便通畅及肛门周围清洁；④不能自行随意用药，应遵循医生处方。

四、肛门直肠痛

（一）概述

肛门直肠痛是指肛门直肠及周围以疼痛为主的一种症状。肛门直肠部神经丰富，感觉敏锐，受刺激后容易发生疼痛，多种肛门疾病均可引起。其主要病因有肛门直肠及周围炎症，损伤刺激，盆底肌痉挛，周围组织受压迫，精神、神经、血流因素，手术后并发症等。通常我们所指的肛门直肠痛是指由肛门直肠原发病引起的，除去手术、周围组织压迫、外伤等，主要由肛门直肠炎症、盆底肌痉挛、神经精神因素及瘢痕等引起的疼痛。肛门直肠痛为肛肠科临床常见的症状，既可由于肛管直肠本身的器质性病变而发生，也可以因相邻脏器的病变所致，还可能是纯功能性的不明原因所致，所以在诊治中不仅着眼于肛肠科的范围，还要考虑到骨伤科、妇科、泌尿外科、普外科的疾病，故有人称其为肛门直肠综合征。轻者影响情绪，重者致其坐卧难安，产生严重的后果，给患者身心造成严重的痛苦。因其病因较多，是多种病症反映在肛门直肠的症状，而且常由肠外病症所致，易被临床医生所忽略而致疗效不佳，甚至延误诊治。

（二）病因病机

中医称之为"谷道痛""魄门痛""脏毒"，早在《五十二病方》中即有记载，《太平圣惠方》云："治五痔下血疼痛，里急不可忍。"《兰室秘藏》云："治痔疾若破谓之漏，大便秘涩，必作大痛。"中医认为，湿、热、风、燥等邪侵袭，七情郁结，劳倦内伤，均可导致肛门局部气血瘀滞，经络阻塞，不通则痛。这里以肛窦炎导致的肛门直肠痛作为代表来阐述。

中医认为此病的发生多由于饮食不洁，过食膏粱厚味和辛辣刺激、醇酒肥甘，致使湿热内生，浊气下注肛门，或大便干结，努力排便，肛管损伤染毒，湿毒热结，气血瘀滞，经络阻塞，或虫积骚扰，湿热内生，下注肛门，或脾胃亏虚，中气不足，或肺肾阴亏，湿热乘虚下注，郁久蕴成。总的来说，本病属湿热为患，虚实夹杂。

肛门直肠痛的诊断及鉴别诊断：

（1）诊断要点

①肛门内有异物感和下坠感，甚者有灼热、刺痛，伴有不同程度的肛门潮湿、瘙痒，睡眠较差，大便经常秘结。

②直肠指检有明显的压痛、硬结。

③详细询问病史以明确可能引起本病的其他疾病及食物、药物等因素。

④实验室检查如三大常规可了解尿糖、血糖、虫卵等情况，血液生化检查可了解内分泌、代谢性、血液病引发的可能性等。

（2）鉴别诊断

①肛裂：表现为疼痛剧烈，有特殊的疼痛周期和疼痛间歇期，伴有便血，肛管皮肤有纵行裂口、溃疡；病程较长者，可见局部呈病理性改变。中医称之为"脉痔""钩肠痔"。

②直肠息肉：直肠息肉是直肠黏膜部位可见一个或多个新生物，颜色鲜红，质地柔软，根蒂细长，无触痛，无明显症状，多见于小儿。中医称

之为"息肉痔"。

③肛瘘：肛瘘内口多在肛隐窝处，触诊时内口下可摸到条索状物。中医称之为"肛漏"。

（三）治法

1. 内治法（辨证论治）

（1）湿热下注证

病机：多因饮食不节，过食膏粱厚味和辛辣醇酒肥甘，致使湿热内生，浊气下注，或虫积骚扰，湿热内生。

临床表现：肛门胀痛不适，可出现灼热刺痛感，便时加重，粪夹黏液，可出现里急后重，肛门瘙痒，伴口干便秘。舌质红，苔黄腻，脉滑数。

治法：清热利湿，活血化瘀止痛。

方药：止痛如神汤加减。

（2）阴虚内热证

病机：郁热邪毒灼伤津液，致使阴津亏虚。

临床表现：肛门不适，隐隐作痛，便时加重，肛门黏液溢出，盗汗，口干，便秘。舌红，少苔，脉细数。

治法：滋阴清热，凉血止痛。

方药：凉血地黄汤加减。

2. 外治法

（1）熏洗法　湖南中医药大学第一附属医院自制参黄洗剂等。

（2）塞药法　湖南中医药大学第一附属医院自制九华膏、熊胆消痔灵等。

（3）灌肠法　王氏临床经验方。

（4）手术治疗

（四）临证医案

1. 肛门直肠痛案一

刘某，女，51岁，工人，湖南省常德市汉寿县人。于2016年3月20日入院。

主诉：反复肛管内胀痛10年，加重2个月。

病史：10年来自觉肛管内反复胀痛，自觉肛门部坠胀，欲便不净，时轻时重，大便经常秘结，时有便血，排便时脱出。曾在当地医院就诊，考虑痔疮，先后两次行外剥内扎术，术后胀痛好转一段时间后，近2个月来肛管内胀痛、肛门部坠胀明显。平时食欲欠佳，喜食肥甘厚味、煎炸烧烤之物，口干，形体适中，睡眠较差，大便秘结，小便微黄。既往体健，否认药物、食物过敏史。舌质红，苔黄腻，脉滑数。

专科检查：截石位，肛门尚平整，3、7点痔核微隆起暗红，6点肛窦充血明显，局部水肿样改变，挤压时可见少许白色黏稠的脓性分泌物，直肠未扪及肿块。

辅助检查：血常规、尿常规、粪便常规、凝血常规、肝肾功能、电解质、心电图、胸片等检查未见明显异常。

诊断：中医诊断：①脏毒（湿热下注证）；②痔（湿热下注证）。

西医诊断：①肛窦炎；②混合痔。

整体治疗：清热利湿，活血化瘀止痛。方用止痛如神汤加减。

处方：秦艽10g，桃仁6g，皂角刺10g，苍术10g，防风10g，黄柏10g，当归9g，泽泻9g，槟榔10g，栀子10g，白芍10g。

7剂。水煎服，每日1剂，分2次饭后服。

局部治疗：肛窦切开术。

手术区备皮，左侧卧位或截石位，肛门部常规消毒，局麻，肛门镜插入肛管，退出镜芯，视野暴露6点肛窦，电刀烧灼6点肛窦后，沿肛窦做倒"V"字形切口，切口上窄下宽，便于引流。再用络合碘消毒肛管，九华膏纱条填塞，无菌纱布固定包扎。

术后进半流质饮食3天，控制排便，予以抗生素3~5天，以及止血对症处理，术后每日予中药制剂坐浴熏洗及换药，可辅以微波理疗。

医嘱：嘱患者调节饮食，忌辛辣刺激及肥甘厚腻之品；多食水果蔬菜，保持排便通畅及肛门清洁；及时治疗便秘、腹泻等疾病；肛门有痔疮、肛裂、肛瘘病变时应及时治疗。

出院情况：术后4周伤口一期愈合出院，患者无肛管内反复胀痛及自觉肛门部坠胀感，睡眠较前改善，每日排便通畅，食欲可，口不干。患者自觉服中药后疗效可，要求出院后继续服中药7剂以巩固疗效。1年后随访无异常。

【按语】依据患者的症状及舌脉象综合辨证，属湿热下注证，故用止痛如神汤加减。方中黄柏、栀子清热泻火，泽泻泄热，合用则火得泄，热结除；桃仁、皂角刺、当归活血止痛，润肠通便，则津乏得除，可促进伤口愈合；秦艽、防风、白芍解痉，缓急止痛，重用白芍能增强解痉止痛之功，使内括约肌痉挛解除，故而疼痛能止；苍术健脾助运，槟榔行气又能缓泻而通便，两药相合能行气健脾，使运化正常，则便秘之症得除。

2. 肛门直肠痛案二

周某，男，30岁，职员，湖南省邵阳市新邵县人。于2016年4月10日入院。

主诉：反复肛管直肠内胀痛1年。

病史：1年来自觉肛管内反复胀痛，自觉肛门部坠胀，欲便不净，时轻时重，可出现灼热刺痛，便时加剧，粪便夹有黏液，肛门湿痒，大便经常秘结，时有便血，排便时脱出，便后可自行回纳。平时食欲欠佳，喜食肥甘厚味，口干，形体适中，睡眠一般，大便秘结，小便黄。既往体健，否认药物、食物过敏史。舌质红，少苔，有瘀斑，苔黄，脉细数。

专科检查：截石位，肛门尚平整，3、11点痔核微隆起暗红，6、9点肛窦黏膜充血明显，肛窦口凹陷加深，局部水肿样改变，挤压时未见流白色黏稠的脓性分泌物，肛指诊于9点处按压有胀痛感，直肠内未扪及肿块。

辅助检查：生化检查、血常规、尿常规、粪便常规、心电图、胸片、凝血常规等未见异常。

诊断：中医诊断：①脏毒（湿热瘀结、阴虚内热证）；②痔（湿热瘀结、阴虚内热证）。

西医诊断：①肛窦炎；②内痔Ⅱ期。

整体治疗：滋阴清热，活血化瘀。方用王氏经验方加减。

处方：黄连10g，黄柏10g，地榆10g，三七10g，当归10g，白术10g，黄芪15g，红花10g，甘草10g，生地黄15g，玄参10g，蒲公英10g，夏枯草10g，牡丹皮10g。

7剂。水煎服，每日1剂，分2次饭后服。

局部治疗：中药自拟方保留灌肠。

处方：黄柏20g，苦参20g，大黄10g，丹参10g，白头翁10g，赤芍10g，蒲公英20g，甘草10g。

水煎，每日1剂，分2次保留灌肠。

医嘱：嘱患者多休息，避免劳累；清淡饮食，忌食辛辣刺激饮食，保持大便通畅及肛门清洁。

出院情况：经中药内治、外治后 3 天，患者直肠肛管胀痛好转，7 日后不再胀痛。专科检查：6、9 点肛窦未见明显充血，肛窦口凹陷变浅，局部水肿样改变消失，肛窦挤压未见流白色黏稠的脓性分泌物。睡眠较前改善，每日排便较通畅，食欲可，口不干，诸症状均消失。患者用药后疗效可，遂出院并继续服中药 10 剂以巩固疗效。1 个月后随访，未见明显不适。

【按语】肛窦炎主要是肛隐窝引流差，损伤感染所致，中医称为"脏毒"，王氏认为本病主要由于过食辛辣刺激、肥甘厚味之物，导致湿热内生，湿热之邪下注肛门，加之肛内本身污秽疫毒，湿毒互结，内蕴肛管致经脉阻塞，气滞血瘀，不通则痛。

上述两则案例同为肛窦炎导致的肛门直肠痛，案一采用手术治疗，案二采用保守治疗，内外同治，均取得了满意的治疗效果。那对于该病何时需要手术干预呢？王氏认为是否手术取决于患者的病情，当肛窦炎反复发作、时间久远，且肛隐窝内已经感染成脓，甚至伴有肛乳头瘤肥大、瘘管时，或者多次内科治疗效果不佳者，宜手术治疗；若发病时间不长，肛窦感染未成脓者，可采用中药保守治疗，内服外用同步进行可以取得满意的治疗效果。

如果需要手术治疗时，除了清除已经感染的肛窦外，切口应成倒"V"形，以保证引流通畅。术后伤口需要勤换药，及时清理伤口分泌物及污秽之物，否则引流不畅可能形成桥形愈合，伤口不愈会引发再次感染。

如采用内科治疗，需要口服中药和中药保留灌肠同时进行，方可确保疗效。案二中的内服方和灌肠中药方是王氏多年来治疗肛窦炎总结出来的经验方剂，疗效确切。方中黄芪、白术、甘草补中益气，健脾祛湿，调畅气机，升清别浊，主导扶正抗邪，有"正气内存，邪不可干"之意；黄连、黄柏、地榆、夏枯草、蒲公英清热燥湿，解毒凉血，从根本上祛除湿热毒邪，直中病因，有"治病必求其本"之意；生地黄、玄参滋阴生津，防苦寒伤阴；三七、当归、红花、牡丹皮活血化瘀，消肿止痛，通经活络，促进组织修复愈合，以达"通则不痛"之效。另根据本病湿热下注、毒瘀互结的病因，将黄柏、苦参、大黄、丹参、白头翁、赤芍、蒲公英、甘草等浓煎成剂，直接灌进肛管直肠，药效通过肠黏膜直接吸收到达病灶，直接起到清热祛湿、解毒祛瘀的功效，口服和灌肠形成内外夹攻之势，故能取得良好疗效。

　　王氏还强调治疗期间需注意肛门清洁卫生，便后坐浴熏洗，保持大便通畅，防止便秘、腹泻再次损伤伤口，忌食辛辣刺激、烟酒槟榔之品。临床必须充分了解病情，给予足够的重视，做到检查仔细，考虑充分，兼顾全面，判断无误，处理正确，从中医辨证施治出发，内服配合外治法，可收到显著的临床疗效。

　　由肛隐窝炎导致的肛门直肠痛患者平日防治应注意以下几点：①不宜久坐；②避免使用过热的水清洗或者用力擦拭；③保持肛周清洁干燥，清洗后尽量擦干；④避免食辛辣、刺激食物，多吃水果蔬菜，保持排便通畅；⑤不能自行随意涂抹药膏，应遵循医生处方；⑥避免使用局部刺激性消毒剂，如碘酒等。

五、肛门瘙痒症

（一）概述

　　肛门瘙痒症是以肛门皮肤剧烈瘙痒，搔抓后引起抓痕、血痂、皮肤肥厚、苔藓样变为主症的肛门皮肤病，多因湿热下注，风热内扰，血虚生风，洗涤不洁，感染虫毒等所致。西医认为本病是一种常见的局限性神经功能障碍性皮肤病，有原发性和继发性之分。原发性瘙痒不伴有原发性皮肤损害，以瘙痒为主要症状。继发性瘙痒症产生于原发性疾病及各种皮肤病，伴有明显的特异性皮肤损害和原发病变，瘙痒常常只是原发病变的一个症状，如肛瘘、肛门湿疹、尖锐湿疣、神经性皮炎、肛管直肠肿瘤、蛲虫等引起的肛门瘙痒均属此类。

　　肛门瘙痒症一般表现为：初起瘙痒症状较轻，肛门皮肤无明显变化，多为阵发性；久病患者则瘙痒较剧，持续时间较长，尤以夜间更甚，过度的搔抓或机械刺激使肛周皮肤增生、肥厚、粗糙，肛门皱襞加深，局部有抓痕、血痂、渗液；更重者可合并感染，可见脓疱或脓性分泌物，伴潮红肿胀，病变可扩展至会阴、阴囊、女性外阴，甚至双臀部皮肤。

　　本病属于中医"肛痒风""谷道痒""痒风"的范畴。《五十二病方》中称为"朐痒"。《外科证治全书》云："遍身搔痒，并无疮疥，搔之不止。"

（二）病因病机

1. 病因病机

（1）感受外邪

风寒湿热之邪客于腠理，留滞于肌肤之间，结而不散，则发生瘙痒。正如《诸病源候论》所说："邪气客于皮肤，复逢风寒相折，则起风瘙瘾疹。"

（2）血虚生风

脏腑素虚，气血不足，或久病气血被耗，不能充养皮肤腠理，生风化燥则发痒，或由风邪乘虚侵袭，内外合邪所致。

（3）肝经湿热下注

足厥阴肝经经脉，循阴毛，绕阴器，络筋脉，若肝经湿热，可循经下注，阻滞于肛门肌肤而发瘙痒。

（4）虫毒骚扰

《诸病源候论》说："蛲虫，犹是九虫内之一虫也，形甚细小，如今之蜗虫状。亦因腑脏虚弱，而致发动，甚者则能成痔、瘘、疥、癣、癞、痈、疽、病诸疮。"这里所说的癣，即指肛门皮肤瘙痒。

2. 鉴别诊断

（1）肛门癣

是真菌性皮肤病的一种，皮损为丘疹或丘疱疹，从中心向外扩张呈环形，边缘隆起。病程长者则与本病相似，病损呈片状斑块，色素减退，苔藓化，伴瘙痒。取病损边缘鳞屑作真菌检查呈阳性，可鉴别。中医称之为"金钱癣"。

（2）肛周神经性皮炎

初起肛周局部瘙痒，继有性状不规则的扁平丘疹，皮损表现为干燥坚实，色素脱失，皮纹变深，呈苔藓样斑片。中医称之为"顽癣"。

（3）肛周湿疹

是指肛门皮肤以渗出为主的变态反应性皮肤病，急性期可出现皮肤潮红、浸润、糜烂、灼热、疼痛、瘙痒等多形性损害。中医称之为"肛门湿疮"。

（4）肛周接触性皮炎

肛门皮肤接触致敏物如胶布、膏药等而引起，皮损范围与致敏物大小形态一致，可见界限清楚的红斑、水肿及瘙痒范围，斑贴试验呈阳性。中医称之为"漆疮"。

（5）肛门尖锐湿疣

初期多为角质增生性丘疹，继续发展则呈白色乳头样增生，并逐渐增大、融合或呈片。中医称之为"湿疣"或"晦气疮"。

（三）治法

1. 辨证论治

（1）湿热下注证

湿热之邪循经下注，阻于肛周皮肤，可见肛周潮湿、渗出较多，局部破溃，甚或糜烂，多伴有腥臭味，瘙痒剧烈，抓破后疼痛明显，黄水淋漓，患者可表现为坐卧不安，心烦易怒。舌红苔黄腻，脉弦滑。

治以清热利湿止痒，方选萆薢渗湿汤加减。

（2）风热蕴结证

风热之邪客于腠理，结而不散，下移大肠肛门，多见肛门瘙痒顽固，如有虫蚁爬行，春夏复发或加剧，瘙痒抓之不减，热时痒剧，凉时减轻，或身热。舌苔黄燥，脉浮数。

治以凉血疏风止痒，方选消风散加减。

（3）血虚证

肌肤失于荣养，皮肤干燥无光，失去弹性，干裂如蛛网，甚或脱屑，抓之痒甚，抓破出血后瘙痒可有减轻，面色萎黄或苍白，心悸失眠，五心烦热。舌质淡，苔少，脉细数。

治以养血祛风止痒，方选当归饮子加减。

（4）虫毒证

包括虫毒、药毒等侵犯肛周皮肤，繁殖生息，并大量排出代谢产物，阻于肛周，其痒如虫行，晚间加重。

治以杀虫止痒，方选化虫汤加减。

（四）临证医案

1. 肛门瘙痒症案一

李某，女，67岁，退休工人，湖南省长沙市雨花区人。于2016年3月6日初诊。

主诉：肛门瘙痒 1 年余。

病史：1 年来自觉肛门瘙痒，时有干裂、疼痛，晚上甚，有时伴会阴部瘙痒，肛门无物增生或脱出，大便经常秘结，无便血。曾在多家医院就诊，先后用皮肤科止痒药膏、炉甘石洗剂、润肤膏、尤卓尔、曲安奈德等，效果均不理想。平素食欲欠佳，口干，喜食辛辣食品，形体消瘦，睡眠差，多梦，易急躁。既往体健，否认药物、食物过敏史。舌淡红，苔薄白，脉弦细。

专科检查：截石位，肛周皮肤肥厚、干燥，色灰白，散在皲裂和抓痕，病灶一直延伸到外阴部，肛门无皮赘、脱出等病变。

辅助检查：血常规、尿常规、粪便常规、凝血常规、肝肾功能、妇科白带常规、心电图、胸片基本正常。妇科门诊检查排除外阴、阴道妇科疾病。

诊断：中医诊断：肛痒风（血虚生风证）。

西医诊断：肛门瘙痒症。

整体治疗：滋阴养血，祛风止痒。方用当归饮子加减。

处方：当归 12g，白芍 20g，川芎 10g，生地黄 15g，秦艽 10g，防风 10g，白鲜皮 15g，地肤子 10g，蛇床子 10g，薄荷 10g，青黛 10g。

10 剂。水煎服，每日 1 剂，分 2 次饭后服。

局部治疗：截石位，肛周皮肤常规消毒，以长效麻醉药（2% 利多卡因 5mL + 亚甲蓝 1mL）于肛周瘙痒皮肤区行点状皮下注射。

外治：术后每日予中药煎水坐浴 10 分钟。

处方：当归 12g，白芍 20g，青黛 15g，蒲公英 20g，黄芩 10g，黄连 10g，白鲜皮 20g，蛇床子 15g，冰片 2g，甘草 10g。10 剂。

用法：水煎至 500mL，取 250mL 兑温水 1000mL 坐浴，每日 2 次。另用润肌皮肤膏外擦患部。

二诊：10 日后患者复查，肛门干燥、疼痛症状消失，偶有瘙痒，睡眠较前改善，每日排便通畅，食欲可，口不渴。专科检查：肛周皮肤皮损基本消失。继续口服中药及中药坐浴各 7 剂后痊愈。

医嘱：嘱患者调节饮食，忌食辛辣刺激及肥甘厚腻之品；多食水果蔬菜，保持排便通畅；注意肛门局部清洁卫生，忌搔抓患部。

【按语】王氏治疗肛门瘙痒症的用药体会：①要做到全身治疗与局部治疗相结合，辨证分型，对症用药，做到标本兼治才能真正治愈疾病；

②对于干痒的患者，外用药需用滋润的膏药或油膏、贴剂类，不能用酊剂，不然会使这类皮损更加干裂；③冰片是治疗肛门瘙痒症的常规用药，它具有清凉麻醉的功效，对于肛门皮肤灼热、疼痛、瘙痒的患者有明显的效果，特别是应用于外用药中，如制成膏剂、纱条等，疗效更好。

2. 肛门瘙痒症案二

张某，男，41 岁，公司职员，湖南省长沙市天心区人。于 2016 年 6 月 3 日入院。

主诉：反复肛门瘙痒 3 年。

病史：3 年前无明显诱因出现肛门瘙痒，间断发作，用痔疮膏后症状能缓解，平素喜食辣，大便经常干燥，排出费力，并伴有出血和疼痛。平素体健，否认药物过敏史。舌质红，苔黄腻，脉弦。

专科检查：侧卧位，肛周皮肤潮红，散在抓痕及皲裂，肛门后位皮肤色灰白，皮纹增粗、肥厚，6 点赘皮增生伴肛管裂伤。指诊肛内未扪及硬性肿物，肛门镜检未见异常。

辅助检查：血常规、尿常规、粪便常规、凝血常规、肝肾功能、心电图、胸片基本正常。

诊断：中医诊断：①肛痒风（湿热下注证）；②裂肛（湿热下注证）。

西医诊断：①肛门瘙痒症；②肛裂。

整体治疗：清热利湿，祛风止痒。方用草薢渗湿汤加减。

处方：草薢 15g，薏苡仁 20g，黄柏 10g，牡丹皮 10g，泽泻 10g，滑石 10g，白鲜皮 20g，龙胆草 6g，蛇床子 15g，地肤子 10g，秦艽 10g，冰片 2g。

7 剂。水煎服，每日 1 剂，分 2 次饭后服。

局部治疗：肛周皮下长效麻醉药封闭术 + 肛裂切扩术。

截石位，肛周皮肤常规消毒，切除肛裂病灶，再予指法扩肛，以顺利纳入两指为可。然后以长效麻醉药（2% 利多卡因 5mL + 亚甲蓝 1mL）于肛周瘙痒皮肤区行点状皮下注射。

术后每日予参黄洗液 125mL，加 1000mL 温水稀释后坐浴 10 分钟。另用除湿止痒软膏外擦患部。

医嘱：注意休息；调节饮食，忌饮酒、辛辣刺激及肥甘厚腻之品；保持肛门局部清洁卫生，忌搔抓患部。

出院情况：2 周后患者伤口基本愈合出院，诉肛门无瘙痒，无疼痛，大便 1 次/日，排便通畅。专科检查：肛周皮损基本消除，肛缘平整，无异常。1 个月后随访，患者无异常。

【按语】王氏在治疗肛门瘙痒症的过程中，经常强调要特别注意引起肛门皮肤病的原发病，应解除诱发因素，并对症处理局部继发性病损。因痔、瘘、裂引起的肛门瘙痒，必须在治疗皮肤病的同时根除这些原发病，否则单纯治疗皮肤瘙痒难以奏效。

3. 肛门瘙痒症案三

赵某，女，26 岁，孕 34 周，湖南省长沙市天心区人。于 2016 年 7 月 18 日初诊。

主诉：肛门瘙痒 1 个月，加重 5 天。

病史：1 个月前无明显诱因出现肛门瘙痒，不甚，未用药治疗。近 5 天来症状加重，有时伴排便时肛内滴血，量不多，色鲜红，大便经常干燥，排出费力，1 次/1~2 天。患者现孕 34 周，平时怕热，易出汗，口渴，喜冷饮，小便频数，色黄，饮食可，睡眠欠佳。既往体健，否认食物及药物过敏史。舌质红，苔黄，脉滑数。

专科检查：截石位，肛门无潮湿、皲裂、皮赘，肛周散在抓痕及少许红疹，指诊（－）。肛门镜检：齿线上下黏膜充血隆起，以 3、7、11 点为甚。

辅助检查：血、尿、粪便常规基本正常。

诊断：中医诊断：①肛痒风（风热蕴结证）；②痔病（风热蕴结证）。

西医诊断：①肛门瘙痒症；②内痔；③妊娠 34 周。

整体治疗：清热凉血，疏风止痒。

因患者妊娠期拒绝服用任何药物，故建议患者饮食调理，禁食辛辣或大热大补之物，每日早晚喝 1 杯酸奶，多食鲜藕、黄瓜、苦瓜、芹菜、苋菜等偏凉性的蔬菜，喝冬瓜汤或海带汤有助于利尿排热，多食香蕉、梨等水果。多食粗纤维食物，保持排便通畅。

局部治疗：每日中药煎水坐浴 10 分钟。

处方：黄芩 10g，黄连 10g，青黛 15g，蒲公英 20g，紫花地丁 15g，白鲜皮 20g，蛇床子 15g，冰片 2g，甘草 10g。10 剂。

用法：水煎至 500mL，取 250mL 兑温水 1000mL 坐浴，每日 2 次。再以肛安软膏 3g 挤入肛内，每日 2 次。

二诊：10 日后患者复诊，诉肛门无瘙痒，排便通畅，1 次/日，便时无出血，无疼痛。专科检查：肛周皮损基本消除。

【按语】患者为孕妇，素体体热，外感风邪，风热相聚，结而不散，下移大肠肛门，滞于肛周腠理皮肤之中，则发痒出疹，形成本病。中医辨病属"肛痒风"范畴，辨证为风热蕴结证。

肛门瘙痒症患者平日防治可注意以下几点：①肛门瘙痒时不宜过分挠抓；②避免使用过热的水清洗或者用力擦拭；③保持肛周清洁干燥，清洗后尽量擦干；④避免食辛辣、刺激食物，多吃水果蔬菜，保持排便通畅；⑤不能自行随意涂抹药膏，应遵循医生处方；⑥避免使用局部刺激性消毒剂，如碘酒、酒精等。

六、直肠脱垂

（一）概述及病因病机

直肠脱垂（脱肛）是指肛管、直肠黏膜、直肠全层或部分乙状结肠向下移位、向外翻出、脱垂于肛门之外的一种疾病。中医认为本病的发生与肺、脾、肾功能失调有密切的关系，各种原因导致的肺、脾、肾功能虚损均可引发本病。小儿多因先天不足，发育未全，常伴便秘、腹泻而发，也有因脏腑本虚、复感外邪而发者。老人脏器不实，妇女产育过多，以及久痢、久泻，酒食伤脾，色欲伤肾，久咳伤肺等也可诱发。

1. 西医病因

（1）先天因素

小儿骶骨弯曲尚未形成或弯曲度过小、过直，直肠呈垂直状态，在久病、久泻等情况下易于脱垂。

（2）解剖因素

如直肠套叠、乙状结肠冗长、盆底与肛门括约肌薄弱等。

（3）长期缓慢的腹压增高

如便秘、腹泻、分娩过多、久咳等。

（4）外伤

肛管周围的内外括约肌损伤、直肠肛管手术等。

（5）肛门直肠疾病

如痔、息肉等。

（6）神经系统发育异常

可能与肛提肌及盆底功能减弱有关。

2. 鉴别诊断

（1）内痔

脱出物为结节状隆起，呈梅花状或环形，可见充血的痔核，伴有出血，痔核之间有纵沟。

（2）重度混合痔

重度混合痔脱出物大，痔核间纵沟消失，分不清痔核的界限，且重度混合痔与直肠脱垂都可伴有黏膜充血、水肿，甚至糜烂、坏死，在这种情况下，本病与轻度直肠脱垂最不易鉴别。一个最简单的办法，可以根据脱出的长度来判断，超过 3cm 者诊断为直肠脱垂，未超过者诊断为混合痔。

（3）直肠息肉

脱出物大多为圆形，带蒂，质脆，易出血。

（4）肛管直肠癌

肛管直肠癌晚期也可见肿物突出，呈菜花状，质硬，表面凹凸不平，伴有排便困难、大便性状改变、肛门疼痛等。

（二）治法

1. 内治法

内治法是中医药治疗脱肛的一类主要的方法，能够使症状减轻甚至消失。服用中药治疗，需要依据患者的病情，应用四诊合参的方法，进行辨证论治。治疗原则以《内经》提出的"虚则补之""下则举之""酸主收""涩可固脱"等为主。

2. 外治法

（1）熏洗法

以药物加水煮沸，先熏后洗，或用毛巾蘸药液趁热湿敷患处，冷则更换。《世医得效方》中用五倍子、蛇床子、白矾组成文蛤散，煎汤熏洗。《本草纲目》中记载用苦参、五倍子、陈壁土各等份，煎汤洗之。

（2）外敷法

将药物（如九华膏）敷于患处。具有消肿止痛，收敛止血，生肌等作用。

（3）塞药法

把药物塞于肛内，使其在肛内保留，能起到消肿止血止痛的作用。如肛泰栓、甲硝唑栓等。

（4）复位法

用手指缓慢地将脱出的直肠纳入肛内，然后用纱布加压固定。如果疼痛剧烈，可在局麻下进行。

（5）针灸疗法

针灸治疗直肠脱垂历史悠久，《针灸甲乙经》记载："治疗脱肛宜针刺气街。"现在针灸治疗常用长强、百会、足三里、承山、八髎、提肛等穴。可配合电针。针刺和艾灸同时运用，可得到相得益彰的效果。

（6）激光疗法

主要原理是激光插入直肠周围后除了有直接焊接的作用外，还能产生无菌性炎症，使直肠固定。

（7）穴位照射

穴位照射主要是应用红光治疗仪照射神阙、长强、百会等穴，利用红光激发和兴奋经气以下固上提，强阳固脱。

（8）手术治疗。

（三）临证医案

1. 直肠脱垂案一

李某，男，4岁，株洲市石峰区人。于2016年3月15日初诊。

主诉：便时肛内有物脱出半个月。

病史：半月前患儿因腹泻4天后出现排便时有物自肛内脱出，便后能自行回纳，平时大便1～2次/日，有时不成形，无便血，无腹痛。患儿体瘦，食欲欠佳，每次饮食量少，失眠可，小便正常。否认其他疾病及药物、食物过敏史。舌淡红，苔薄白，脉细。

专科检查：蹲位，做排便动作，见直肠黏膜脱出，呈圆锥形，长约3～4cm，色淡红，表面无糜烂、出血。

辅助检查：血、尿、粪便常规及心电图均正常。

诊断：中医诊断：脱肛（气虚下陷证）。

西医诊断：Ⅰ度直肠脱垂。

整体治疗：健脾补肾，升提固脱。方用补中益气汤合提肛散加减。

处方：党参12g，黄芪15g，白术10g，川芎10g，柴胡10g，升麻10g，枳壳10g，白芍10g，当归10g，吴茱萸10g，补骨脂10g，鸡内金10g，麦芽10g，炙甘草6g。

20剂。水煎服，每日1剂，分2次饭后服。

医嘱：嘱家长常给患儿按摩足三里、百会、长强穴，以健脾益气，升提固脱。注意饮食，清淡营养，每日保持排便通畅。注意肛门局部清洁卫生。

二诊：患儿排便时无物脱出，大便1次/日，软便。现食欲较前变好，食量增加。继续服中药15剂。

6个月后随访，患儿无异常。

【按语】王氏认为小儿直肠脱垂多由中气虚陷所致，引起中气虚陷的原因常有小儿先天不足、久病气阴不足、久泻久利、久咳伤肺等。小儿脱肛有新旧轻重之分，新病轻症以药物治疗为主，以补虚为治疗原则，并注意防止便秘或腹泻；旧病重症在药物治疗的同时须配合手术治疗，手术治疗以不造成大的损伤为宜，如行直肠黏膜下注射术或肛外直肠周围注射术等。

2. 直肠脱垂案二

贾某，男，20岁，学生，湖南省湘潭市湘阴人。于2016年6月15日入院。

主诉：大便时肛内有物脱出15年，加重半年。

病史：患者自5岁起无明显诱因出现大便时肛内有物脱出，便后能自行回纳。近半年来便后肛内脱出物回纳较慢，有时需用手还纳，平时大便1次/日，成形，无便血，无疼痛。既往体健，否认药物、食物过敏史。舌淡红，苔薄白，脉细。

专科检查：下蹲位，直肠全层脱出约5～6cm，呈圆锥形，表面光滑，色粉红，无糜烂、出血。患者站立后收缩肛门，脱出物自行还纳。改截石位行肛门指诊检查：肛门括约肌稍有松弛，可轻松纳入2指。

辅助检查：血常规、尿常规、粪便常规、心电图、胸片、凝血常规、输血前四项均正常。

诊断：中医诊断：脱肛（中气下陷证）。

西医诊断：Ⅱ度直肠脱垂。

整体治疗：患者因不能接受中药的味道，拒服中药，要求直接行手术治疗。完善相关检查后，在局麻下行肛内直肠黏膜下点状注射术＋直肠周围柱状注射术。

取截石位，常规消毒铺巾，选择 3、6、9、12 点距肛门约 1.5cm 处作为进针点，各行局部浸润麻醉；令患者做排便动作使直肠黏膜尽可能脱出，以 10 号注射器将 1∶1 消痔灵氯化钠药液行直肠黏膜下点状注射，每点相隔 1～2cm，环脱出物一周，各点注药量以见黏膜隆起为度，总药量约 40mL，然后将脱出的直肠推回肛内；另以 10 号注射器换成 7 号腰穿针头，分别于 2、4、8、10 点距肛门口约 1.5cm 处进针，以食指于肛内引导下，自远端至近端缓缓推药，于直肠外行柱状注射，至齿线部停止注药，每点各注射药液 10mL。注射完毕，用食指于肛内按摩各注射点，使药液分布均匀；术毕肛内塞入 2 粒甲硝唑栓剂，并纳入九华膏、云南白药纱条，用纱布包扎固定。

术后禁食 1 天后改半流质饮食，逐步恢复正常饮食，控制 3 天不排大便，予输液及抗感染治疗，局部每日予参黄洗液坐浴，并予甲硝唑栓肛塞换药。

医嘱：注意休息；调节饮食，忌饮酒、辛辣刺激及肥甘厚腻之品；保持肛门局部清洁卫生。

出院情况：1 周后伤口愈合出院。患者便时无物自肛内脱出，大便 1 次／日，成形，无出血。3 个月后随访，患者症状无复发。

【按语】注射疗法是目前临床中治疗直肠脱垂应用最多的治疗方法，可应用于 Ⅰ～Ⅲ 度直肠脱垂。其作用机制是应用硬化剂产生无菌性炎症，使直肠黏膜与肌层之间、直肠与周围组织之间粘连固定，从而达到阻止脱垂的目的。该法操作简单，见效快，临床治愈率高。常用的注射方法有肛内直肠黏膜下点状注射术、肛外直肠周围注射术、柱状注射术等多种。

对于直肠脱垂术后的患者，王氏常提示患者应避免做长时间增加腹压的活动，以免使直肠负担增加，与四周组织分离，致脱垂复发；如有便秘者，应积极调治，保持排便通畅，不能久蹲强努；术后可适当进行提肛、收腹运动的训练，以提气缩肛，预防复发。

3. 直肠脱垂案三

赵某，男，54 岁，农民，湖南省岳阳市平江县人。于 2016 年 5 月 28 日入院。

主诉：大便时肛内有物脱出 30 年，加重 1 年。

病史：30 年前无明显诱因出现大便时肛内有物脱出，便后能自行回纳，5 年前曾在当地专科医院行手术治疗（手术方式不详），但术后 2 个月症状反复，患者未再治疗。近 1 年来症状加重，久行咳嗽或弯腰提物时亦脱出，须用手还纳，不久又脱出，肛门坠胀，大便次数多，3～5 次/日，大便稀时，肛门控制不住，无便血，无疼痛。平素体健，否认其他疾病及药物、食物过敏史。舌淡红，苔薄白，脉细。

专科检查：下蹲位，直肠全层脱出约 12cm，呈圆柱形，表面光滑，色粉红，无出血，近肛端黏膜充血、水肿、表面粗糙。改截石位检查：将脱出物全部送回肛内，外观可见肛门闭锁不全。指诊：肛门可轻松纳入 4 指，肛门括约肌松弛、无力。

辅助检查：血常规、尿常规、粪便常规、心电图、胸片、凝血常规、输血前四项均正常。

诊断：中医诊断：脱肛（中气下陷证）。

西医诊断：①Ⅲ度直肠脱垂；②肛门括约肌松弛。

整体治疗：健脾补肾，升提固脱。方用补中益气汤合提肛散加减。

处方：黄芪 20g，党参 15g，白术 15g，柴胡 10g，升麻 10g，陈皮 10g，白芍 10g，当归 10g，益智仁 10g，金樱子 10g，锁阳 10g，鸡内金 10g，麦芽 10g，炙甘草 6g。

10 剂。水煎服，每日 1 剂，分 2 次饭后服。

局部治疗：肛内直肠黏膜下点状注射术 + 直肠周围柱状注射术 + 肛门环缩术。

①腰麻，麻醉满意后取截石位，常规消毒铺巾。

②令患者做排便动作使直肠黏膜尽可能脱出，以 10 号注射器将 1∶1 消痔灵氯化钠药液行直肠黏膜下点状注射，每点相隔 1～2cm，环脱出物一周，各点注药量以见黏膜隆起为度，总药量约 40mL，然后将脱出的直肠推回肛内。

③另以 10 号注射器换成 7 号腰穿针头，分别于 2、4、8、10 点距肛门口约 1.5cm 处进针，以食指于肛内引导下，自远端至近端缓缓推药，于直肠外行柱状注射，至齿线部停止注药，每点各注射药液 10mL。注射完毕，用食指于肛内按摩各注射点，使药液分布均匀。

④在肛缘 6、12 点距离肛门口约 2.5cm 处做一 0.5cm 切口，用中弯钳从一侧切口进入，沿肛周皮下做钝性分离，成潜行隧道，将橡皮筋从 6 点

切口进入，在食指引导下于肛内沿肛管将橡皮筋在 12 点切口拉出，再由 12 点进入，从 6 点拉出，收紧皮筋，在 6 点打结，使肛门能顺利通过一指，剪出多余橡皮筋，用 4 号丝线缝合切口。

⑤术毕肛内塞入 2 粒甲硝唑栓剂，并纳入九华膏、云南白药纱条，用纱布包扎固定。

术后禁食 3 天后改半流质饮食，逐步恢复正常饮食，控制 5 天不排大便，予输液及抗感染治疗，局部每日予参黄洗液坐浴，并予甲硝唑栓肛塞换药，10 日后拆线。

医嘱：注意休息；调节饮食，忌饮酒、辛辣刺激及肥甘厚腻之品；保持肛门局部清洁卫生；半年内不能行重体力活。

出院情况：2 周后伤口愈合出院。3 个月后随访，症状无复发，肛门功能恢复较好。

【按语】王氏认为，对于Ⅲ度直肠脱垂或合并有肛门括约肌松弛的患者，单纯使用硬化剂注射固定容易复发，因此，同时做肛门环缩术很重要。肛门环缩术中使用橡皮筋环肛一周，适度拉紧结扎，利用橡皮筋的弹力起到仿肛门括约肌的作用，从而改善肛门松弛的症状。术后须配合中药治疗，标本兼治。治疗本病，补中益气汤是基础方，常在此方的基础上加减。本方中黄芪健脾补中，升阳举陷，为君药；党参、白术、炙甘草健脾益气，为臣药；陈皮理气调中，使补气而不滞气；升麻、柴胡协助黄芪升举下陷之阳；当归、白芍补血养阴，为使药；益智仁、锁阳补肾助阳，润肠通便；金樱子固精涩肠；鸡内金、麦芽健胃消食；诸药合用共奏补中益气，升阳举陷之功。

七、肛周湿疹

（一）概述

肛周湿疹是一种常见的非传染性皮肤病，病变多局限于肛门周围皮肤，也可延及臀部、会阴、外生殖器等部位。临床以瘙痒、局部分泌物增多、皮疹呈多形性、易复发为主要特点。因病程长，加上分泌物反复刺激，肛门及周围皮肤常增厚、苔藓样变或皲裂，皮肤颜色灰白或暗红。本病任何年龄均可发生。中医称之为"肛门湿疮"。

（二）病因病机

中医认为本病多由湿热风邪侵于肌肤所致；嗜酒、饮食失节、过食辛辣刺激之品导致湿热内生，下移大肠肛周也可形成本病。肛周湿疹与湿、风、热邪等密切相关，湿邪日久易化燥伤阴，耗伤阴血，故血燥风盛常导致反复发作及游走不定的剧烈瘙痒，常常难以忍受。

（三）治法

中医辨证论治：

1. 辨虚实

实证多以湿热为主，或兼夹风邪，一般舌苔腻，脉象弦滑；虚证多以血虚风燥为患，舌淡红，苔少，脉细数。

2. 辨寒热

寒证者渗液常色清无味，病程缠绵难愈，舌淡，可见水滑苔；热证者渗液色黄味臭，发病急，舌红，苔黄腻。

3. 辨瘙痒

瘙痒剧烈难忍，皮损红肿明显，多为湿热；瘙痒日轻夜重，皮损鳞屑及结痂形成，为血虚夹风。

本病治疗应根据疾病的不同阶段采取相应的全身治疗及局部对症处理，积极根除诱发因素。

急性期肛周湿疹以湿热为主，发病较急骤，肛周皮肤表现为灼热、潮红及瘙痒剧烈，潮湿，渗液流滋，伴身热、心烦、便干、灼热、尿短赤；舌红、苔薄白或黄，脉滑或数。治以疏风清热，除湿止痒为主，方以萆薢渗湿汤加减。

亚急性期则以脾虚湿蕴为主因，发病较缓慢，表现为皮损潮红，瘙痒，搔抓后易糜烂流滋，可见鳞屑，一般伴有纳少、神疲、腹胀便溏；舌淡胖，苔白或腻，脉弦缓。治以健脾利湿为主，佐以清热，方用参苓白术散或除湿胃苓汤加减；

慢性期则以久病耗血伤阴、血虚生燥生风为主，患者常表现为肛周皮肤肥厚粗糙或皲裂，剧烈瘙痒伴口干不欲饮，纳差腹胀；舌淡、苔白、脉细弦。治以养血祛风，燥湿止痒为主，方以四物消风饮或当归饮子加减。

（四）临证医案

1. 肛周湿疹案一

刘某，女，34 岁，公司职员，湖南省长沙市雨花区人。于 2016 年 3 月 30 日初诊。

主诉：反复肛门瘙痒 2 年。

病史：2 年前无明显诱因出现肛门瘙痒，间断发作，久坐或夜间甚，有时自觉肛门潮湿，肛门无异物脱出或隆起，肛门无疼痛，大便 1 次/日，成形，无出血。既往体健，否认食物及药物过敏史。舌质红，苔黄腻，脉弦。

专科检查：截石位，肛门潮湿，肛周皮肤潮红，部分皮肤呈灰白色，皮纹增粗变厚，少许红色丘疹散在隆起，可见抓痕、皲裂。肛内指诊：肛壁光滑，未及肿物，指套退出无血染。

辅助检查：血、尿、粪便常规无异常。

诊断：中医诊断：肛门湿疮（湿热下注证）。

西医诊断：肛周湿疹。

整体治疗：清热利湿，祛风止痒。方用萆薢渗湿汤加减。

处方：萆薢 15g，薏苡仁 20g，黄柏 10g，牡丹皮 10g，泽泻 10g，滑石 10g，白鲜皮 20g，龙胆草 6g，蛇床子 15g，地肤子 10g，秦皮 10g。

10 剂。水煎服，每日 1 剂，分 2 次饭后服。

局部治疗：每日中药煎水坐浴 10 分钟。

处方：黄芩 10g，黄柏 10g，黄连 10g，苍术 10g，苦参 15g，蒲公英 20g，白鲜皮 20g，蛇床子 15g，冰片 2g，甘草 10g。10 剂。

用法：水煎至 500mL，取 250mL 兑温水 1000mL 坐浴，每日 2 次。再用除湿止痒软膏 3g 薄涂患处，每日 2 次。

医嘱：嘱患者调节饮食，忌辛辣刺激及肥甘厚腻之品；多食水果蔬菜，保持排便通畅；注意肛门局部清洁卫生，忌搔抓患部。

二诊：10 日后患者复诊，诉肛门无潮湿，偶有瘙痒，排便通畅，1 次/日。专科检查：肛周皮肤皮损基本消失，无潮红，无丘疹。继续口服中药及中药坐浴各 10 剂后痊愈。

【按语】王氏提示，肛周湿疹与肛周神经性皮炎、肛门瘙痒症均可见肛周瘙痒，且均为临床多见，三者须相鉴别。肛周湿疹多有潮湿，皮损为多形性、弥漫性、急慢性交替发作；肛周神经性皮炎为典型的苔藓样变，有渗出表现；肛门瘙痒症则为干性抓痕及血痂，肛门皱褶肥厚。

2. 肛周湿疹案二

李某，男，30岁，公司职员，湖南省长沙市雨花区人。于2016年6月10日初诊。

主诉：反复肛门瘙痒3年余，加重1年。

病史：3年前患者因肛周脓肿在当地专科医院行手术治疗，术后一直肛门不适感，时有瘙痒。近1年来症状加重，肛门潮湿，瘙痒，有时不能忍受，大便2~4次/日，经常不成形，无腹痛、腹胀。饮食可，睡眠可，小便正常。既往体健，否认食物及药物过敏史。舌红，苔白腻，脉濡。

专科检查：截石位，肛门潮湿，后位5~6点方向可见一纵行瘢痕，肛周皮肤基底潮红，浸渍，散在抓痕、皲裂。肛内指诊：后位肛管瘢痕呈凹陷，光滑质硬，直肠下段未及肿物，指套退出无血染。肛门镜检：直肠下段黏膜稍有充血、水肿，可见大量白色肠黏液。

辅助检查：血、尿、粪便常规无异常。

整体治疗：健脾益气，除湿止痒。方用参苓白术散加减。

处方：党参15g，黄芪15g，茯苓10g，肉豆蔻10g，陈皮10g，苍术10g，吴茱萸10g，鸡内金10g，薏苡仁20g，白鲜皮10g，蛇床子10g，炙甘草10g。

10剂。水煎服，每日1剂，分2次饭后服。

局部治疗：每日中药煎水坐浴10分钟。

处方：黄芩10g，黄柏10g，黄连10g，苍术10g，苦参15g，白鲜皮20g，蛇床子15g，冰片2g，甘草10g。10剂。

用法：水煎至500mL，取250mL兑温水1000mL坐浴，日2次。再用除湿止痒软膏联合蜈黛软膏涂擦患部，每日2次。

医嘱：嘱患者调节饮食，宜清淡营养，忌饮酒、辛辣刺激及肥甘厚腻之品；注意肛门局部清洁卫生。

二诊：10日后患者复诊，诉肛门无潮湿，瘙痒较前减轻，可以忍受，大便1~2次/日，软便。专科检查：肛门无潮湿，肛周皮肤皮损基本消失。继续原方治疗，中药内服药及坐浴药各10剂。

1个月后随访，患者肛门无瘙痒，大便1~2次/日，成形。

【按语】临床中经常遇到因肛门手术后而继发的肛周湿疹，如术中保留皮肤或黏膜继发成痔，致肛门闭合不紧；术中损伤较深或范围大，瘢痕形成较大，影响括约肌收缩功能等，均可继发肛周湿疹。为防止继发，王氏认为，一是必须合理设计手术范围，以最少损害肛门正常皮肤、黏膜、括约肌为原则；二是不得已保留的内痔或直肠黏膜松弛应行硬化剂注射，以防肠液随痔核及松弛黏膜外渗；三是术中尽量采用小伤口术式，防止术后瘢痕过大过多，使肠液随之外渗；四是术后应调理大便，软便成形而不稀，防止稀便渗出以继发肛门湿疹。